滋賀医科大学心臓血管外科編

成人心臓血管外科手術スキルアップガイド

鈴木友彰
滋賀医科大学心臓血管外科准教授

浅井 徹
滋賀医科大学心臓血管外科教授

編著

中外医学社

●執筆者一覧●

鈴木友彰	滋賀医科大学医学部附属病院心臓血管外科	副診療科長/病棟長/准教授
浅井　徹	滋賀医科大学医学部附属病院心臓血管外科	診療科長/教授
藤野　晋	滋賀医科大学医学部附属病院心臓血管外科	助教
川口民郎	滋賀医科大学医学部附属病院リハビリテーション科	外来医長/助教
江口　豊	滋賀医科大学医学部附属病院救急・集中治療部	部長/救急科科長/救急・集中治療部部長/教授
宇津　貴	日本生命済生会付属日生病院腎臓内科	部長/腎臓・透析センター長
北川裕利	滋賀医科大学医学部附属病院麻酔科	麻酔科長/教授
吉田　均	滋賀医科大学医学部附属病院臨床工学部	技士長
坂倉玲欧	滋賀医科大学医学部附属病院心臓血管外科	助教
木下　武	滋賀医科大学医学部附属病院心臓血管外科	講師
乃田浩光	滋賀医科大学医学部附属病院心臓血管外科	助教

序　文

　手術は，患者さまが受ける一連の医療の中のごく一部，一瞬のことに過ぎません．さまざまな分野のさまざまな要素が融合して一連の治療が完成します．初診を担当した開業医のスタッフから，医療事務，福祉，行政，看護，コメディカルから患者さまのご家族まで，気の遠くなるような無数の要因の融合が医療の完結につながります．手術は，そのほんの一瞬の出来事に過ぎません．当然のようにうまくいくはずの治療の流れのなかの，何事もなく過ぎ去る一行程であるべきです．患者さまは手術という行程を一連の流れの中のブラックボックスのように感じているでしょう．また"手術"という言葉の響きに崇高な科学の粋を集めた魔術のような効果があると信じているでしょう．

　本書は，将来の術者を目指す若手心臓外科医を想定対象としておりますが，ベテランの先生たちにとっても，明日からの手術の一助となるエッセンスを含んでいると自負しております．多くの手術書で触れられている手術の本筋部分は極力省き，少し視点を変えたあまり語られることがない部分に重点を置いております．そのためエビデンスが十分ではなかったり，同意できない部分があったりするかもしれませんが，あくまで我々滋賀医大チームが手術経験を通じて独自に気付いた部分であると認識していただきたいと思います．

　本書を手に取っていただいている読者のみなさまは，手術という一瞬のブラックボックスに，生活のすべてをつぎ込んでいる熱い心臓外科医の仲間たちであろうと信じております．人間の手で行う手術という作業は，科学理論や統計エビデンスで語れるようなものではありません．当たり前のことを当たり前にできるようになるために何度も繰り返し行う訓練と，あらゆる場面で適切な判断が下せるように，できるかぎり多くの手術シーンに遭遇することが財産となるでしょう．本書は，現代における最高映像技術で術野の限界接写を行い，そこからピックアップした多くの写真を掲載しております．まさに術者の目に見えているような画像の収録に成功していると確信しております．それらが読者の先生方の財産となりうる手術シーンとして役立てていただければ幸甚です．

　　2017 年 2 月

　　　　　　　　　　　　　　　　　　　　　　　　　　　　　　　　　　　　編　者

目次

第1章 心臓血管外科チーム体制
鈴木友彰

- 滋賀医大式心臓血管外科チームづくり 1
- 地域連携，紹介病院との関係 5

第2章 滋賀医大式心臓血管外科医療
藤野 晋　鈴木友彰

- 術前管理 12
- 術前準備，入院管理 19
- 術後管理 23
- 術後合併症管理 30

TOPIC 1　胸骨感染，縦隔炎手術の実際　　　　　藤野 晋　鈴木友彰　35
TOPIC 2　心臓リハビリと心臓手術　　　　　　　　　　　　　川口民郎　37

第3章 主要関連部署

1 集中治療部　急性血液浄化療法の実際
江口 豊　41

- 臓器障害の把握―敗血症の新定義 41
- ヘモフィルターの種類 42
- 施行条件 43
- 臓器障害への対応 46
- 医療安全 51

2 透析症例の術前・術後管理
宇津 貴　53

- 透析患者の病態と一般的留意点 53

3 心臓大血管手術麻酔
北川裕利　57

- 人工心肺使用心臓手術麻酔について 58
- 麻酔法と予後 60
- 緊急手術受け入れのために 60
- 救急搬送患者の麻酔 60

| おわりに | 60 |

第4章 体外循環確立 鈴木友彰

Epiaortic Echo	62
体外循環確立の手順	64
体外循環離脱	74
特殊体外循環法	77
TOPIC 3　人工心肺　吉田 均	80

第5章 大動脈弁置換法 鈴木友彰

大動脈弁手術に必要な解剖知識	91
大動脈切開	92
高度石灰化大動脈へのアプローチ	97
弁切除	99
縫着糸の掛け方，Tie down	103
大動脈切開部閉鎖	110
TOPIC 4　生体弁の種類　製品の構造と特性を知る：大動脈弁置換術　鈴木友彰	112
TOPIC 5　PPM（patient prosthesis mismatch）　坂倉玲欧	116

第6章 大動脈基部置換（Bentall 手術） 鈴木友彰

基部の剥離，冠動脈ボタン作成	119
縫着糸の掛け方	121
弁付き人工血管の縫着	123
生体弁による Bentall 手術	124
冠動脈ボタン移植	127
TOPIC 6　基部の止血について　鈴木友彰	129

第7章 大動脈基部形成（David手術） 鈴木友彰

- 基部の剥離，冠動脈ボタン形成 ……………………………………………………………… 131
- 縫着糸の掛け方 …………………………………………………………………………………… 135
- 人工血管サイズの選択，バルサルグラフト …………………………………………………… 137
- 人工血管縫着 ……………………………………………………………………………………… 140
- 冠動脈ボタン移植 ………………………………………………………………………………… 142
- 大動脈吻合 ………………………………………………………………………………………… 142

| TOPIC 7　David手術における止血 | 鈴木友彰　143 |

第8章 僧帽弁形成術 木下 武

- 僧帽弁形成に必要な解剖知識 …………………………………………………………………… 145
- 体外循環 …………………………………………………………………………………………… 145
- 視野展開のすべて，右側左房切開，開胸器の解説（Carpentier） ………………………… 146
- 病変評価，計測 …………………………………………………………………………………… 149
- 人工弁輪縫着の実際，糸掛け，サイジング …………………………………………………… 150
- 後尖病変：弁尖切除縫合のいろいろ，バタフライ法を中心に ……………………………… 152
- 前尖病変：弁切除，人工腱索 …………………………………………………………………… 153
- 左房閉鎖，ベント挿入 …………………………………………………………………………… 153
- 形成直後の逆流評価，セカンドランについて ………………………………………………… 154
- SAMについて ……………………………………………………………………………………… 155

TOPIC 8　人工弁輪について	鈴木友彰　156
TOPIC 9　連合手術　大動脈弁＋僧帽弁手術の手順	鈴木友彰　160
TOPIC 10　感染性心内膜炎に対する外科手術	木下 武　162

第9章 三尖弁形成術 坂倉玲欧

- 適応　エコー所見　エビデンス ………………………………………………………………… 165
- 三尖弁手術に必要な解剖知識，刺激伝導系 …………………………………………………… 167
- 縫着糸の掛け方 …………………………………………………………………………………… 169
- 人工弁輪の種類，縫着 …………………………………………………………………………… 169

| TOPIC 11　併施三尖弁輪縫縮はどこまで必要か | 坂倉玲欧　171 |

第10章 冠動脈バイパス術（Off-pump CABG） 鈴木友彰

- 消毒からドレーピング ………………………………………………………… 172
- グラフト採取 …………………………………………………………………… 176
- 心膜切開，視野展開 …………………………………………………………… 192
- 冠動脈エコー …………………………………………………………………… 195
- 固定，剝離，切開，シャントチューブ挿入 ………………………………… 197
- 吻合手順: 通常の吻合，sequential 吻合，ダイアモンド吻合 …………… 199
- フロー測定，評価 ……………………………………………………………… 201

TOPIC 12	胸骨切開，内胸動脈採取で胸骨の血流はどれくらい落ちるのか	鈴木友彰	202
TOPIC 13	動脈グラフトのエビデンス	鈴木友彰	203
TOPIC 14	右胃大網動脈は過小評価されている	鈴木友彰	206

第11章 心室中隔穿孔に対する右室アプローチダブルパッチ法 鈴木友彰

- 右室アプローチダブルパッチ法 ……………………………………………… 211
- 前壁側心室中隔穿孔 …………………………………………………………… 212
- 後壁側心室中隔穿孔 …………………………………………………………… 219

第12章 急性A型大動脈解離手術 鈴木友彰

- 手術室直接搬送 ………………………………………………………………… 226
- 麻酔導入から手術開始 ………………………………………………………… 229
- 体外循環法 ……………………………………………………………………… 229
- 手術手順，上行置換術 ………………………………………………………… 239

第13章 弓部大動脈置換術 鈴木友彰

- 体外循環 ………………………………………………………………………… 249
- 冷却法，冷却温度 ……………………………………………………………… 249
- 3時間台で終了するための手術手順 ………………………………………… 251

TOPIC 15 術式をシンプルにし，冷却温度と手順を工夫することで
         弓部大動脈置換術は大幅に時間短縮が可能である　　　　鈴木友彰　263

第14章　循環停止を要する近位下行大動脈置換術　　　乃田浩光

■ 手術手順 266

TOPIC 16　脊髄栄養動脈のエビデンス　　　　　　　　　　　乃田浩光　273

> **コツ**　送血管挿入部周囲からの血液の漏れ防止　68

索引 277

1章 心臓血管外科チーム体制

滋賀医大式心臓血管外科チームづくり

心臓血管外科診療は，症例が増えれば増えるほどチームづくりが重要である．単一チームが，情報をすべて共有し，密なコミュニケーションをとり，共通の認識のもと診療を進めなければいけない．各自がモチベーション高く役割を分担していくために，年間の手術症例数や構成メンバーの年齢なども重要な要素である．

1. 構成メンバー，役割

我々の構成メンバーとチーム体制を 図1 に示す．診療科長である教授の責任のもと統一見解を全員が認識することが重要である．教授という役職上，診療以外の仕事があり多忙なため，臨床現場を1人ですべて管理することは危険である．そのため，診療科長の下に，参謀役の副科長を置いている．大原則としてこの科長と副科長との間の情報のやり取りは太く短くスムーズでないといけない．ちなみに医局では，教授室と准教授室は隣り合っており，常にドアは開放されている．

その下にシニアメンバーとして，4人を配置している．およそ10年目から15年目あたりのキャリアである．このシニアのメンバーは，これから専門医取得を目指す者，術者として独り立ちを目指す者などである．それぞれの実績と経験に応じて，モチベーション高く役割を分担していくことが，チームをよりよく機能させ

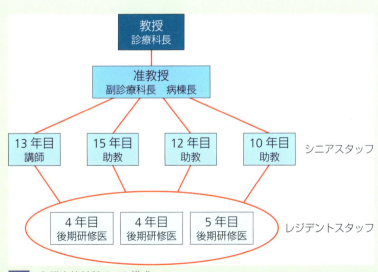

図1 心臓血管外科チーム構成
シニアメンバーの4人が中心となり診療にあたる．情報は共有され，上下方向にスムーズに伝達できる．

るために重要である．当チームは心臓血管手術を年間450〜500例ほどこなしており，必ずこの4人うち1人が担当医に入る．したがって1人当たり年間100〜120例，1週間に約2〜3例を担当することになる．この4人の主な役割は，担当患者に関わるすべての病棟業務の第1窓口，ご家族への対応，紹介医への対応，紹介状作成，手術記録作成，サマリー作成などである．その下に後期研修医が3人体制で控えている．いわゆるレジデントたちであり，彼らは多忙を極める．心臓外科で一人前の術者を目指すのであれば，彼らのようにほとんど病院に泊まり込む生活を送る時期が1〜2年は必要であると考えている．彼らが上級医の指示に従って，すべての業務を網羅することになる．術前術後の検査オーダー，薬剤の処方，ナースへの各種指示，各種書類の整理，手術準備，輸血準備，突発事項へ対応などすべてをこなす．

したがって，術者である教授あるいは准教授とシニア1人，レジデント1人の合計3人が1人の患者の共同担当医ということになる．

2. 術前カンファレンス

当科の手術日は原則，月火木金である．術前カンファレンスは月曜日と水曜日の朝7：30から約1時間行っている．手術は1日に2〜3例であるため，1回のカンファレンスで検討する症例はおよそ4〜6例である．担当レジデントは術前検査をすべてチェックし，シニア担当医と相談しながらカンファレンスシート 図2 を埋め，術前カンファレンスに望む．術前検査で異常が見つかったり，検査が不足していたりした場合，カンファレンス当日までに対応しておかなくてはならない．検査不足や異常所見がカンファレンス当日に見つかった場合大きな問題となり，手術の延期を余儀なくされることになりかねない．昨今の高齢化・重症化のため，術前にはこれまで以上に多岐にわたる検査を行わなければならなくなった．手術を延期する必要があるような大きな異常を見逃さないように，術前の患者アセスメントを行うことで臨床

の力が身に付いていく．もちろんそのようなことがないように副科長も全症例の術前検査をチェックしており，二重三重の目で見逃しがないように注意している．術前カンファレンス当日までに，完璧なカンファレンスシートを作成しておくことが，レジデントたちにとって最も力を注ぐ業務となる．

3. 手術

手術は，術者と担当のシニア1人，レジデント1人の3人で行う．大学病院であり，学生やスーパーローテーションの研修医が入ることもある．手術は必ず術者の責任のもと進められる．シニアスタッフはこれから専門医取得を目指す者や，次の術者へのトレーニング中の者であり，年齢とキャリアに応じて，術者の監督のもと手術の一部の執刀を許される．心臓手術は命に直結するものであり，トレーニングにおいてラーニングカーブなるものが存在してはいけないと，当教室では考えている．そのため決して成績を落とさないようにしながら，術者の着実な育成を目指している．

手術日のタイムテーブル例を 図3 に示す．手術室は2つの部屋を回している．1例目が朝8：30に入室する．隣の部屋に2例目が10：30に入室し，3例目は1例目の終了1時間後に入室する．病院業務終了の17〜18時に3例ともが終了できるよう症例を組み合わせて行っている．

4. ICU当番，当直体制

ICUは，心臓血管外科専用のベッドが6床ある．術直後のリカバリー目的での入室がメインであるが，重症症例で長期人工呼吸管理が必要になったものや，血液浄化が必要になった症例なども同じ心臓血管外科ICUで管理している．年間350〜400例の心臓手術症例数であれば6床で十分であり，満床になることはまれである．ほとんどの症例で翌日にはICUを退室するので，翌朝までの術後管理が主な業務である．シニア以下の7人のうち誰か1人が泊まって術

```
                                手術症例術前SUMMARY                     滋賀医科大学心臓血管外科

ID: 0000007            Name: 福沢 ●吉    Date of birth: S35年1月1日    56歳   Sex: M
DX: AS                        血型:  A(+)   感染:TPHA (-)  HBsAg (-)  HCVAb (-)  HIV (-)  M (-)
CC: 労作時疲労感                       coronary risk factors :                    CCS:  I
PH: 45歳：突発性難聴（現在も耳鳴りあり）       □DM  □HT  □HL  □FH  ☒smoking    NYHA: II
    左半月板損傷                     occupation トラックの運転手      allergy なし
PI: 幼少期より心音の異常を指摘され、会社の健康診断でも異常を指摘されていたが特に病院へはかかっていなかった。2015年、胸
    部レントゲンで肺の異常陰影を指摘され甲賀病院受診。精査で行った心エコーでAVA0.56cm2、2尖弁を認め、手術目的に当院紹
    介となる。
    たばこ：10本×20年（40歳から禁煙）    ADL：自立

PE: Height: 171.4 cm  Weight: 64.3 kg  BSA 1.76 m²  BMI 21.89      便潜血A         B
    BP: 103/74 mmHg  PR. 83/min  rhythm: reg.   Neck(bruit/JVD?):np
    heart:胸骨右縁第二肋間にLev3度のSM              lung: clear
    abdomen: soft and flat                  extremities:no edema , no cyanosis
Lab( 1/ ):  Ht 43.6  Hb 15.0  RBC 4.72  WBC 6100  Plts 207  PT 11.3  APTT 27.7
            TP 7.1  Alb 4.5  GOT 22  GPT 25  LDH 182  ALP 132  γ-GTP 70  CHE 331
            LAP    TBil 0.78  DBil 0.10  Na 140  Cl 104  K 4.4  BUN 16.2  Cr 0.77  Ca 9.3  P
            Tcho 242  TG 111  LDL 173  HDL 50  CPK    CRP 0.08  BNP 314  HbA1c 5.7
PFT: %VC 3.79 L 90.9 %  FEV1.0% 2.86 L 83.3 %    ABG:pH       PaCO₂      PaO₂
ABI R 1.08 L 1.10  PWV R 913  L 926           24hrCcr:     ml/min  ICG:      %
ECG( 1/4 ):  rhythm  SR  HR 67  abnormal Q (-)  ST change (+)  LVH (+)
    不完全右脚ブロック  Negative T in II、III、aVf
CXR( 1/4 ):  CTR 51%  no significant finding
brain CT/MR: no significant finding          chest CT:A, Aorta 48mm 石灰化軽度
                                                    肺：特に異常なし
abd CT：特に異常なし

Echo( 1/5 )  AOD 26.8mm  LAD 39.7mm  LVDd/Ds 48.8 / 30.2 mm  EF 68.2%  FS 38.1%  LVmass    g
            MV:MVA    cm²  PV    m/s  PG    mmHg  AV: AVA 0.78cm²  PV 5.12m/s peakPG 105mmHg meanPG 62mmHg
            VAJ    mm  Valsalva    mm  STJ    mm
            AR: mild            MR: trivial          TR: trivial           PR: trivial
    2尖弁（RCC-LCC癒合にみえる）
    Ao root 21.0mm Valsalva 29.6mm, STJ 24.3mm
Cath( 12/22 ):  Pressure  RAP 4  RVP 47 / 2 ( 7 )  PAP 41 / 20  PCWP 22
                LV 224 / 2 ( 31 )  Ao 108 / 69  CO/CI 5.8 / 3.26 (L/min)/(L/min/m²)
    LVG :  seg 1       seg 2         seg 3         seg 4
           seg 5       seg 6         seg 7         AR        MR
    CAG:  RCA  #1    #2     #3     #4AV    #4PD
          LCA  #5    #6     #7     #8     #9     #10
               #11   #12    #13    #14    #15    HL
有意狭窄なし   圧較差：116mmHg, AVA0.61cm2

others/
comments:

Medications:なし

輸血準備 ： MAP:4E    FFP:4E    PC:なし    自己血： 用意無    ICU退室 2016/ 1/ 8/  退院日
OR date: 2016/ 1/ 7/    Procedure:              紹介：国立●●病院      ●● ●●      先生
```

図2　カンファレンスシート
術前のワークアップ漏れがないようにカンファレンスシートを完成させる．あまり詳しくなりすぎず，1枚に収まるようにしている．

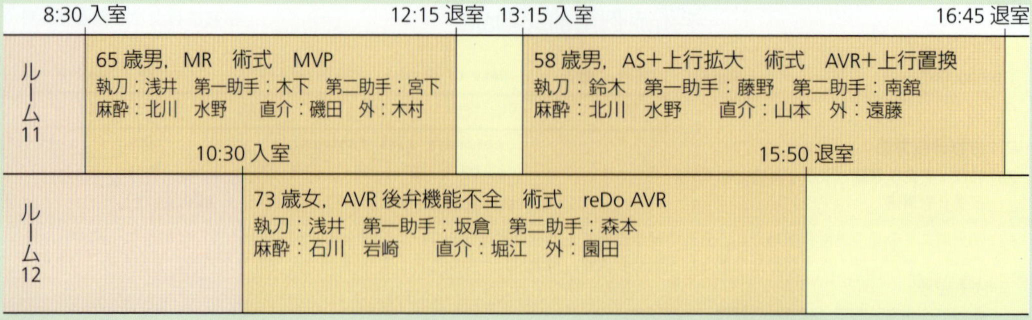

	8:30 入室		12:15 退室	13:15 入室		16:45 退室
ルーム11	65歳男，MR　術式　MVP 執刀：浅井　第一助手：木下　第二助手：宮下 麻酔：北川　水野　直介：磯田　外：木村			58歳男，AS＋上行拡大　術式　AVR＋上行置換 執刀：鈴木　第一助手：藤野　第二助手：南舘 麻酔：北川　水野　直介：山本　外：遠藤		
ルーム12		10:30 入室 73歳女，AVR 後弁機能不全　術式　reDo AVR 執刀：浅井　第一助手：坂倉　第二助手：森本 麻酔：石川　岩崎　直介：堀江　外：園田			15:50 退室	

図3　手術タイムテーブル
　2つの手術室をフルに回転させることが重要である．麻酔科，手術室スタッフの協力が必須である．待ち時間や，ロスタイムがないように役割を分担してチームで進める．

日付	Sp	患者	疾患	手術	入院日	紹介元	紹介医師	執刀	助手	助手2	助手3	当番当直	2nd
○/23 土												藤野 森本	南舘 藤野
○/24 日												住井 南舘	森本 住井
○/25 月		58歳　女性 77歳　男性 66歳　男性	MS, TR, Af 解離性下行瘤 AP	MVR, TAP. LAA 閉鎖 下行置換 OPCAB	○/21 ○/21	当院循環器 伊賀上野 湖東	木村	浅井 浅井 鈴木	乃田 坂倉 髙島	南舘 森本 近藤		坂倉	南舘
○/26 火		72歳　女性 33歳女性 80歳　男性 71歳　男性	MR, AR Aortitis AAE TAA AS AP	MVP, AVR Bentall TAR AVR OPCAB	○/22 ○/22 ○/19	済生会滋賀 当院循環器 済生会滋賀 湖東	山元 木村 福村	浅井 浅井 鈴木 鈴木	木下 藤野 木下 髙島	宮下 南舘 森本 近藤		宮下	乃田
○/27 水		68歳　男性 76歳　男性 緊急	MR AAA 破裂後　呼吸不全	MVP 気管切開		近江草津	髙島	浅井 宮下	小池 南舘	白石		南舘	藤野
○/28 木		74歳　女性 84歳　男性 79歳　女性 44歳　男性 緊急	AS TAA AS, CAD pPCI CHF AS, HD, PM 急性解離 A	AVR TAR AVR CABG AVR 上行置換	○/26 ○/27 ○/26 ○/28	草津ハート 医仁会武田 当院循環器 三重中央医療センター	田辺 別所 小澤 山谷	浅井 浅井 鈴木 鈴木	坂倉 木下 藤野 乃田	宮下 森本 南舘 藤野	宮下	森本	坂倉
○/29 金		81歳　男性 63歳　男性 緊急 77歳　男性	AAA uAP AR IE	Y-graft OPCAB AVR	○/26 ○/29	済生会滋賀 済生会滋賀 湖東	佐古 木本	木下 鈴木 鈴木	森本 藤野 髙島	住井 南舘 近藤		藤野	鈴木
○/30 土		72歳　男性 緊急	AMI, IABP	OPCAB	○/30	公立甲賀	中川	鈴木	坂倉	森本		坂倉 南舘	藤野 坂倉
○/1 日												住井 森本	南舘 南舘

図4　スタッフ当番表
　この表で，自分の受け持ち症例を確認する．担当は入院日が決定した時点で病棟医長が割り当てる．

後管理を行う．病棟当直も兼ねており，平均するとシニアは2週間に1回，レジデントは週に1〜2回となり，無理なく回っていく．図4に担当症例表を提示する．担当症例と当番，紹介元などを記載しており，この表を確認しながら自分の役割を把握する．

5．病棟当番，病棟回診

日中の病棟当番は，手術に入っていないものが臨機応変に対応している．病棟の回診は，朝食前後と，夕食前後の1日2回，集まれる者全員で行っている．朝回診は術直後の患者の状態を把握し，問題があれば対応を全員で考える．また，その日に行う主要な検査を患者ごとに確認し，その日に入院してくる患者の情報もみなで確認する．夕回診は，その日に行った検査結果を全員ですべて確認する．問題が見つかれば，すぐに対応を考え，明日行う追加検査などを議論する．1日2回，必ず全患者を回診する．それぞれ自分の担当症例は決まっているが，完全なるチーム体制が根付いており，自分の担当以外の患者に関することも共有し，分担協力している．昔ながらのいわゆる主治医制で，すべてを主治医1人でまかなうシステムでは，ある一定の症例数を超えると限界がくる．「その患者は自分の担当じゃないから」なる発言は当チームにはみられない．やはり症例数が増えれば増えるほど，合理的でシステマティックな心臓外科チームを成熟させる必要がある．

6．病棟ベッドコントロール

我々の病棟は，心臓血管外科用のベッド数は27床である．症例が増えると病棟のベッドコントロールが困難になる．1人の患者の入院期間は，手術前2〜3日，術後10〜14日程度であるが，緊急重症症例では，入院期間が長引く．昨年1年の全体の割合を見てみると，およそ8割が自宅退院で，残りの2割が紹介元への転院であった．個室使用や，部屋移動，ベッドコントロールなどは看護師長が権限をもって，医師と密にコミュニケーションをとりながら進めてくれている．

地域連携，紹介病院との関係

心臓血管外科の手術症例は，ほぼすべてが内科医からの紹介である．紹介していただけない限り心臓外科医に仕事は回ってこない．したがって地域の紹介元の医師とは信頼関係に基づいた密な連携が大切である．

1．紹介症例の窓口

なるべく内科医が紹介しやすいように敷居の低い紹介窓口を数多く設けておくことが重要と考えている．

第1の窓口はやはり外来受診である．多くの患者は紹介状を持って外来受診する．いつ来ていただいてもいいように新患外来は毎日設けている．よほどのことがない限り診療科長か副科長が最初の診察を受け持つ．そこで初めて外科医からの説明を行う．疾患の説明，手術が必要であることの説明，実際の手術方法，手術のリスク，手術の効果，麻酔方法，入院から退院までの流れ，などを30分から1時間程度かけて説明する．その場で手術に同意すれば，手術日を決定し，術前検査の予約を行い，入院日を決定する．入院準備の詳しい説明は外来看護婦が担当し，事務的な手続きは，専門の事務員が説明する．

紹介元から直接，転院手術の依頼がくることもある．電話連絡がほとんどであるが，必ずつながるようにいくつかの電話番号を設けている．大学病院の代表電話，医局，外来受付，ホットライン 図5 の4つのラインを確保している．それ以外にも，親しい循環器内科からは直接プライベートの携帯番号にかかってくることもある．そして転院の依頼があれば，先方が希望するとおり，いつでも受け入れなければならない．「いま病棟がいっぱいです」などというセリフは禁忌である．どんなことがあっても先方の希望通り受け入れなければならない 図6．

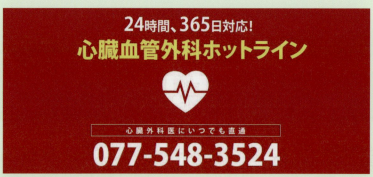

図5 滋賀医大心臓血管外科ホットライン

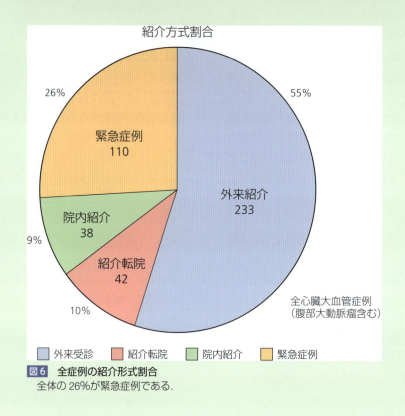

図6 全症例の紹介形式割合
全体の26%が緊急症例である．

2．関連病院への出張外来

　県内の主要な紹介元病院には心臓外科がないところばかりである．そのため循環器内科のアクティビティが高い大きな病院には，シニア以上のスタッフが週に1度出張外来にいっている．先方の循環器内科医が自分の病院で，気軽に直接外科医に相談できるのが目的である．毎週出張しており，1週間の間に外科に相談すべき症例をいくつかまとめてくれている．遠方の大学病院の外来を受診する手間を省き，出張外来時に患者や家族に手術の詳しい説明を行う．入院している場合には，病室まで往診し，手術の詳しい説明をする．やはり他の病院の内科医からすると大学病院に紹介するのは非常に敷居が高いことであり，自分の病院に心臓外科医が出張してきてくれることで，気軽に相談できるという効果がある．シニアスタッフが判断し，

適応に問題がなく同意も得られた場合，大学病院への外来受診を省き，入院日を決定する．シニアスタッフでは適応の判断が難しいときは，症例を大学に持ち帰り，科長や副科長と相談し方針を決定する．現在7カ所の主要な紹介元病院に出張外来に行っている．

3. 緊急症例受け入れ：ホットライン，手術室直接入室

　緊急症例はどんなときでも絶対に受け入れる．No Refusal Policyを掲げている．緊急症例は上記の4つのいずれかの電話窓口にかかってくることがほとんどである．現在はホットラインが広く浸透してきておりホットラインの率が上がってきている．緊急症例の紹介電話があれば，誰かがすぐに対応する．これは後期研修医でもかまわないことにしている．症例の大まかな内容と状態を把握するだけとし，あまり根掘り葉掘り聞き出すことは紹介医を不快にさせるだけでほとんど意味がない．その場で必ず受け入れOKの返事をし，すぐに来てもらうこととする．上級の科長副科長への報告は事後である．救急車あるいは遠方であればドクターヘリで来院する．後述するが，我々は大動脈破裂や急性大動脈解離Aなどの致死的超緊急救命手術の場合は，一刻も早く手術を始めるためヘリポートあるいは救急外来から直接手術室に入るようにしている．それ以外の症例は，手術室の準備は進めてもらい，一旦ICUに入室し手術の準備をしながら詳細を把握する．家族と本人に説明し，緊急手術の適応に問題がなく，同意が得られれば可及的速やかに緊急手術を行う．当院では，手術部，麻酔科が非常に協力的であり，必ずすぐに手術できる体制を整えてくれる．緊急症例を常に受け入れることができるのは，手術部看護師，麻酔科医師の協力に支えられているからである．

手術室直接入室：Direct transportation to the operation room, Rushing to the operation room

　急性A型解離や大動脈瘤破裂などは，一刻も早く手術を始めたい．2009年6月までは，従来どおり一旦ICUに入室し，全身の評価を行い，点滴ルートなどの準備をし，その間に手術室の準備をしてもらっていた．家族の到着を待ち，緊急手術の説明をし，その後手術室に向かっていた．しかし，2009年6月に2例続けて，急性A型解離症例が手術室に入る前にICUで亡くなった．直接手術室に入り手術を始めていたら助かっていたと思われた．その反省から，手術部や救急部，麻酔科医師に対し，超緊急致死的症例は救急外来あるいはヘリポートから直接手術室に入れてもらえるよう協力を要請した．そして2009年7月から直接手術室入室システムを導入した．到着から執刀開始までの時間が，直接搬送システム導入後に58分短縮された．最近の連続15例の直接入室した急性解離A緊急手術のデータを示す 表1．救急車あるいはドクターヘリ到着から執刀開始までの平均時間は36分であった．手術台に移乗した直後に急変した症例も経験した．大腿動静脈からの迅速な体外循環確立により救命できたが，直接搬送していなければ助からなかったであろうと思われた．直接入室システムはデータでは表せない効果を得ている手ごたえがある．しかし，やはり解決すべき問題点も存在する．直接入室システムの問題点は以下のようなものがある．

- 診断が間違っていた：急性A型解離との診断で直接手術室に入ったが，実はB型解離であった．
  この場合緊急手術の必要はなく降圧管理のためICUに入室することになる．直接入室の場合受け入れが決定した時点で手術の準備を進めてもらっている．このケースでは準備していた麻酔一式，手術器具一式が無駄になり損失が大きい．病院経営上見逃される事態では

表1 最近の連続した急性大動脈解離A直接入室15例の, 当院到着から執刀までの時間

症例		救急外来到着時間	執刀開始時間	所要時間（分）
77歳	女性	20：31	21：04	33
77歳	男性	23：42	0：01	19
58歳	女性	19：21	19：48	27
81歳	男性	14：18	14：57	39
59歳	男性	13：42	14：22	40
51歳	女性	20：46	21：14	28
59歳	男性	18：25	18：55	30
58歳	男性	0：41	0：51	10
67歳	男性	10：08	10：51	43
65歳	男性	18：07	18：34	27
67歳	女性	18：00	18：33	33
44歳	男性	12：03	13：08	65
64歳	男性	23：54	0：28	34
84歳	男性	0：40	1：34	54
81歳	女性	13：54	15：05	71
			平均	36分

救急車到着から執刀まで　平均　36分

救急車到着後，最短で10分，最長でも71分後には執刀を開始できている．救急車到着から，手術室への搬送，ベッド移乗，麻酔導入から点滴ルート確保，消毒ドレーピングといった必要時間をすべて含めて平均時間36分で執刀を実現できている．

なく，この事態が頻発するようなら手術室直接入室のシステムは否定される．

対策としては，紹介元において急性A型解離と診断した医師が救急医専門医や，循環器内科医ならば，信頼し直接入室にもっていく．循環器内科がいない病院で，専門外の医師が診断し連絡してきた場合，すぐに手術室準備をするのではなく，救急外来で一旦とどまり，速やかに心臓外科医の目で確定診断を下す．そして急性A型解離が間違いなければ，その時点から手術器具の展開を進めてもらう．この場合直接入室に比べ10〜15分の遅れが生じるが，許容範囲と考えている．手術室看護師と連携し，10分もあれば展開できるような心臓大血管手術器具のキットを超緊急手術用に作成してもらい，器具の損失が出ないように工夫している．

■ 家族の到着が間に合わない：救急車やヘリに家族が同乗していない場合，外科医が家族に説明することなく手術室に入ることになる．説明もなく手術を行ってもよいものか，この点に関して当初から我々の間でも議論となった．対策として，緊急手術依頼の電話を受けたときに，先方の医師から，すぐに手術を行うため家族の到着が間に合わない可能性があることを説明してもらうことにしている．つまり，「一刻を争う手術なので到着後すぐに，家族の到着を待たずに手術を始めることになります」とあらかじめ説明することをお願いしている．そして，そのことをカルテに記載しておく．手術が始まったあとに家族が到着した時点で，速やかに誰かが説明に行くことにしている．

■ 同意書が取得できない：大動脈破裂や急性A型解離の場合，患者本人から同意書にサインしてもらうことが難しい．意識があれば，医師が代筆することで同意書を得ることは可能である．しかし，意識がないケースもかなり多い．その場合正式な同意書なしで手術を開始することになる．本人からとれない場合，家族からとるべきであるが，家族の到着を待たずに手術を始めるのでサインをもらうことができない．同意書なしで手術を行うことは本来許されることではない．対策としては，上記のように電話で手術に了承していただいたことを詳細にカルテに記載することで，同意書と同等の扱いとしている．家族が到着後，事後になるが，正式な同意書を取得する．この点に関しても議論が多く，法的にも問題があるのか微妙なラインである．しかし，緊急手術の必要性の説明を受け外科手術施設への搬送を了承した時点で，同意が成立しているとみなされ，詳細にカルテ記載することで正当化されると判断している．命の危険が刻一刻と高まる時間帯に，同意書を取得するためだけに家族の到着を待つことが正しい医療かどうかという倫理観である．やはり，その瞬間において最も救命率が高い方法をとることが外科医にとって常に正しいのではないかと考えている．

表2 ESCの冠動脈血行再建決定におけるガイドライン

Recommendations	Class[a]	Level[b]	Ref[c]
It is recommended that patients undergoing coronary angiography are informed about benefits and risks as well as potential therapeutic consequences ahead of the procedure.	I	C	—
It is recommended that patients are adequately informed about short-and long-term benefits and risks of the revascularization procedure as well as treatment options. Enough time should be allowed for informed decision-making.	I	C	—
It is recommended that institutional protocols are developed by the Heart Team to implement the appropriate revascularization strategy in accordance with current guidelines. In case of PCI centres without on-site surgery, institutional protocols should be established with partner institutions providing cardiac surgery.	I	C	—
It is recommended that patients for whom decision-making is complex or who are not covered by the institutional protocol are discussed by the Heart Team.	I	C	—

PCI＝percutaneous coronary intervention
[a]Class of recommendation
[b]Level of evidence
[c]References
Heart Teamで決定することがClass Iの推奨である.
(Windecker S, et al. Eur Heart J. 2014; 2541-619[1])より)

表3 AHAの冠動脈血行再建決定におけるガイドライン

Class I
1. A Heart Team approach to revascularization is recommended in patients with unprotected left or complex CAD
(Level of Evidence: C)

Class IIa
1. Calculation of the STS and SYNTAX scores is reasonable in patients with unprotected left main and complex CAD
(Level of Evidence: B)

Heart Teamによる治療方針決定が左主幹部病変あるいは複雑病変においてClass Iの推奨である.
(Hillis LD, et al. Circulation. 2011; 124: 2610-42[2]より抜粋)

4. 循環器内科とのハートチーム

近年ハートチームの重要性が，AHAやESCのガイドラインでClass Iで示されている[1,2] 表2,3．ガイドラインで示されているということは，循環器内科だけ，あるいは心臓外科だけで治療方針を決定するような医療は，ハートチームで行う医療に比べ患者の生命予後においてベネフィットが少ないということが科学的に証明されているということである[3,4]．ハートチームの概念や重要性が主張されるようになったきっかけは，PCIとCABGの適応境界における議論の中でのmultidisciplinary approachの重要性からである．SYNTAX study[5,6]が大きな転機となっている 図7A, B．つまり冠動脈内科医にとっての大きな2つの問題点であった，急性期冠閉塞と慢性期冠閉塞が，ベアメタルステントと薬剤溶出ステントの出現で劇的に解放されたことにより，心臓外科治療を無視し，あまりにも独りよがりでモラルを逸した危険な治療が横行し始めたことに対する警笛である．しかし，ハートチームが大切であることは至極当然のことであって，これまで当たり前のように循環器内科と心臓外科が協力して治療を行ってきた施設にとってあらためて取り上げることもない．近年TAVRを開始するにあたって新たにハートチームを組織立てた施設も多いと思われる．これまでのPCI治療において表面上のハートチームを掲げていたところも，TAVRの出現によって真のハートチームが立ち上がったのではないだろうか．TAVRをきっかけに本質的に機能するハートチームが成熟していくことを願っている[7]．

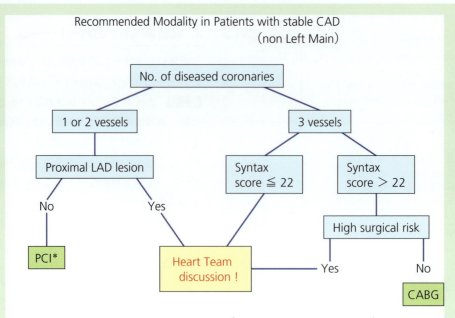

図7A SYNTAX study をもとに提唱された安定冠動脈病変に対する血行再建方針決定におけるダイアグラム
このダイアグラムに従うとかなりの症例で Heart Team discussion が必要である．

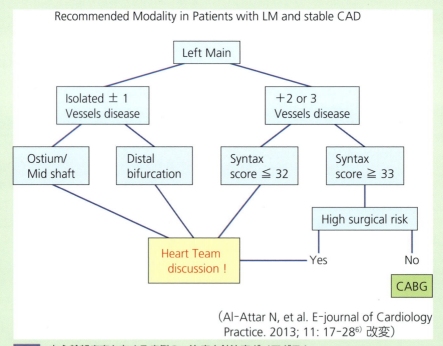

図7B 左主幹部病変を有する症例の，治療方針決定ダイアグラム
左主幹部病変を有する症例では，ほぼすべて Heart Team discussion が必要となる．

文献

1) Windecker S, Kolh P, Alfonso F, et al. The Task force on myocardial revascularization of the European Society of Cardiology (ESC) and the European Association for CardioThoracic Surgery (EACTS). Developed with the special contribution of the European Association for Percutaneous Cardiovascular Interventions (EAPCI). 2014 ESC/EACTS Guidelines on myocardial revascularization. Eur Heart J. 2014; 35: 2541-619.
2) Hillis LD, Smith PK, Anderson JL, et al. 2011 ACCF/AHA Guideline for Coronary Artery Bypass Graft Surgery: executive summary: a report of the American College of Cardiology Foundation/American Heart Association Task Force on Practice Guidelines. Circulation 2011; 124: 2610-42.
3) Hoimes Jr DR, Mohr F, Hamm CW, et al. Venn diagrams in cardiovascular disease: the heart team concept. Eur Heart J. 2014; 35: 66-8.
4) Head SJ, Kaul S, Mack MJ, et al. The rational for heart team decision-making for patients with stable complex coronary artery disease. Eur Heart J. 2013; 34: 2510-8.
5) Head SJ, Davierwala PM, Serruys PW, et al. Coronary artery bypass grafting vs. percutaneous coronary intervantion for patients with three-vessl disease: final five-year follow-up of the SYNTAX trial. Eur Heart J. 2014; 35: 2821-30.
6) Al-Attar N, Folliguet T. The heart team to assess risk in coronary artery disease. E-journal of Cardiology Practice. 2013; 11: 17-28.
7) 夜久 均. 理想的な Heart Team とは. 冠疾患学会雑誌. 2012; 18: 141-6.

〈鈴木友彰〉

2章 滋賀医大式心臓血管外科医療

術前管理

　一般的なことに関しては多くのテキストで触れられているので，我々が特に注意している点を中心に挙げていく．

1. 一般術前検査

■貧血

　WHOの基準では女性12.0 g/dL，男性13.0 g/dL未満を貧血と定義している．これを指標にすると全心臓手術患者の約20～50％程度が術前合併症として貧血を有病していることになる．術前貧血が心臓手術のリスク因子であることは周知の事実である[1]．特に腎機能障害や脳障害など非心臓合併症の発生率を上昇させ，Hbでおよそ11～12 g/dL当たりを境界にリスクが上昇する．外科に紹介される前に貧血の精査がなされていることが多いが，手術直前に貧血が見つかることもある．我々が現場で注意していることを記す．

（網状赤血球）

　網状赤血球を必ず測定している．これが上昇していると貧血が比較的急性であると認識され，造血能は働いている状態といえる．つまり，どこかで微小な出血が起こっていることを示唆する．

（便潜血検査）

　全待機症例に行っている．これが陽性でかつ貧血を伴っている場合消化管出血が強く疑われる．実際外科医が気にしなくてはならない貧血が唯一消化管出血だけといっても過言ではない．我々は便潜血検査が2回連続で強く陽性ならば精査することにしている．ただ，実際よく経験するが，痔核からの出血は外科医がみずから否定しておかなければ恥をかく．

■甲状腺機能

　臨床の現場で意外に遭遇するのが甲状腺機能低下症である．見逃してしまうことがあり注意が必要である．甲状腺機能低下の主訴は多岐にわたり漠然としたものが多く見逃されやすい．特に慢性心不全症状は甲状腺機能低下の症状と重なる部分が多い．我々は高齢女性には必ず甲状腺ホルモンの検査を行っている．FT3，FT4とTSHを測定している．甲状腺ホルモンに異常があれば内分泌内科にコンサルトし適切な指示を仰ぐ．1例を示す．

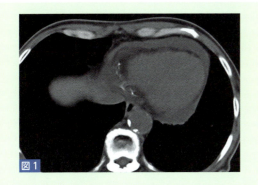
図1

76歳男性．冠動脈バイパスが必要となった．総合病院の循環器内科からの紹介であり十分な術前検査がなされていた．しかし当科受診時に撮影したCTで 図1 のような心嚢水を認めた．元気な方であり，甲状腺機能低下を疑われたことはなかった．心機能も問題なく心嚢水が貯留する理由は見当たらなかったが，甲状腺機能低下症を疑い採血を行うとFT4：0.21，FT3：1.9，TSH：193であった．内分泌内科に相談し手術の延期と甲状腺ホルモン治療が決定した．心疾患を有する甲状腺機能低下症のホルモン治療は慎重に進めるべきで，1カ月単位のスパンで行うことになる．下に経過を示す 表1 ．

まずチラージン（50μg）を0.5Tから開始し，毎週甲状腺ホルモンの測定を行った．およそ1カ月で手術治療が安全と思われるレベルまでTSHが改善したためOff-Pump CABGを行った．

この症例は一見すると活動的な男性であり外科紹介になるまで甲状腺機能低下を疑われることがなかった．CTでの心嚢水から甲状腺機能低下を疑ったものであり，甲状腺機能低下は女性に多いという思い込みもあり，よい教訓になった．心嚢水のみが見られる心疾患というものは少なく，心機能に問題がないにもかかわらず単独で心嚢水貯留が見られる場合，甲状腺機能低下を疑うべきである．

■ABI 測定

ABI測定は術前検査の一般的なものである．ABIが低値の場合，次にどこまでの精査が必要

表1

	11/9	11/18	11/25	12/2	12/9	12/16	12/25
FT4（ng/dL）(0.8-1.7)	0.21	0.24	0.41	0.71	0.74	0.95	0.97
FT3（pg/mL）(2.2-4.1)	1.9	1.9	2.1	2.1	2.4	1.8	1.7
TSH（μU/mL）(0.3-4.0)	193	156	86	50	42	21	34
チラージン(50) 内服	0.5 T→	1 T→	1 T→	1 T→	1 T→	12/19 手術 OPCAB	1 T→

なのかは議論が分かれるところである．ABIで0.9以下であれば虚血がある．CT angioや下肢血管造影などを行えば病変の詳細がわかるが，そこまで行う時間がないときがある．そのとき両側の大腿動脈の拍動が良好にふれるかどうかが大切である．単純CTで大動脈から大腿動脈までの評価ができており，かつ大腿動脈の拍動が良好であれば，IABPやカテーテルインターベンションは可能ということであり，心臓手術前の評価としては最低限クリアできていると考える．心臓手術を行うにあたってIABPやPCPSが必要になることは想定されており，大腿動脈からアクセスできれば最低限の評価としてクリアされるという考え方である．もし大腿動脈の拍動が悪いのであれば，CTAなどの精査が必要であろう．

　また，もう1つ気にしていないと見逃してしまう病態が鎖骨下動脈の狭窄である．ABI値だけみていると腕の血圧の左右差に気がつかないことがある．鎖骨下動脈に狭窄があると内胸動脈がグラフトとして使用できないことがある．CABGのときにLIMA-LADのフローが悪く，よく見てみると左鎖骨下動脈の狭窄が見つかるということがあった．特に透析症例ではシャント側の血圧を測定しないことがあり鎖骨下動脈狭窄が見逃されることがあり注意が必要である．

■頸動脈エコー

　頸動脈エコー検査は全例に行っている．動脈瘤やCABG患者など動脈硬化性疾患の場合特に重要である．まれに遭遇するが，大動脈炎症候群が頸動脈エコー検査で初めて判明したこともある．頸動脈エコーで狭窄病変が見つかったときにどうすべきかは議論が多いところであろう．つまり心臓手術前に頸動脈狭窄の治療を先行すべきかどうかという議論である．ACC/AHAあるいはESC/EACTSのガイドラインで言及されているが，有症状の高度頸動脈病変（80%以上）に対して，CABGに先行させる内膜摘除は推奨されている[2,3]．また内膜摘除とCABGの同時手術のよい成績も報告されている[4]．我々は脳外科と議論し以下のような大まかな決まりを設けた．

> 頸動脈エコーで80%以上の高度狭窄
> 　かつ，次のどちらか
> 1．頸動脈狭窄が原因と思われる脳虚血症状
> 2．狭窄部での流速が200 cm/sec以上

　上記の条件を満たすとき脳外科にコンサルトすることにしている．この条件を満たす症例は過去5年を見てみると年間1～2例である．つまり1～2例/350～400例＝0.25～0.6%程度であり，非常にまれといえる．さらにそのうち術前に頸動脈の治療を行ったのは，過去5年間で1例（1/約2,000＝0.05%）のみであった．その1例を示す．

（症例）

　64歳男性，胸部圧迫感を主訴に弓部の4 cm大の囊状瘤が見つかった．冠動脈狭窄（#1：75%，#11：75%）も合併しており手術適応となった．病歴を聴取すると頭位変換時のめまいを訴えた．頸動脈エコーを行うと右内頸動脈起始部に94.5%以上の狭窄を認め流速は371 cm/secであった 図2, 3．すぐに脳外科と議論し，頸動脈治療を先行させることとなった．しかし，胸部圧迫を伴う囊状瘤であり長期間待てる状況ではなかった．そのため脳外科でバルーン血管形成のみを施行することとした．形成前に371 cm/secであった流速は177 cm/secまで改善し 図4，2日後に弓部置換＋CABGを行った．術後は脳障害なく経過した．

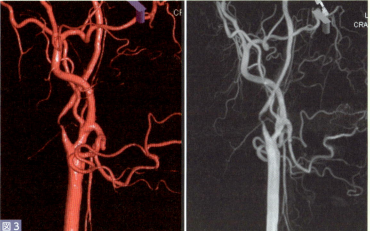

```
Right:plaque(+)-CCA,BIF,ICA,ECA
      stenosis-ICA（血流の連続性を観察することできず、ほぼ閉塞している可能性あり。PSV=371cm/s）
      ECA(ECST=81.3%,PSV=125cm/s)
Left:plaque(+)-CCA,BIF,ICA,ECA
    stenosis-CCA(area=56.7%,PSV=58.6cm/s)
計測
  RIGHT    CCA(cm/s)    PSV:49.6    EDV:7.70    TAMV:18.4    PI:2.28
           ICA(cm/s)    PSV:371     EDV:24.2                 PI:1.64
           ECA(cm/s)    PSV:125     EDV:22.9    TAMV:52.3    PI:1.96
           VA(cm/s)     PSV:39.9    EDV:10.9    TAMV:21.5    PI:1.35
  LEFT     CCA(cm/s)    PSV:58.6    EDV:18.1    TAMV:30.3    PI:1.34
           ICA(cm/s)    PSV:59.1    EDV:27.7    TAMV:40.9    PI:0.770
           ECA(cm/s)    PSV:51.4    EDV:16.6    TAMV:28.2    PI:1.23
           VA(cm/s)     PSV:30.0    EDV:10.8    TAMV:17.9    PI:1.07
```

図2

図3

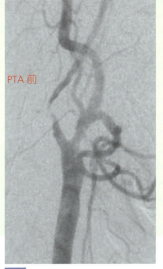

PTA 前

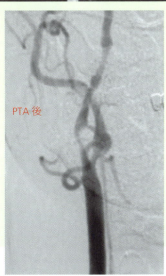

PTA 後

図4　PTA 前：流速 371 cm/sec　　　　PTA 後：流速 177 cm/sec に改善

■ 肺機能検査

慢性肺疾患の重症度は肺機能検査を基準としている．STSの重症度分類では1秒率50％未満，PO_2が60 mmHg未満またはCO_2が50 mmHg以上を重症と定義している．どこまでの重症度なら心臓手術が可能かどうかという明確な基準はない．各施設は麻酔科と相談しながら判断していると思われる．我々は，麻酔科と議論のうえ，1秒量が500 mL以上あればリスクを十分説明し手術を行っている．このとき気管切開になる可能性まで説明する．術前の肺機能改善のためにできることは少ないが，いくつか有用とされていることを挙げる．

● 術前呼吸訓練

理学療法士に介入してもらう．呼吸訓練装置を用いて術前から深呼吸の訓練を行う．患者への意識づけとしても重要である．呼吸訓練を術前から自主的に行うことは術後の呼吸トラブルを軽減させる

● 輸血による貧血の改善

輸血によるヘマトクリットの適正化が肺への負担を軽減するだけでなく，術中術後の輸血，輸液の軽減にもつながり総合的に呼吸障害のリスクを下げる．

● 禁煙

いうまでもなく禁煙は絶対である．1カ月前からの禁煙が望ましい．逆に重症肺疾患があり禁煙を指導されているにもかかわらず喫煙している者は，心臓手術の恩恵を受ける資格がない．

● 吸入薬

重症COPDで抗コリン剤やβ刺激剤あるいはステロイドの吸入薬は1秒率を改善させる．効果が出るには時間がかかるが，病態的に心臓手術が待てる場合呼吸器内科医と相談しながら吸入剤を術前に使用し，少しでも肺機能を改善させることは有用である．

当科の術前検査一覧

血液検査：	Ht　Hb　RBC　WBC　Plts 網状赤血球　血液型　不規則抗体 PT　APTT　Fibg TP　Alb　AST　ALT　LDH ALP　γGTP　CHE　LAP T-B　D-B　Na　K　Cl　BUN Cre　Ca　P　Tcho　TG　LDL HDL　CPK　CRP　BNP HbA1c　Mg （FT3　FT4　TSH）
感染症：	HBV　HCV　梅毒　HIV 鼻腔 MRSA
放射線：	胸部（腹部）レントゲン（正面　側面）　頭部CT　胸腹部CT（鼠径部まで撮影） 頭頸MRI MRA（弓部置換術のみ）
生理：	心電図　ABI　肺機能検査　心エコー　頸動脈エコー
特別検査：	経食道エコー　ホルター心電図 心臓MRI　心筋シンチグラフィー 心臓CT

2．特殊検査

● 心臓カテーテル検査（CAG　S-G　RHC）

心臓大血管手術におけるカテーテル検査の必要性は現在変動している．心臓手術の適応と判断されるに至るまでに多くの場合心臓カテーテル検査が行われている．しかし現在は，多くの弁膜症手術症例は心エコーで適応が判断される．僧帽弁逆流あるいは狭窄，大動脈弁逆流や狭窄においてエコーで手術適応と判断された場合カテーテル検査が必要かどうかは議論されるところである．S-Gカテーテルによる右心系の評価（RHC）は重症度の評価にはなるが，手術戦略決定にほとんど寄与しない．そうなると冠動脈評価が主な目的となるが，現在CTAの進歩により，術前の冠動脈病変の否定目的ならば冠動脈CTAで十分である．またAS症例で，カテーテルを左室内まで進め圧格差を測定することはベネフィットがデメリットを上回るとは思えないため積極的には施行しない．最近low flow, low pressure gradient の severe AS が注目されており，その診断のためにはカテーテル検査はいまだに重要なモダリティである．

現在の当科の大まかな方針を示す

> ・エコーで適応が決定された AR MR MS ならば冠動脈評価は CTA とする．
> ・エコーで適応が決定された AS の場合，冠動脈病変が疑われるときに冠動脈造影を依頼する．
> しかし，CTA で冠動脈病変が否定されれば行わない．
> ・動脈瘤など動脈硬化性疾患の場合，原則として冠動脈造影を依頼するが，冠動脈 CT で狭窄が否定されれば行わない．
> ・CTA で冠動脈狭窄が否定されれば冠動脈造影は行わない．

＊冠動脈 CT は感度特異度とも非常に高く，negative predictive value（NPV）が 99％以上といわれている．つまり冠動脈 CTA で狭窄が否定されればほぼ有意狭窄はないと信頼してよい[5]．

● 頭頸部 MRA，MRI

頭部の MRI 検査は全例には行っていない．弓部置換術症例にのみ頭頸部の MR angio を行っている．目的は頸部から頭蓋内の動脈の評価である．椎骨動脈には時に極端な左右差が見られる．そのようなときは選択的脳灌流を 3 本挿入する必要があるのかといった判断に有用である．また Willis 動脈輪のネットワークがどうなっているのかなどの情報も有益である．

感染性心内膜炎の急性期手術において脳動脈瘤の診断は重要である．最近経験した例を図5, 6 に示す．感染性心内膜炎のときの脳動脈瘤検索には頭蓋内 MRA をルーティンで行っていた．MRA では脳動脈瘤は否定されたが，念のために行った CTA で末梢型の脳動脈瘤がみつかった．MRA だけでは見逃されていたと思われる例であった．

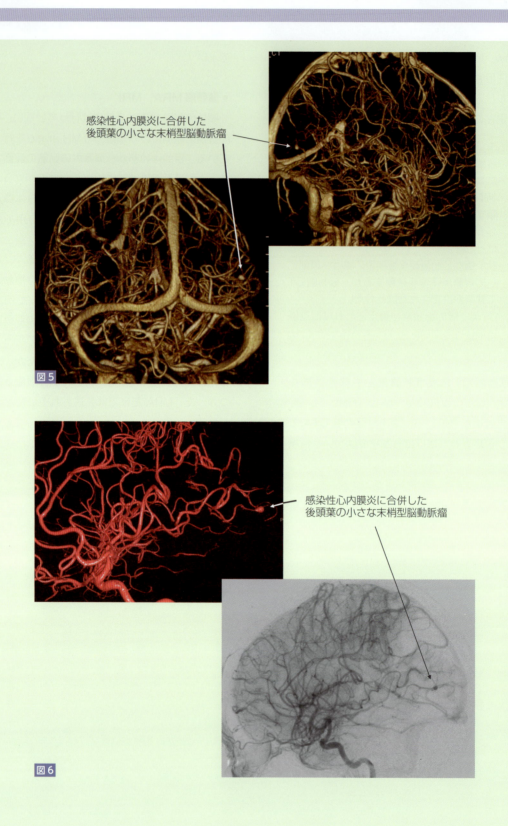

図5 感染性心内膜炎に合併した後頭葉の小さな末梢型脳動脈瘤

図6 感染性心内膜炎に合併した後頭葉の小さな末梢型脳動脈瘤

術前準備，入院管理

1. 病棟管理

　通常の待機手術の場合，手術の2～4日前に入院する．当科の方針は手術が決定したら可及的速やかに手術日程を組む．少し時間を空けたほうがよいというよほどの理由がない限り，紹介されたその週か翌週には手術を行う．そのため2週間先の手術予定表はいつも空白である．決して先延ばしにはしない．その理由は，患者は心臓手術が必要なわけであり，よほどの理由がない限り，待つことでよいことは1つもないからである．

（術前口腔外科受診）

　我々は歯科口腔外科と連携しており，全身麻酔を行う全症例で術前の歯科受診を依頼している．これは全身麻酔前の口腔保清が肺炎など感染症予防につながるというエビデンスからである．保険外診療になるが，必要性を説明したうえ，同意してもらっている．口腔外科の診察を受け，抜歯など何らかの処置が必要とされれば速やかに施行している．

　入院してから手術までに病棟のルールなどに慣れてもらい心臓手術に必要な知識を身につけていただく．図7-11のような説明書を用いて行っている．

2. 血糖コントロール

　血糖測定は入院後全員に行っている．これは周術期の血糖コントロールがいかに大切かを知ってもらうためでもある．糖尿病のない患者は3食前と眠前の4検，糖尿病がありインスリンや血糖降下剤などを使用している場合は3食前後と眠前の7検である．術前後の血糖コントロールの重要性はさまざまな報告がある[6,7]．術前から厳密にコントロールしHbA1cレベルを7%未満にすることが理想である[8]．しかし，現実的にはそこまでの時間がないであろう．HbA1cが10%を超えるようなレベルであれば術前に2週間程度のコントロール期間を設け

例えば
お部屋に付いているトイレに行く。
血糖測定の時はスタッフステーションまで歩いてみる。
お茶や水をデイコーナーまで自分で取りに行ってみる。
ベッドに居る時にも頭を上げたり，足はベッドから降ろしたりして座るなど意識しましょう。

【痛みを我慢しない】

傷の痛みは我慢せずに看護師や医師に伝えて下さい。痛み止めのお薬を医師が考えて，処方します。痛みのせいで，息を大きく吸うことを辛抱したり，身体を動かすことが億劫になったり，するようでしたらすぐに教えて下さい。手術による傷の痛みは薬で抑えて，しっかり深呼吸して，身体を動かしていきましょう！

【しっかり食べる】

体力の回復や傷の治りを良くするために栄養状態を回復することが大切です。病院食があまり食べられないようでしたら，食べられそうなものを差し入れしてもらって下さい。手術の前は水分や塩分を制限されていた方も，医師から特別禁止されない限りは，好きなものを食べてください。

お粥が苦手・・・パンの方が食べやすいなど。
食事のタイプの希望についてもお知らせ下さい。
可能な範囲で対応させて頂きます。

図9

【痰の出し方】

手術の後は痰が多くなります。傷の痛みで咳がしにくく，痰が上手に出せないことがあります。痰が貯まると呼吸が苦しくなり，肺が十分に膨らまずに呼吸の回復が遅れてしまいます。手術の前から練習しておきましょう！

<痰を楽に出す方法>
　傷の上をしっかり手のひらで押さえて咳をします。小さな咳をいくつかして痰がのどまできたら「ゴホン！」と大きく咳をします。大きな咳をしたからといって，傷が開くことはありません。

手術の後に元気になっているご自身を思い浮かべながら，頑張っていきましょう！
分からないことや不安な点は遠慮なく看護師や医師にお尋ね下さい。

医師から特別禁止されない限りは
手術の後，翌日から歩けます

ベッドから離れて歩くことで
肺がしっかり膨らむことを助けて，呼吸の回復につながります
体力を回復させることで，傷の治りもよくなり，早く身体が楽になります

点滴や管が入っていても，看護師がお手伝いします。足元が不安定な場合は，歩行器などの支えを使っても構いません。お昼間は可能な限りベッドから離れて過ごしましょう！

図10

　　　　　　　　　　様
あなたの手術は，　　月　　日（　曜日）です。

　　　　　　麻酔で　　時　　分から　　時　　分までの予定です。
（手術時間は予定ですので，状態により延長あるいは短縮することがあります。）

◇ 手術前日（　月　日）
1：入浴あるいは身体を拭き，きれいにします。入浴できる方は，髪も洗っておいて下さい。
2：爪が長くのびているようであれば切って下さい。マニュキアをつけている方は落として下さい。
3：手術中のおう吐を防ぐために，食事に制限があります。食事は　　時まで，飲水は　　時までとなります。それ以降は絶飲絶食です。口が渇くようでしたらうがいをして下さい。手術後，薬の変更がありますので，いつも飲まれている薬は一旦預かります。
4：睡眠剤を希望される方は，21時に一緒にお持ちしますのでお知らせ下さい。
5：必要物品（術後パットマルチ2枚，ティッシュペーパー，歯ブラシ，箸・スプーン，入れ歯，パンツ）はそろっているか確認し，まとめておいて下さい。
6：女性の方で，手術日に生理があたる場合は，看護師にお知らせ下さい。

◇ 手術当日（　月　日）
1：朝から絶飲絶食です。朝　　時に薬を少量の水で飲んで下さい。薬は看護師がお持ちします。
2：起床後，洗面をし，男性の方はひげも剃って下さい。女性の方は化粧をしないで下さい。また，長い髪はゴムでまとめておいて下さい。
3：手術が午後からの場合は午前中（　　時頃）に点滴をします。朝からの場合はありません。
4：指輪・時計・ネックレス・イヤリング・眼鏡・コンタクトレンズ・入れ歯などは，外して各自で保管しておいて下さい。また，貴重品は各自で保管し，セーフティボックスは空にして，鍵はつけたままにして下さい。
5：　　時　　分までに排尿をすませて，寝衣とT字帯だけを着用してお部屋でお待ち下さい。
6：　　時　　分に病棟を出て，手術室に向かいます。
7：家族の方は手術室前まで一緒にいくことができます。

図11

ることがあるが，そうでなければ特にコントロールすることなくそのまま手術を行っている．

血糖コントロールが悪ければ術前から積極的にインスリンを使用し食前血糖を180 mg/dL以下にする．また術中の高血糖が手術成績に悪影響を及ぼすという報告もあり[7]，麻酔科は術中からインスリンの持続注射を行う．

STSの周術期血糖コントロールの指針に沿って行っている．いくつか抜粋する[8]．
(Management of Hyperglycemia Using Insulin Protocols in the Perioperative Period Recommendations)
Class I
● Glycemic control is best achieved with continuous insulin infusions rather than intermittent subcutaneous insulin injections or intermittent IV insulin boluses (level of evidence A).

- All patients with diabetes undergoing cardiac surgical procedures should receive an insulin infusion in the operating room, and for at least 24 hours postoperatively to maintain serum glucose levels 180 mg/dL (level of evidence B).

術直後はインスリンの持続注射を行い，少なくとも術後 24 時間は血糖を 180 mg/dL 以下にコントロールすべきである．

(Glycemic Control in the ICU Recommendation)
Class I
- Patients with and without diabetes with persistently elevated serum glucose (180 mg/dL) should receive IV insulin infusions to maintainserum glucose 180 mg/dL for the duration of their ICU care (level of evidence A).
- Before intravenous insulin infusions are discontinued, patients should be transitioned to a subcutaneous insulin schedule using institutional protocols (level of evidence B).

ICU では持続インスリン注射により血糖を 180 mg/dL 以下にコントロールする．また持続インスリンを中止するときはインスリンの皮下注射に切り替えるべきである．

(Glycemic Control in the Stepdown Units and on the Floor Recommendations)
Class I
- A target blood glucose level 180 mg/dL should be achieved in the peak postprandial state (level of evidence B).
- A target blood glucose level 110 mg/dL should be achieved in the fasting and pre-meal states after transfer to the floor (level of evidence C).
- Oral hypoglycemic medications should be restarted in patients who have achieved target blood glucose levels if there are no contraindications. Insulin dosages should be reduced accordingly (level of evidence C).

食後の最大血糖は 180 mg/dL 以下にすべきである．さらに空腹時の血糖は 110 mg/dL 以下にすべきである．可能であれば可及的速やかに経口血糖降下剤を再開すべきである．

以上のように当たり前のことが示されているが，厳密に上記を守ることはほぼ不可能である．しかし，スタッフ全員が上記のような血糖コントロールが達成目標であることを知っておき，意識を高めることが大切である．

我々は最低限の目標として食前血糖を 150 mg/dL 以下に下げることにしている．実際の糖尿病患者への血糖コントロール指示を示す．

（眠前インスリン指示）　眠前
　　　　　　　　　ランタス　8 単位　皮下注
（食前スケール打ち）
血糖　140〜180 mg/dL の時
　　　　　　　　　ノボラピッド 5 単位皮下注
血糖　181〜220 mg/dL の時
　　　　　　　　　ノボラピッド 8 単位皮下注
血糖　221〜260 mg/dL の時
　　　　　　　　　ノボラピッド 10 単位皮下注
血糖　261〜300 mg/dL の時
　　　　　　　　　ノボラピッド 14 単位皮下注
血糖　301〜350 mg/dL の時
　　　　　　　　　ノボラピッド 18 単位皮下注
血糖　351 mg/dL 以上
　　　　　　　　　ノボラピッド 20 単位＋Dr. Call
（食後スケール打ち）
血糖　200〜250 mg/dL の時
　　　　　　　　　ノボラピッド 5 単位皮下注
血糖　251〜300 mg/dL の時
　　　　　　　　　ノボラピッド 10 単位皮下注
血糖　301〜350 mg/dL の時
　　　　　　　　　ノボラピッド 15 位皮下注
血糖　351 mg/dL 以上
　　　　　　　　　ノボラピッド 18 単位＋Dr. Call

3. 術前理学療法，術前教育，呼吸訓練

　術前からの理学療法や患者教育は非常に大切である．

　まず今でも感じることであるが，心臓手術は命のかかった大手術であり患者はかなりの覚悟で入院してきている．術後はしばらく絶対安静が必要で動くことはできず，食事や飲水の制限が厳しく，ベッド上で数日寝ていなければならないと思っている．この意識を変えることがまず大切である．患者が努力すべきことはたった3つであることを意識づける．

　　1．よく動く
　　2．よく食べる
　　3．よく眠る

　上記の3つは一見簡単なことであるが術直後の高齢者に実現してもらうのは難しい．しかし，実現してもらえるよう意識づけしていく．どんなに良い手術をしても，患者がより良くなろうと高い意識を持って努力してもらえなければ，よい結果にはつながらないことを十分説明する．

　よく動く：術翌日から行動制限はない．そして必ず術翌日に理学療法士とともに病棟を歩行してもらう．もちろん尿道バルーンはICU退室時に抜去されており，トイレには歩いていく．またベッド上では，べったりと寝ているのではなく，ソファやベッドサイドに座るか，少なくとも背もたれをあげて深呼吸の訓練を行う．

　よく食べる：食事と飲水の制限はしない．術直後は病院食が口に合わないことがあり，そのときは何を食べてもよいことを説明する．体を回復させるには栄養が大切であることを意識づけ，家族の持ち込み食など全く制限を設けない．またお茶やミネラル水などはエネルギーがないためできればジュースや牛乳などを飲むように指導する．透析患者でない限り術直後の水分制限など不必要である．

　よく眠る：睡眠はどんな薬にも勝る体力回復剤である．夜間にしっかり眠ることが重要であることを意識づける．術後数日は睡眠剤を使用してでも強制的に眠るようにする．昼間によく動き，よく食べ，夜によく眠ることが何よりの手術成功の秘訣であることをしっかりと理解していただく．

　心臓術後の発熱で最も多い原因は無気肺である．熱発すると体力が消耗するため術後の無気肺予防は重要である．我々は呼吸訓練装置を各患者に1つずつ購入してもらっている．3,000円以上するものであり決して安くない．それほど重要であることを知ってもらう意味でも購入してもらっている．術翌日から呼吸リハビリを進んで行ってくれる患者はすぐに元気になる．

　以上，上記の3つを守ってもらえれば術後の目覚しい回復が得られることを外科医はよくわかっている．手術前の患者教育が非常に大切である．

心臓手術を受けられる＿＿＿＿＿＿＿＿＿＿様の入院スケジュール

	入院～	手術前日	手術当日	手術後1日目	手術後2日目	手術後3日目	手術後4日目	手術後5日目	手術後6日目	手術後7日目	手術後8日目	手術後9日目	手術後10日目～
	／	／	／	／	／	／	／	／	／	／	／	／	／
活動			ICUで過ごします	活動範囲は3D病棟内です 検査へは看護師と一緒に車椅子または歩いて行きます							活動範囲は病院内です		
食事		食事は夕食まで、水分は24時までです	食べたり飲んだりできません	朝から食事が始まります(※食事についているもの以外の水分制限は以下の通りです)									
				医師の指示があれば水分制限があります			水分制限はありません						
清潔				入浴ができるまで身体を拭いたり髪を洗ったり看護師がお手伝いします ガーゼがなくなればシャワーに入れます(入浴は術後1ヶ月後からです)									
排泄	尿をためます			手術の翌日に尿の管が抜けます　その後も機械に尿をためます						尿はためなくてよくなります			
検査	採血・心電図 レントゲン・心エコー 肺機能検査・CT			レントゲン・血液検査			このあたりに心エコー・ホルター心電図(24時間つける心電図)の検査があります						
治療処置	必要時心電図モニターをつけます			心電図モニターをつけます			心電図検査の結果によりはずします						
			毎日3～4回レスピフローをします										
			酸素吸入をします		酸素はいらなくなります								
				毎朝朝食前に体重を測定します									
				必要時血糖値を測定します									
リハビリ	術前訪問 リハビリの説明があります			起立や歩行練習をします	病棟内を歩行します		心臓リハビリテーション室でリハビリを行います						
説明	・看護師から入院の説明があります ・主治医と看護師から手術の説明があります ・手術室とICUの看護師の訪問があります ・麻酔科の医師の訪問があります			内服薬はしばらくは看護師がお持ちします								薬剤師から内服薬の説明があります	

状況に応じて予定が変更することがあります。ご質問がありましたら何でもお問い合わせください

主治医

担当看護師

滋賀医科大学医学部附属病院　心臓血管外科

図12

4. 手術前日～当日

手術前日の食事は夕食まで，飲水は0時までとしている．特に点滴などは行わない．麻酔科医師の診察とICU看護師からの説明が行われる．図12のようなシートに沿ってスケジュールは説明される．

前日の睡眠剤や安定剤などは希望があれば使用してもらう．

手術当日の処置は特に行っていない．一昔前は，前処置としての安定剤の皮下注射や浣腸，術前点滴などが行われていたと思うが，現在我々はどれも行っていない．朝起きたらそのまま手術室に向かう．ただ午後の遅い時間から始まる手術の場合，脱水予防として点滴を行うことがある．

術後管理

術後ICU管理に関する教科書は優れたものが多く存在するため，ここでは特に注意している事柄について述べる・

心臓外科医を目指す若手にとって，最も時間を割く仕事が術後管理であろう．他科と比べて心臓外科が重労働である訳は，この術後管理に尽きる．心臓手術というものはせいぜい平均3時間程度であり，手術自体はそれほど重労働ではない．しかし，術後管理は翌日まで必ず誰かが泊まって行わねばならない．ほぼ毎日手術は行われるので術後管理という仕事は途切れることはない．そのため術後管理は，できるだけ合理的で無駄がないようにしなければならない．たとえば週に4例手術があるとすると，月火水木と分けてするより，月火にそれぞれ2例ずつ

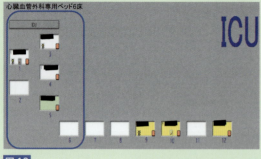

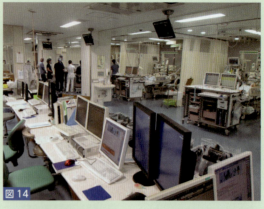

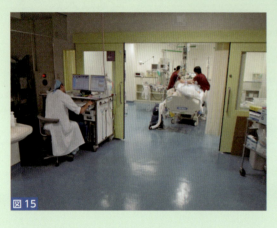

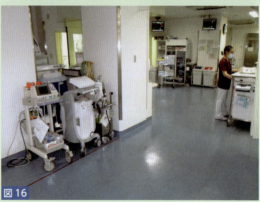

行ったほうが1週間を通しての仕事は減る．術当日の術後管理を，ICUの医師に任せているという施設もあると思われるが，いまだに多くの施設で心臓外科医が行っているであろう．

1. ICU管理

皮膚縫合が終わり，手術が終了したならばすぐにICUに向かう．病院のルールとして手術場でレントゲンを撮影している施設もあると思われるが，手術終了後は速やかにICUに向かうのが望ましい．手術室とICUは直結しており，移動距離は短い．

図13 のように当院のICUは12床ある．そのうち心臓血管外科専用のICUベッドは6床であり，同じフロアーにある．

図14 ICU全景

図15 心臓血管外科専用ICUに個室が2部屋ある．

図16 心臓血管専用フロアーにはIABPやPCPSなど常備している．

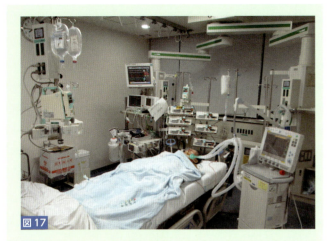

術直後の点滴セット内容
1. メイン輸液（40 mL/hr）：5%ブドウ糖（500）＋パントール（500）®1A＋ザンタック（50）®1A
2. 末梢輸液（10 mL/hr）：リンゲル液（500）
3. 血管拡張剤：NTG 製剤微注
4. 鎮静剤：プロポフォール
5. 血糖降下剤：インスリン微注
6. 追加薬剤：ドパミン　ドブタミン　リドカイン微注　オノアクト®　Ca 拮抗剤　プレセデックス®　ヘパリン微注

パントール（500）（トーアエイヨー）
ザンタック（50）（グラクソスミスクライン）
オノアクト，プレセデックス（小野薬品工業）

上記内容の点滴セットが ICU 入室時に準備されている．そのほかに必要な薬剤があれば適宜追加していく．

● ドレーン出血

術直後に術者が気になることがドレーンからの出血である 図18．心臓大血管手術後の再開胸止血術は避けて通れない．一般的な再開胸止血術の基準は，1 時間に 400 mL 以上，あるいは 200 mL/h の出血が 4 時間以上継続する場合である[8]．CVP の上昇，頻脈，血圧低下など心タンポナーデの所見が見られたら再開胸が必要である．ドレーンの閉塞や留置位置が悪く，ドレーン出血量以上に出血していることがあり，ドレーン量が少なくても血行動態が不安定な場合は，出血を疑うことが重要である．疑ったらすぐにレントゲンを撮ったりエコーをあてたりする習慣を身につける．

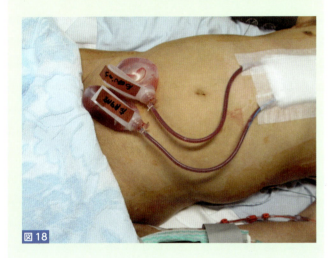

図17 術直後の様子．当科における：点滴ルートなどは次の通りである．
・気管チューブ
・胃管（NG チューブ）
・スワンガンツカテーテル：右内頸静脈
・動脈圧ライン：橈骨動脈
・末梢ライン：腕
・尿道バルーン

> **出血に不利な条件を整える**
>
> ・体温を上げる：低体温は出血傾向を助長する
> ・FFPや血小板製剤の輸血：凝固系の採血データを確認し不足分を補う
> ・カルシウム製剤投与
> ・止血剤投与
> ・ACT調整：硫酸プロタミンを追加
>   　　　　　術後しばらくしてヘパリンのリバウンド現象が起こることがある

　タンポナーデ所見が出ていなくても再開胸止血術が必要な出血なのか，経過観察で減っていく出血なのかを見極めるのは経験がものをいう．oozingなど非外科的出血は時間とともに減っていく可能性がある．一方外科的出血は止まらない可能性があり止血術になることが多い．特徴はoozing出血の血液は粘稠度が低く固まらない傾向があり，外科的出血は粘稠度が高く固まりやすい（"生あたたかい"と我々は表現している）．外科医はなるべく再開胸を避けたいため判断が遅れることがある．判断が遅れると必ず悪循環に陥っていく．経験的にいえることは，少しでも心配ならば速やかに止血術を行ったほうが結局その後の経過がよい．いつでも躊躇なく止血術が行えるような連携環境を手術場と麻酔科との間に作っておくことが重要である．

● ヘパリン

（術前ヘパリン）
　術前にワルファリンや抗血小板剤を中止した場合，ヘパリンの持続点滴に切り替える．
*ワルファリンは3〜4日前に中止し，APTTを元値の2倍程度になるように調整する．
*DAPT（dual antiplatelet therapy）患者では，アスピリン以外を中止し翌日からヘパリンを開始する．
*手術当日，手術室への出棟時にヘパリンは中止し，外していく．
*いずれの手術でもアスピリンは中止しない．
*LMT 90%狭窄など重症の冠動脈狭窄に対するOPCABではDAPTも中止しない．

（術後ヘパリン）
　心臓外科手術では，機械弁移植や，メイズ手術，心房細動，冠動脈狭窄など抗凝固や抗血小板治療をしなければならない病態が多い．そのときICU在室中からヘパリンの持続点滴を開始することがあるだろう．しかし，上記の病態に対し術後早期にヘパリンの持続点滴が必要かどうかははっきりとした見解はない．各施設一定の決まりを設けて適宜使用していると思われる．

A. メイズ手術後にワルファリンが効くまでにヘパリンを使用すべきか？
B. 機械弁移植後（心房細動あり）にワルファリンが効くまでヘパリンを使用するべきか？
C. PCI（ステント）治療歴があるOPCAB術後にヘパリンを使用すべきか？

　このような病態のときに，術後早期にヘパリンを使用すべきなのか，どのタイミングで使用すべきなのかなど頭を悩ませていると思われる．いくら文献を調べても明確なガイドラインなどなく，漠然とした指針はあるものの我々が本当に悩んでいることに対する答えは見当たらない．有力な文献を参考にすると[9,10]，心房細動関係の問題であれば48時間程度経過をみても問題はないといわれている．体外循環手術では術後数日間は凝固線溶系の変動が激しい．またOPCABでは術後数日で過凝固に傾くといわれている．
　結局，我々は上記ABCの病態でヘパリンはどのようにしているかというと，いずれのケースでも使用していない．弁膜症例であれば翌日から通常どおりワルファリンを再開し，OPCAB症例であれば翌朝から抗血小板剤を再開するのみである．
　最も心配なケースはOPCAB症例で，頸部血

管の強い狭窄の存在がわかっているときである．我々はOPCABの場合アスピリンは休薬していないため多くの症例で問題にしていない．OPCAB後の脳梗塞は術後2日目にピークがくるといわれており，心配なケースでは術後12時間をめどにヘパリンを使用することがある．頸動脈狭窄と冠動脈狭窄をターゲットとして術前から抗血小板剤を2剤服用している場合，2剤とも休薬せずに手術を行っている．

● **人工呼吸からの離脱**

人工呼吸を離脱するまでがICU管理の一区切りといえる．心臓手術後に人工呼吸離脱までできているということは他のあらゆる条件がクリアできているということである．血行動態，体温，出血，体液バランス，尿量などすべてがよい状態になるまで人工呼吸離脱は行わない．順調に経過した症例ならば術後5～6時間後には離脱できる状態になる．人工呼吸の離脱は真夜中には行わないようにしている．あらゆる医療行為にいえることであるが，夜中に行うとトラブルが増えるという明確なエビデンスが存在するからである．出血が多く血行動態が安定するのに夜中までかかってしまった場合，人工呼吸の離脱は早朝に行うようにしている．

（再挿管）

順調に経過し気管内チューブを抜去したが，期せずして再挿管が必要なことが起こる．この場合，決して1人では挿管しないように指導している．誰でもよいので医師をもう1人必ず呼ぶべきである．ICU当番の医師や麻酔科当直の医師に声をかけるようにしている．さらに心臓手術直後の再挿管は喉頭浮腫などで通常より難しいことが多く，できれば麻酔科当直医師にお願いするのがいいだろう．よほどの緊急事態でない限り1人では行わないようにすべきである．

2. ICU退室から病棟管理

通常，翌日にはICUを退室する．朝食はICUで食べることが多い．退室時には末梢ルート1本で退室する．尿道バルーンも抜去し車椅子で病棟に移動する．午前中の10時半～11時あたりに退室することが多い．

病棟：個室に入る．術後4～5日は個室で管理する．

モニター：心電図モニターは全例に装着．呼吸に問題があるようならSpO_2モニターもつける．

飲食：制限しない．持ち込み食も許可する．透析症例では水分制限を設ける．

血糖測定：術後は毎食前後と眠前の7検としている．ナースステーションまで歩いて測定しにきてもらい，リハビリの一環としている．

バイタル：術後数日は1日3検としている．クリニカルパスで漸減される．

尿量：全例で蓄尿している．患者の意識向上の意味合いが強い．

＊蓄尿自体は院内感染などの問題があり，デメリットがメリットを上回ることがあり推奨されないことも多い．

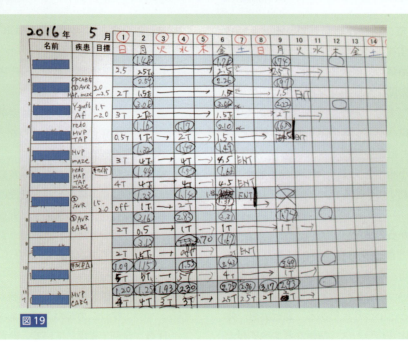

図19

(ワルファリン管理)

ワルファリンの内服管理は厳重に行っている．我々は 図19 のような表を作り，複数の目で確認するようにしている．施行術式と目標INR値を入れる．その日のINRを確認し，投与量を決め，次の採血日までの日数分だけを処方する．ワルファリンだけは別に処方している．少し面倒ではあるが，このように管理することが飲み間違いや配薬間違いが最も少ない．

3. 病棟でのリハビリメニュー

リハビリに関することは別に記載しているのでそちらも参照していただきたい．保険適応上心臓リハビリのメニューを行うことなる．医師が電子カルテ上でリハビリの処方をすることでリハビリチームは動き出す．心臓外科担当の理学療法士が決まっており数人のチームでリハビリメニューを決定し実施してくれている．患者の状態に応じたリハビリメニューを考案し，かなり充実した体制を整えてくれている．

ICU退室してきた当日の午後には病棟で歩行訓練を行う．術後1〜2日は病棟でのリハビリが中心で，ベッドサイドでの立ち上がり訓練や，最低1日2回の歩行訓練などを行う．また適宜，呼吸訓練装置を用いた呼吸リハビリも行う．術後の無気肺予防は肺炎や発熱の予防となり，早期退院につながる．術後数日目にはリハビリ室での訓練が始まりより踏み込んだメニューをこなす．

その他，重症例では長期挿管となり，嚥下困難に陥ることがある．嚥下訓練の専門の理学療法士が常勤しており特別に訓練をしてくれる．相談しながら食事形態などを考えていただく．

●薬について

＊薬は確実に飲みましょう

自己判断で薬を中断しないで下さい。
定期的にかかりつけ医を受診し、医師の指示に従って下さい。
内服忘れが続いた時や、市販薬を内服される時は自己判断せず主治医の指示を仰いで下さい。

＊退院時お渡しする薬について

退院時に渡される薬については薬剤師より説明があります。
『おくすりの説明書』をお渡ししますので、
他院受診時はお薬手帳かどちらかをお持ち下さい。

●体調の変化について

＊発熱時は受診しましょう

原因不明の発熱（38℃以上）が続く場合はすぐに受診、または電話連絡して下さい。
発熱は風邪だけとは限りません。手術創が感染を起こしていることもあります。

＊手術創について

創部や創周辺の痛みがすぐに治まる人、しばらく続く人など個人差があります。
退院時と比べ、以下の症状・異常を自覚した時には受診して下さい。

・創部が赤くなってきた　　・痛みがひどくなってきた
・腫れてきた　　・出血している
・熱をもってきた　　・浸出液が出てきた

図 20

連絡先：滋賀医大　3D病棟
077-548-3516 / 3517

●日常生活について

＊仕事復帰について

退院後すぐに仕事復帰できます。
仕事をする時は体調と相談し、充分な休息をとるようにして下さい。

＊活動について

運転は、通常通り行って大丈夫です
ウォーキング、サイクリング、ジョギング、スイミングなど、体力に応じて運動を始めることができます。
体調と相談し、充分な水分補給と休憩を取り入れるようにして下さい。
不安な場合は、定期受診時などに医師に相談して下さい。

＊お風呂について。

シャワー浴・入浴は退院後いつでも可能です。
入浴・シャワー時に、創部をゴシゴシ洗うなど強い刺激は避けて下さい。
入浴は体力を使います。熱い湯や長風呂は控え、自分の体調と相談しながら入るようにして下さい。

＊規則正しい生活と食事管理について

翌日に疲れやストレスを溜めないような休息・睡眠を心がけて下さい。

入院中の食事は＿＿＿＿Kcal/日、塩分＿＿＿g/日です。
塩分（10g以下/日）、脂っこいものや間食は控えて下さい。
野菜、果物、乳製品はしっかりとるようにして下さい。
排便習慣を整える為にも食物繊維をたくさん摂取して下さい。
便が出にくい場合はかかりつけ医に相談してください。
詳しくは、当院の栄養指導室で、食事指導を受けることもできます。

図 21

連絡先：滋賀医大　3D病棟
077-548-3516 / 3517

おわりに…

これからもより健康に過ごして頂くためには、生活習慣の改善や、日々　自分の身体をチェックすることが大切となります。
退院後は薬の有無に関わらず、できる限り早くかかりつけの病院を受診して下さい。
また、医師に今の状態を正確に伝えるためにも、定期受診を受けるようにしてください。

安全に健やかに毎日をお過ごし下さい。

図 22

4. 退院，退院後フォロー

標準的な症例では退院は術後10～14日程度である．平均の術後日数をみてみると数年前より入院日数が長くなっている．これはより高齢で重症な症例が増えているからだと考えられた．発熱や創部治癒，血液データや胸水，無気肺などいわゆる外科的な問題が解決されれば退院となる．退院は医師側で決定しており，原則的に医師が指定した日に退院していただく．患者の希望によりむやみに入院期間を延長させない．外科的な問題がなければ1日でも早く退院することが我々の最大の目標であり，患者の幸せである．図 20-22 のような説明をしている．

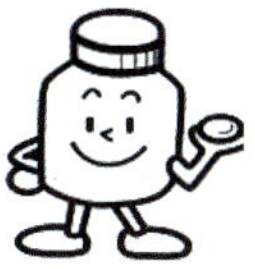

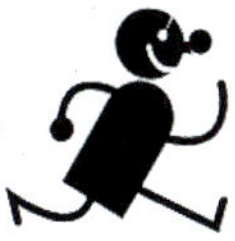

（退院後のフォロー）

多くの症例が他病院からの紹介であり，退院後のフォローは紹介元の医師にお願いしている．詳細な術後経過の診療情報を作成し，退院後2週間以内に紹介元を受診するようにしてい

る．しかし，退院後に発熱や創部の感染など外科的な問題が発生すれば速やかに連絡していただけるよう連携をとっておかなければならない．

術後1回目の当院への受診は退院後3カ月にしている．そこでエコーや心電図，レントゲン，CTなどを行い問題なければ，その後は1年に1回の定期健診としている．あらゆる細かい術後の問題（炎症，ホルモンバランス，疼痛など）も退院後3カ月目ごろにはほぼ解決していることが多く，定常状態になったとみなすことができるため，3カ月目の検診としている．

退院後の生活については一切制限をしていない．胸骨切開後は重いものを持つのを禁止することも多いと思われるが，我々は特に制限せず患者自身に任せている．退院日から車の運転も自転車の運転もしてもよいことにしている．もちろん仕事への復帰もすぐに許可している．

（よくある心臓術後の経過）

多くの一般の方が勘違いされていることがある．高齢者が心臓の手術を行うと，周囲にいる者が「心臓手術のあとだからあまり動いたらダメ」というふうに抑制をかけてしまう．抑制をかけられると周囲に迷惑がかかると思い，あまり動かなくなる．高齢者なので抑制すると簡単にパフォーマンスレベルが落ちる．そうすると「心臓手術をしてからあまり動かなくなり元気がなくなった」と間違った認識をするようになる．これは心臓手術が悪いのではなく，周囲の抑制が悪いのである．心臓手術の多くは，体を動かすことに関して何らマイナス要素はなく，心臓はよくなっているので確実に術前よりポテンシャルは上がっているはずである．いくら医師が制限なく動くように指導してもまわりにいる家族が抑制をかけているのである．だから退院時の指導は本人だけではなく，家族にも十分する必要がある．

退院後の生活で少しでも制限をかけるようなことを医師が言ってしまうと，患者はかたくなにそれを守り，さらに過剰反応しほかのこともやらなくなってしまう．いくら説明してもこの誤解を解くのは難しく，3カ月後の検診時のときに「まだ風呂で湯船に浸かっていません．シャワーしかしていません」といった事態に陥る．人間というものは行動に一切制限を設けなくても，自分でできないと判断したことは決してしないようにできている．いくら重いものを持ってもかまわないといっても，退院翌日に50kgのバーバルを持ち上げるようなことはしないようにできている．

退院後の行動制限は，高齢者のパフォーマンスレベルを容易に落としてしまうため，一切設けないほうがよい．

術後合併症管理

1．感染，抗生物質治療

外科手術において永遠の解決されないテーマが感染である．海外では当たり前のシステムであるが，外科感染の抗生剤治療は感染症チームが行うようになっている．ようやく日本でも一部の施設で感染症科が立ち上がり機能しはじめたところであろう．外科感染の対策は術前から始まっている．いくつか挙げてみる．

（術前因子）
- 手術前日の入浴，皮膚の保清
- 血糖コントロール
- 口腔外科受診による口腔保清
- 鼻腔内のブドウ球菌の検出
- 術前から挿入されている　尿道バルーンや，点滴ルートの整理

（術中因子）
- 手術時間，体外循環時間は短ければ短いほどよい
- 抗生物質の投与（後述する）
- 必要以上に組織を座滅しないような手術手技　不必要な剝離　電気メスで焼灼しすぎない
- 出血を最小限にする　輸血は感染のリスク因子である
- 正確な胸骨正中切開と適切な胸骨閉鎖　皮膚縫合

- 縦隔出血

(術後因子)
- 血糖コントロール　180 mg/dL 以下を目指す厳重な管理
- 体内異物を早く抜去する：中心静脈カテーテル　尿道バルーン　ドレーン　末梢ルートなど
- 早期離床　栄養

(抗生物質について)

手術時の抗生物質の使用に関して「術後感染予防抗菌薬適正使用のための実践ガイドライン」(後感染予防抗菌薬適正使用に関するガイドライン作成委員会　公益社団法人日本化学療法学会/一般社団法人日本外科感染症学会[11])と、STS ガイドライン[12,13]を参考に述べる.

手術時に使用する抗生物質は、原則的に予防投与(prophylaxis)であり手術部位の常在細菌叢がターゲットである．多くの心臓大血管手術は清潔創(clear wound：class I)である．清潔創に対して予防的抗菌薬が有効であるかどうかを RCT で証明するのは難しく、エビデンスはないらしい．しかし、ひとたび SSI が起こると重篤な結果につながる手術(脳外科手術、心臓血管手術)では予防的抗菌薬の適応となる[11]．そしてガイドラインで示されるのは、投与期間、投与タイミングと抗菌薬の種類、量である．

(投与期間)

まず投与期間であるが、心臓血管手術では48時間である．ほとんどの major surgical procedure では 24 時間の投与期間が推奨されている．しかし、心臓血管手術は 48 時間である．その理由は心臓血管手術の "Unique aspects" に基づくとされている．第1が体外循環を用いることであり、人工弁や人工血管を用いることがそれに続く．SSI 高リスク因子の定義の中に、糖尿病合併、長時間手術(3～4時間以上)、術中低体温、高齢者などという項目があり、心臓血管手術症例はほぼどれかに当てはまることになる．それと、心臓血管手術におけるSSIは、要するに化膿性縦隔洞炎であり、これはあらゆる手術の SSI の中で最も Devastating (壊滅的な、悲惨な、深刻な)なものの1つであるから、と記されている．非常に納得のいく内容である．一方、肝に銘じておかなければならないことは 72 時間以上の投与は耐性菌感染の問題から推奨されないことである．根拠のない 72 時間以上の漫然とした抗生物質の投与はしてはいけない．

(抗菌薬の選択)

原則として第一世代セフェムである．第一世代セフェムの中での差をみた研究もあるが、種類による差はなかったという結果が大多数であり、コストや副作用の面からセファゾリンが推奨される．しかし、心臓血管外科では MRSA や MRCNS が問題となる．要するに、バンコマイシンを併用するかどうかという議論であるが、それに対する答えは次のようになっている．「3日間以上入院していた、他病院から転院してきた、すでに抗生物質が投与されていた、あるいは人工弁や人工血管を使用する」患者、には併用投与を推奨する、となっている．大多数の心臓血管外科症例がこれに当てはまるであろう．一方、バンコマイシンの単独投与は、やはりスペクトラムが狭くグラム陰性菌に対し効果がないので推奨しない、となっている．したがってSTS ガイドラインを遵守すると大多数の心臓血管外科患者ではセファゾリンとバンコマイシンの併用投与が適応されるのではないかと思われる．

1回目の投与量は、セファゾリンは 60 kg 未満ならば 1 g、60 kg 以上ならば 2 g である．またバンコマイシンは 15～20 mg/kg と体重によって定められている．2回目以降はセファゾリンは 1 g、バンコマイシンが 7.5 mg/kg となっている．

(投与タイミング)

セファゾリンは執刀の1時間以内前に投与を開始する．バンコマイシンは2時間以内前に投与を開始することが推奨されている．執刀の時点で十分な血中組織濃度に達しているために必

要な時間から，各薬剤で定められている．術中の追加投与は，各薬剤の半減期を考慮して推奨が決められておりセファゾリンは3〜4時間ごとであり，バンコマイシンは8時間となっている（両薬剤ともGFRに応じて投与間隔は適宜変更される）．

（局所使用）

ムピロシンの鼻腔塗布除菌はClass Ⅰで全心臓血管手術症例に推奨されている．1日2回5日間患者自身が塗布することが記載されている．また，胸骨の切開縁などにバンコマイシンやゲンタマイシンを，パウダーのままかあるいはペースト状にして塗りこむこともClass Ⅱの推奨を受けている．SSI予防に関しては，上記のようにできる限りのことはすべきと考える．

2. 腎機能障害

心臓血管外科臨床の現場において，腎機能障害は術後管理のあらゆる場面で苦労する．腎機能障害は心臓血管手術のstrong risk factorである．筆者も含めて多くの心臓血管外科医は腎機能障害というものを間違って認識しているのではないかと反省し，今一度頭を整理する目的で，述べさせていただく．

まずCKD (chronic kidney disease) とAKI (acute kidney injury) について．CKDの定義は蛋白尿（0.15 g/gCr以上）とGFR<60 mL/min/1.73 m^2の状態が3カ月以上継続しているもの，とされている．一方心臓血管外科領域で扱われている術前合併症としてのCKDの基準はCre≧2.0 mg/dLである．それはSTSガイドラインを参考に我が国のデータベースでもそうなっている．本来のCKDの定義とはあまりのもかけ離れたものである．その理由は，心臓血管外科領域において，過去の臨床研究報告で，術前血清Cre以外の腎機能マーカーを用いて研究したものがなく，有力論文でさえも，血清Cre値のみを指標に成績を評価したものしか存在しないからである．そしておよそCreが2.0 mg/dLを境に臨床成績に大きく差が出たことから，「Cre≧2.0 mg/dL」が堂々

と定義として記載されているのである．術前のいつの時点のCreなのかも言及されていない．いうまでもないが，Creが上昇しないタイプの慢性腎機能障害もたくさん知られており，そういったタイプの腎障害も当然リスク因子である．

次にAKIである．AKIに関してはいくつかの指標 [RIFLE (2004), AKIN (2007)[14], KDIGO (2012)[15]など] が提唱されている．AKIN criteriaを以下に示す．

AKIN (acute kidney injury network criteria)

Stage 1: 血清Creが0.3 mg/dL以上増加あるいは1.5-2倍
尿量は0.5 mL/kg/h未満が6時間以上継続

Stage 2: 血清Creが2-2.9倍
尿量は0.5 mL/kg/h未満が12時間以上継続

Stage 3: 血清Creが3倍以上　あるいは血清Cre≧4 mg/dL以上，あるいは体外循環療法導入
尿量は0.3 mL/kg/h未満が24時間以上継続　あるいは無尿が12時間継続

これを踏まえて，STSガイドラインを再び参考にすると「血清Creが2.0 mg/dL以上で，かつ術前値の2倍」となっている．これだと術前Creが4.0 mg/dLのCKDの患者が術後にCreが7.8 mg/dLになってもAKIではないことになる．他方，日本のデータベース入力の基準は「術後Creが2.0 mg/dLを超えたもの，あるいは術前値の50%以上上昇したもの」となっている．これに従うと術前Creが1.9 mg/dLで，術後に2.0 mg/dLになればAKI発生となる．いずれにしても本来のAKIの定義からはかけ離れていることは理解されるであろう．

そして最も心臓外科医が間違った認識をしているのがAKIの治療法ではないかと思われる．治療を考える上で，AKIを3つに分けて考えるのが心臓血管外科医にはわかりやすいらしい．

1. 腎前性AKI：これは正確には，脱水や出血

性ショック，septic ショックなどからくる腎虚血に由来するものをいう．これに対しては輸液と輸血が最優先であり，輸液は1号液かブドウ糖液が推奨されている．Sepsis による warm shock では NA やバゾプレッシンがエビデンスのある治療法として確立されている．

2. 心臓が原因の AKI：心臓外科医がよく遭遇するものであり，腎前性 AKI に類似であるが，心不全が存在しているためもう少し複雑な因子が絡む．静脈うっ血，サイトカイン，酸化ストレス，交感神経亢進などである．この治療はというと，心不全治療薬が入った状態で行われるため，どういった薬剤が有効なのか判定するのは難しい．利尿薬としてトルバプタンの有効性が示唆されており，心房ナトリウム利尿ペプチド（ANP）も有効であるとされている．しかし ANP に関しては否定的な論文も少なくない．心関連腎不全では，心臓外科医はよく利尿剤としてフロセミドを使う．これは循環血漿量が過剰なときは有効であるが，そうでないときは腎不全を悪化させる．つまり組織の浮腫は存在するが循環血漿量は少ないという病態がよく存在し，それに対しフロセミドを使用すると腎負荷になるだけである．組織の浮腫をとる目的で利尿剤を使用することは間違っていることがある．

3. 腎性 AKI：腎性 AKI は腎実質に障害が起こっているものである．この病態に対しできることは少ない．利尿剤，心血管作動薬（ANP 製剤，ドパミン，エピネフリン）なども明らかなエビデンスは存在しない．造影剤による AKI は腎性 AKI の1つであり，心臓血管外科診療では気をつけないといけないものである．造影剤で AKI が起こった場合，心臓外科医は輸液を行うことが多いと思われるが，それがむしろ体液過剰を引き起こし死亡率が上がったという報告もある．さまざまな原因で腎性 AKI は発生するが，唯一エビデンスをもって推奨されている治療が急性血液浄化療法である．
＊急性血液浄化に関しては3章を参照

（腎保護としてのドパミン）

　低用量ドパミンは腎血流を増やす．そのため腎保護効果があるのではないかと神話化されていたが，現在では完全に否定されている[16]．AKI の状態に陥っている腎臓の血管はむしろ抵抗が増え血流は低下することがあるともいわれている．腎保護効果を狙ってドパミンを継続すると，不整脈，末梢収縮，腸管麻痺など副作用が増える．

　おそらく心臓外科医の多くは，腎機能データが悪化すれば，とりあえず輸液負荷を行い，血圧を上げるような血管作動薬を使用し，適宜利尿剤を使いながら改善を図ると思われる．どういった種類の AKI なのか十分検討することなく通り一辺倒の治療を漫然と行っているのではないか．AKI のタイプによっては治療と思ってしていることがむしろ腎負荷となっていることがありえるのである．

　心臓外科術後管理で遭遇する AKI は上記のどれかに完全に分類できることは少なく，さまざまな割合ですべての要素が絡んでいると思われる．そのため治療は難しくなるが，基本的な姿勢として腎障害を悪化させている因子をできるだけ除去してやる，という方針が正しい．人間の自然回復力を最大限に発揮できる良好な環境をいち早く作ってあげることが大切だろう．

文献

1) Kulier A, Levin J, Moser R, et al. Impact of preoperative anemia on outcome in patients undergoing coronary artery bypass graft surgery. Circulation. 2007; 116: 471-9.
2) Eagle KA, Guyton RA, Davidoff R, et al. ACC/AHA 2004 Guideline Update for Coronary Artery Bypass Graft Surgery. J Am Coll Cardiol. 2004; 44: e213-310.
3) Kolh P, Wijns W, Danchin N, et al. Guidelines on myocardial revascularization. The Task Force on Myocardial Revascularization of the Euro-

pean Society of Cardiology (ESC) and the European Association for Cardio-Thoracic Surgery (EACTS). Eur J Cardiothorac Surg. 2010; 38: S1-S52.
4) Akins CW, Moncure AC, Daggett WM, et al. Safety and efficacy of concomitant carotid and coronary artery operations. Ann Thorac Surg. 1995; 60: 311-7.
5) 山科　章, 上嶋健治, 木村一雄, 他. 冠動脈病変の非侵襲的診断法に関するガイドライン　循環器病の診断と治療に関するガイドライン2 (2007-2008年度合同研究班報告). Circulation J. 2009; 73. 1019-89.
6) Szabo Z, Hakanson E, Svedjeholm R. Early post-operative outcome and medium-term survival in 540 diabetic and 2239 nondiabetic patients undergoing coronary artery bypass grafting. Ann Thorac Surg. 2002; 74: 712-9.
7) Doenst T, Wijeysundera D, Karkouti K, et al. Hyperglycemia during cardiopulmonary bypass is an independent risk factor for mortality in patients undergoing cardiac surgery. J Thorac Cardiovasc Surg. 2005; 130: 1144-9.
8) Parolari A, Antona C, Gerometta P, et al. The effect of "high dose" aprotinin and other factors on belleding and revisions for bleeding in adult coronary and valve operation: an analysis of 2190 patients during a five-year period (1987-1991). Eur J Cardiothorac Surg. 1995; 9: 77-82.
9) Chua SK, Shyu KG, Lu MJ, et al. Clinical utility of CHADS2 and CHA2DS2-VASc scoring systems for predicting postoperative atrial fibrillation after cardiac surgery. J Thorac Cardiovasc Surg. 2013; 146: 919-26. e1.
10) Douketis JD, Spyropoulos AC, Spencer FA, et al. Perioperative management of antithrombotic therapy: Antithrombotic Therapy and Prevention of Thrombosis, 9th ed: American College of Chest Physicians Evidence-Based Clinical Practice Guidelines. Chest. 2012; 141: e326S-50S.
11) 竹末芳生, 岸本裕充, 久保正二, 他. 術後感染予防抗菌薬適正使用に関するガイドライン作成委員会　術後感染予防抗菌薬適正使用のための実践ガイドライン. 公益社団法人日本化学療法学会/一般社団法人日本外科感染症学会　日本外科感染症学会雑誌13巻2号.
12) Edwards F, Englman RM, Houck P, et al. The society of thoracic surgeons practice guideline series: Antibiotic prophylaxis in cardiac surgery, part I: Duration. Ann Thorac Surg. 2007; 83: 1569-76.
13) Englman RM, Shahian D, Shemin R, et al. The society of thoracic surgeons practice guideline series: Antibiotic prophylaxis in cardiac surgery, part II: Antibiotic choice. Ann Thorac Surg. 2007; 83: 1569-76.
14) Mehta RL, Kellum JA, Shah SV, et al. Acute Kidney Injury Network: report of an initiative to improve outcomes in acute kidney injury. Crit Care. 2007; 11: R31.
15) KDIGO Clinical Practice Guideline for Acute Kidney Injury. Kidney Int. 2012; Suppl 2: 1-138.
16) Chen HH, Anstrom KJ, Givertz MM, et al. Low-dose dopamine or low-dose nesiritide in acute heart failure with renal dysfunction The ROSE Acute Heart Failure Raodomized Trial. JAMA. 2013; 310 (23): 2533-43.

〈藤野　晋　鈴木友彰〉

TOPIC 1

胸骨感染，縦隔炎手術の実際

　急性縦隔洞炎で外科手術が必要なった場合，我々が第一選択として行っている開胸デブリードメント＋持続洗浄法による一期的閉鎖の詳細を提示する．2011年4月から2016年3月までに行った全胸骨正中切開手術1,583例のうち12例（0.76%）にこの方法を行った．なおこの間，大網充填など他の方法で縦隔炎手術を行った例はなく，すべてこの方法であった．表1 に症例を示す．心臓手術から縦隔炎手術までの日数は最短6日，最長34日であり2週以内がほとんどである．術後早期に発生した縦隔炎に対しこの術式を行うことが多かった．縦隔炎の診断がつき次第，遅滞なく緊急で行っている．できる限り早く行うことが肝要であり，胸骨をはじめとする周囲 structure の破壊が最小限に抑えられる．

　全身麻酔下に胸骨を再切開する．術後早期に起こる縦隔炎は進行が早く激烈なことが多く，胸骨から前縦隔にかけて膿性浸出液が見られ周辺組織が感染炎症に冒されている．肉眼的に感染が認められるやわらかくもろい組織は徹底的にデブリードメントする．それ以外の比較的固まっている組織まで郭清する必要はない．十分な量の生理食塩水で洗浄後ドレーン留置を行う．図1 のように洗浄用の7 Fr ネラトンチューブを2本留置する．1本は胸骨上端あたりまで深く，もう1本は胸骨の中ほどまでにする．それぞれ先端付近に側孔を空けておく．ドレナージ用のチューブは28 Fr ラウンドソラシックドレーンを使用している．胸骨直下に1本と，心囊腔周囲に1

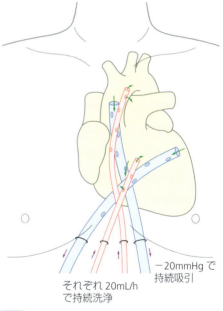

図1　剣上突起下から，洗浄用チューブ（赤）2本と，ドレナージチューブ（青）を2本留置する．

　洗浄チューブは7 Fr ネラトンチューブ，ドレナージチューブは28 Fr のラウンドタイプを使用している．洗浄液を確実にドレナージしなければタンポナーデや孤立液体貯留などの合併症を起こす．

　開胸されており縦隔と胸腔が交通している場合，胸腔にもドレーンを追加する．

表1　過去5年間の縦隔炎手術症例．

症例		手術	縦隔炎手術まで日数	予後
66歳	女性	MVP TAP	14	生存
74歳	男性	AVR＋CABG	34	生存
77歳	男性	MVP	6	生存
59歳	男性	急性解離上行置換	11	生存
74歳	女性	AVR	9	生存
60歳	男性	MVP	8	生存
78歳	男性	reDo MVP	11	生存
55歳	女性	reDo MVP	14	生存
71歳	女性	AVR＋CABG	20	生存
54歳	女性	MVP TAP	11	生存
70歳	女性	冠動脈瘤手術	7	生存
39歳	男性	急性解離上行置換	9	死亡

平均64.8歳

　同時期の全胸骨正中切開手術1,583例のうち12例でこの手術を行った．平均年齢は64.8歳と比較的若年である．女性の割合が多く，弁膜症例が多く，単独CABG症例はなかった．縦隔炎手術までの日数はほとんどが2週間以内である．12例中11例で回復退院できており，1例を敗血症からの多臓器不全で失った．

本置く．それぞれにいくつか側孔を空けておく 図1．洗浄用に注入した液を確実にドレナージするようなシステムにしなければ心タンポナーデなどの合併症を起こす．ドレナージチューブは水中圧 20 mmHg で持続吸引している．洗浄液は抗生物質入りの生理食塩水を用いている．それぞれ 1 時間当たり 20 mL，あわせて 1 日 1 L で洗浄している．確実にドレナージできていれば，ほぼ同じかそれ以上の廃液があるはずである．胸骨は通常の手術と同じようにワイヤーで閉鎖し，筋層から皮膚縫合も同じである．

術後は一般の個室で管理する．多くのチューブが入った状態であるが 図2，リハビリは可能なかぎり進める．持続洗浄以外に，朝と夕方の 2 回，三方活栓から注射器を用いて生理食塩水

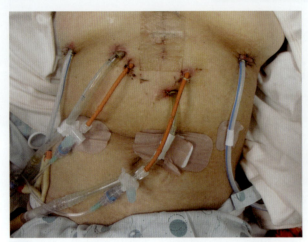

図2 オレンジ色の注入用チューブ 2 本とドレナージ用のソラシックチューブ 2 本が留置されている．この症例は両側が開胸されており，胸腔ドレーンも両側に留置されている．持続洗浄は，抗生物質入り生理食塩水を，1 本につき 1 時間当たり 20 mL，あわせて 1 日 1 L 注入する．確実にドレナージできていればそれ以上の廃液があるはずである．それ以外に 1 日に 2 回，注射器で生理食塩水 50 mL をフラッシュアウトする．廃液培養を毎日行い，陰性化したら洗浄ドレーンから順次抜いていく．

50 mL をフラッシュアウトする．そして，全身の回復のためには栄養が重要なファクターであり，経口摂取が進まなければ経管的に経腸栄養を行う．抗生物質は少なくとも 1 週間の全身投与を行い，それ以上は，理学所見，検査データをみながら適宜判断する．持続洗浄は 1 週間をめどに終了する．術後は廃液の培養検査を毎日行い，培養が陰性になるまで洗浄は原則的に継続する．多くの場合 1 週間程度で陰性化する．培養の陰性を確認したら，まず洗浄チューブを 1 本抜去する．翌日にもう一方を抜去し，その後ドレナージチューブを順次抜去する．

この方法で行った上記 12 例のうち，39 歳男性の急性解離術後 9 日目に行った症例が，敗血症による多臓器不全で，縦隔炎手術後 2 日で死亡した．これは結果的にドレナージ術のタイミングが遅れた症例であったと反省している．それ以外の症例は，外科的な追加処置を必要とせず 1 回の縦隔炎手術で良好に治癒し，独歩退院できた．現在縦隔炎手術はすべてこの方法で行っており，満足のいく結果を得ている．

● 縦隔炎手術のポイント ●

・術後早期の感染所見は，縦隔炎を積極的に疑う．
・縦隔炎を診断する方法をいくつか知っておく．
　　　　　創部の観察　双手法による胸骨動揺，CT による画像診断，胸骨縦隔穿刺
・診断がついたら遅滞なく緊急手術を行う．翌日に持ち越さない．
・肉眼的感染組織だけをデブリードメントする（必要以上の郭清はしない）．
・2 本の洗浄チューブと，2 本のドレナージチューブを留置する．
・持続洗浄は，廃液培養を参考に 1 週間をめどに終了する．
・確実に廃液できていることを確認し，タンポナーデなどの合併症を防ぐ．

〈藤野　晋　鈴木友彰〉

TOPIC 2

心臓リハビリと心臓手術

心臓リハビリテーション(心リハ)とは，「医学的な評価，運動処方，冠危険因子の是正，教育およびカウンセリングからなる長期的で包括的なプログラムである．このプログラムは，個々の患者の心疾患に基づく身体的・精神的影響をできるだけ軽減し，突然死や再梗塞のリスクを是正し，症状を調整し，動脈硬化の過程を抑制あるいは逆転させ，心理社会的ならびに職業的な状況を改善することを目的とする」[1]と定義されている．リハビリといえば「運動療法」と思われがちであるが，それのみではなく患者教育（冠危険因子の評価と是正，禁煙指導など），カウンセリング（社会復帰・復職相談，心理相談など）などの多面的なアプローチが含まれる．すなわち，心リハの目的は，①身体的および精神的デコンディショニングの是正と早期社会復帰，②生活の質（QOL）の向上，③冠危険因子の是正と再発予防，さらには長期予後の改善である．現在，心リハは心筋梗塞・狭心症・心臓外科手術後・慢性心不全・閉塞性動脈硬化症などでクラスⅠと強く推奨されている．

運動療法は心リハの中心的な役割を担っており，表1に示すようなさまざまな身体効果が証明されている[2]．すなわち運動療法により運動耐容能の増加，労作時呼吸困難や疲労感などの心不全症状や狭心症発作の軽減，QOLの改善が認められる．また，冠動脈疾患およびこれに基づく慢性心不全においては，運動療法単独で心不全増悪による入院を減らし，総死亡，心臓死を減らして生命予後を改善する．さらに，高血圧・脂質異常症・糖尿病など冠危険因子に対する改善効果も予後改善に寄与する[3]．

表1 運動療法の身体的効果
循環器病の診断と治療に関するガイドライン（2011年度合同研究班報告）．心血管疾患におけるリハビリテーションに関するガイドライン（2012年改訂版）[2]．

項目	内容	ランク
運動耐容能	最高酸素摂取量増加	A
	嫌気性代謝閾値増加	A
症状	心筋虚血閾値の上昇による狭心症発作の軽減	A
	同一労作時の心不全症状の軽減	A
呼吸	最大下同一負荷強度での換気量減少	A
心臓	最大下同一負荷強度での心拍数減少	A
	最大下同一負荷強度での心仕事量（心臓二重積）減少	A
	左室リモデリングの抑制	A
	左室収縮機能を増悪せず	A
	左室拡張機能改善	B
	心筋代謝改善	B
冠動脈	冠狭窄病変の進展抑制	A
	心筋灌流の改善	B
	冠動脈血管内皮依存性，非依存性拡張反応の改善	B
中心循環	最大動静脈酸素較差の増大	B
末梢循環	安静時，運動時の総末梢血管抵抗減少	B
	末梢動脈血管内皮機能の改善	B
炎症性指標	CRP，炎症性サイトカインの減少	B
骨格筋	ミトコンドリアの増加	B
	骨格筋酸化酵素活性の増大	B
	骨格筋毛細管密度の増加	B
	Ⅱ型からⅠ型への筋線維型の変換	B
冠危険因子	収縮期血圧の低下	A
	HDLコレステロール増加，中性脂肪減少	A
	喫煙率減少	A
自律神経	交感神経緊張の低下	A
	副交感神経緊張亢進	B
	圧受容体反射感受性の改善	B
血液	血小板凝集能低下	B
	血液凝固能低下	B
予後	冠動脈性事故発生率の減少	A
	心不全増悪による入院の減少	A (CAD)
	生命予後の改善（全死亡，心臓死の減少）	A (CAD)

A: 証拠が十分であるもの，B: 報告の質は高いが報告数が十分でないもの，CAD: 冠動脈疾患

☆ 心臓リハビリテーションプログラム　☆ 手術後の回復を理学療法士と看護師がお手伝いします。

表

※これらは手術後の一般的な流れです。全身状態や症状によって予定を変更する場合がありますのでご了承ください。

期間	手術前	手術当日	手術翌日
安静度	基本的に安静にする必要はありません。自由に動いてもらって結構です。	当日はICU（集中治療室）で過ごしていただきます。麻酔から目を覚ますと、呼吸管理のため口には人工呼吸器が装着されています。人工呼吸器は呼吸状態が改善次第、外します。点滴や心電図モニター、一時的な体外式ペースメーカー、尿の管、心臓周辺の余分な血液を出す管（ドレーン）など様々なものとつながっています。これらは医師の指示により、経過と共に外れていきますのでご安心ください。	車椅子にて病棟へ戻ってきます。数日間、個室に入っていただきます。基本的に自由に動いていても横いませんが、状態によりますので病棟スタッフの指示に従ってください。また、室内トイレをご使用ください。**リハビリ開始　病棟内を歩行します。**
リハビリ	手術後に備えて、呼吸練習や起き上がりの練習をしましょう。	まずはベッドの中で、足首の運動や、手をグーパーする運動を行ってください。	リハビリのスタッフが病室に伺い、できるだけ早期から運動療法を開始します。合併症の予防に効果があり、回復も早くなることが分かっています。

手術後、きずロの痛みを和らげるコツがあります。手術前から練習して、手術に備えましょう。　**深呼吸をしましょう。**

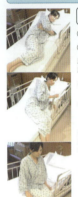

起き上がり方のコツ
① 背もたれの高さを上げます。
② 完全に横を向きます。
胸の真ん中にあるきずロを保護するため胸をしっかりと押さえてください。
③ 脚をベッドから下ろします。
④ ベッドについている肘を押して体を起こします。
体をねじらないようにしてください。胸骨への負担となるので、ベッド柵はなるべく引っ張らないようにしてください。
⑤ 手のひらをついて、ベッドを押します。
⑥ 体を完全に起こして、座ります。
※寝転ぶ時はこの逆の手順で行ってください。

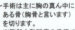

咳をするときのコツ
手術は主に胸の真ん中にある骨（胸骨と言います）を切ります。腹部大動脈瘤の手術ではお腹の真ん中を切ります。
手術後、特に咳をすると、中からの圧がきずロを離開する方向へ刺激し、痛みが生じます。
咳をした時の痛みを和らげるために肋骨を抱きかかえて内側を固定するようにしましょう。

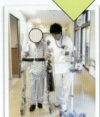

大きく息を吸い込み、口すぼめ呼吸で、口からゆっくりと吐き出しましょう。
長く吐くように心掛けてください。
きずロを守りながら、積極的に深呼吸をしましょう。

手術翌日のリハビリ目標は、病棟内の吹き抜け周囲1周です。状況に応じて、歩行器などを使用します。

座ったり身体を起こすだけでも酸素を取り込みやすくなり呼吸器合併症の予防につながります。

心臓リハビリは全身の機能回復と再発（発症）の予防が目的です。

裏

※これらは手術後の一般的な流れです。全身状態や症状によって予定を変更する場合がありますのでご了承ください。

期間	手術後2日目	3日目	4日目以降	退院前	退院
安静度	順調に経過しますと、鼻からの酸素投与がなくなります。点滴棒だけを持って動けるようになります。		問題なければ心電図モニターを外し、院内を自由に動くことが許可されます。シャワーが許可されます。		
リハビリ	リハビリスタッフと一緒に病棟内を2～3周します。	経過良好な場合、心臓リハビリ室へ来ていただきます。	**心臓リハビリテーション室へ（病院2階）** 心臓リハビリテーション室へ来ていただきます。（月～金、1回／日）運動療法を中心に実施します。	**心肺運動負荷試験（CPX, CPET）** 心肺運動負荷試験とは、どのくらいの運動ができるか、その能力を調べる検査です。	

手術後2～3日目は、病棟内の吹き抜け周囲2周～3周を目標とします。状況に応じて、歩行器などを使用します。

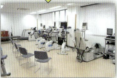

心臓リハビリ室での運動

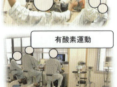

運動前後の体操

手術後2週間運動療法を行った人は、そうでない人と比べて最高酸素摂取量、心ポンプ機能、自律神経機能などがよくなることが分かっています。
筋力がついて心臓の機能も高まるといわれています。

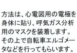

有酸素運動

常に心臓の動きや血圧の状態を評価し、安全管理していますので、安心してリハビリしていただけます。

退院前に心臓に問題のない範囲でどの程度まで運動可能であるかを測定します。いわゆる体力測定に近いものです。
結果を退院後の生活に役立てられるよう、説明させていただきます。
方法は、心電図用の電極を身体に貼り、呼吸ガス分析用のマスクを装着します。その上で自転車エルゴメータなどを行ってもらいます。
心臓に負担をかける検査ですから、十分な注意が必要です。
必ず医師の監視下、訓練を受けた専門のスタッフが様子を見ながら行います。

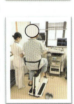

💭 1日中寝たままでいると、身体は1歳分年をとってしまうと言われています！

滋賀医科大学医学部附属病院　心臓リハビリテーション部門

図1 当院における心リハプログラム

心リハの長期予後改善効果に関しては，無作為割り付け試験における8,940例を対象としたメタアナリシスで，運動療法を主体とした心リハにより虚血性心疾患患者の総死亡率が通常治療と比較して20％低下し，心死亡率が26％低下することが報告されている[4]．また6カ月間の回復期心リハを行うと，心筋梗塞患者の3年後の死亡率が52％も減少したことが報告されている[5]．

ガイドライン上[2]，心臓外科手術後の運動療法は，クラスⅠエビデンスレベルAとして，冠動脈バイパス術（CABG）後患者への自覚症状と運動耐容能の改善および冠危険因子の是正に有効とされている．弁膜症術後患者では自覚症状および運動耐容能の改善を目的とした運動療法の実施が推奨されている．クラスⅡaエビデンスレベルBとして，心臓外科手術後は，可及的早期に離床を進めることは妥当とされ，嚥下障害の発症に注意が必要であるとされている．また，禁忌に該当しない限り，すべての心臓術後患者への運動耐容能改善やQOL改善および心事故減少効果を目的とした運動療法の実施は妥当であるが，心機能，運動器に問題のある症例に関しては病態を勘案し個別に対応するとされている．クラスⅡaエビデンスレベルCとして，心臓術後患者において，正当な理由なくして身体活動や胸帯などにより胸郭運動を制限することは運動耐容能の回復を妨げ，合併症の発生を助長する可能性があるとされている．クラスⅡbエビデンスレベルBとして，心臓外科手術後の呼吸器合併症予防のためのインセンティブスパイロメータの使用を考慮するとされている．開心術後の運動療法の効果としては，表1に掲げられたもの以外に開心術後に特有な効果として，運動療法をすることでバイパスグラフト開存率を向上するなどの報告もある[6,7]．また心リハは開心術後の再入院率およびそれに伴う医療費を減少させる．再入院の回数が減ると同時に入院時の医療費も削減できる[8]．また，抗不安薬の使用頻度も減少する[9]．CABG後10年間にわたる比較試験では心血管事故は心リハ施行群では18.4％とコントロール群の34.7％に比して有意に低いことが報告されている[10]．

当院は独自のFast-track recovery programにより術後翌日から心リハを実践している 図1．Fast-track recovery programとは，術前検査など術前の準備から始まり，術後数日で退院するまで急速に進行する周術期のプロトコールを指す．術後の罹病率および死亡率を最小限に抑えるために多くの外科分野で導入されている．Fast-track recovery programに必要な要素は，短時間作用性麻酔薬の選択と用量設定，基準化された高度な手術手技，術後疼痛コントロール，早期抜管，早期歩行などである．主な利点に，在院日数の短縮・コスト削減などが挙げられる[11,12]．当院の実際のprogramとして術翌日に離床，棟内歩行1周（約60 m），術後2日目に棟内歩行3周（200 m），術後3日目より心リハ室で自転車エルゴメーターを行っている 図2, 3．また術後7日目以降に心肺運動負荷試験を施行している 図4．有酸素運動の指標となる嫌気性代謝閾値（AT）を測定することにより至適運動量の設定と退院後の運動処方を行っている．

心リハは入院中だけでなく退院後も継続することが大事である．心リハの目的は，単に自宅退院，日常生活動作（ADL）の自立や復職にあるのみでは

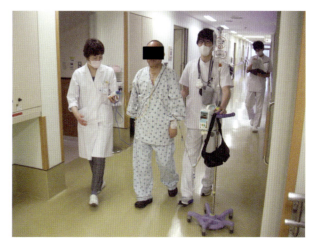

図2　術後1日目病棟リハビリ風景

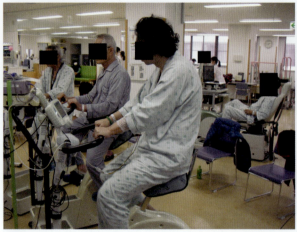
図3 心リハ室リハビリ風景

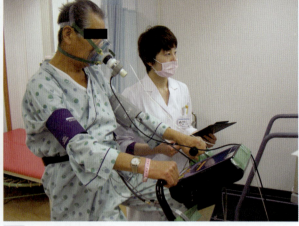
図4 心肺運動負荷試験（CPX）風景

なく，継続することで運動耐容能の増加，QOL の改善，さらには先に述べたような長期予後改善効果が認められるからである．

文献

1) Wenger NK, Froelicher ES, Smith LK, et al. Clinical Practice Guideline No17: Cardiac Rehabilitation. US Department of Health and Human Services; 1995. AHCPR Publication No 96-0672, pp.1-26.
2) 日本循環器学会, 他, 編. 循環器病の診断と治療に関するガイドライン（2011 年度合同研究班報告）―心血管疾患におけるリハビリテーションに関するガイドライン（2012 年改訂版）［班長：野原隆司］
3) 上月正博. 心臓リハビリテーションに関する基本的事項. 指導士資格認定試験準拠・心臓リハビリテーション必携（心臓リハビリテーション学会編）, 日本心臓リハビリテーション学会. 2011, pp.205-10.
4) Taylor RS, Brown A, Ebrahim S, et al. Exercise-based rehabilitation for patients with coronary heart disease: systematic review and meta-analysis of randomized controlled trials. Am J Med. 2004; 116: 682-92.
5) Witt BJ, Jacobsen SJ, Weston SA, et al. Cardiac rehabilitation after myocardial infarction in the community. J Am Coll Cardiol. 2004; 44: 988-96.
6) Nakai Y, Kataoka Y, Bando M, et al. Effects of physical exercise training on cardiac function and graft patency after coronary artery bypass grafting. J Thorac Cardiovasc Surg. 1987; 93: 65-72.
7) 久保 博, 大蔵勝弥, 平井寛則, 他. 心臓リハビリテーションの AC バイパスグラフト開存への効果. 診断と新薬. 1992; 29: 131-6.
8) Ades PA, Huang D, Weaver SO. Cardiac rehabilitation participation predicts lower rehospitalization costs. Am Heart J. 1992; 123: 916-21.
9) Perk J, Hedback B, Engvall J. Effects of cardiac rehabilitation after coronary artery bypass grafting on readmissions, return to work, and physical fitness. A casecontrol study. Scand J Soc Med. 1990; 18: 45-51.
10) Hedbäck B, Perk J, Hornblad M, et al. Cardiac rehabilitation after coronary artery bypass surgery: 10-year results on mortality, morbidity and readmissions to hospital. J Cardiovasc Risk. 2001; 8: 153-8.
11) Muehling BM, Ortlieb L, Oberhuber A, et al. Fast track management reduces the systemic inflammatory response and organ failure following elective infrarenal aortic aneurysm repair. Interact Cardiovasc Thorac Surg. 2011; 12: 784-8.
12) Salhiyyah K, Elsobky S, Raja S, et al. A clinical and economic evaluation of fast-track recovery after cardiac surgery. Heart Surg Forum. 2011; 14: E330-4.

〈川口民郎〉

3章 主要関連部署
1 集中治療部　急性血液浄化療法の実際

　過大侵襲は生体の恒常性を破綻させ，臓器障害から不全に陥り致死的となる．救命のためには，臓器機能を補助して臓器障害・不全から回復させる必要がある．近年，数々の基礎的あるいは臨床的研究から，過大侵襲から多臓器障害・不全に進展する機序が解明され，各種humoral mediatorsの過大産生が大きな要因であるものと考えられている．1980年代，humoral mediatorsの抗体やアンタゴニストが開発され数々の治験が行われたが，ことごとくそれらの有効性を見出すことはできなかった[1]．急性血液浄化は，従来の透析療法としての腎臓補助機能に加え，エンドトキシンやサイトカインをはじめとするhumoral mediatorsを除去できることから，多臓器障害/不全の改善効果が期待されている．ここでは，術後を中心に本邦の保険診療下で施行できる急性血液浄化療法の実際について解説する．

臓器障害の把握―敗血症の新定義

　心臓手術に使用する人工心肺は各種サイトカインを誘導[2]し，その過大産生は術後死亡や合併症の原因となる．また術後に感染症が合併した場合，感染源の厳重な管理とともに臓器障害の進展や臓器不全から回復させることが予後改善に直結するものと考えられる．本年，敗血症の定義が改訂となり，敗血症は感染に起因するsystemic inflammatory response syndrome: SIRSであることから，感染症で臓器障害 (sequential organ failure assessment: SOFAスコアー 表1 2点以上増加) を有することに改訂された 図1 [3]．敗血症の12.1%の症例はSIRS陰性であり敗血症として見落とされていること[4]や，臓器障害や血中乳酸値高値の症例の予後が特に悪いことから今回の改訂となっ

表1　SOFAスコアー

		0	1	2	3	4
呼吸	PaO_2/FiO_2比	>400	≦400	≦300	≦200 呼吸器補助下	≦100 呼吸器補助下
凝固系	血小板数（×10^3/mm^2）	>150	≦150	≦100	≦50	≦20
肝	ビリルビン値（mg/dL）	<1.2	1.2〜1.9	2.0〜5.9	6.0〜11.9	>12.0
循環	低血圧	なし	平均動脈圧<70 mmHg	ドパミン≦5γ or ドブタミン投与（投与量を問わない）	ドパミン>5γ or エピネフリン≦0.1γ or ノルエピネフリン≦0.1γ	ドパミン>15γ or エピネフリン>0.1γ or ノルエピネフリン>0.1γ
中枢神経	Glasgow Coma Scale(GCS)#	15	13〜14	10〜12	6〜9	<6
腎	クレアチニン値（mg/dL）or 尿量	<1.2	1.2〜1.9	2.0〜3.4	3.5〜4.9 あるいは <500 mL/day	>5.0 あるいは <200 mL/day

（#挿管している場合GCSは挿管前の値となる）

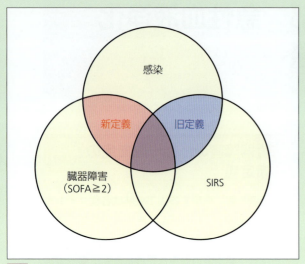

図1 敗血症の定義の概念図
敗血症の定義は感染症+SIRSから感染症+臓器障害に改訂された.

表2 敗血症性ショックの新定義

適切な輸液負荷を行ったにもかかわらず
1) 平均血圧 65 mmHg 以上を維持するための循環作動薬が必要
　　　　　かつ
2) 血清乳酸値が 2 mmol/L（18 mg/dL）を超える

た. 表2 に敗血症性ショックの新定義を示す. 敗血症の世界的な治療ガイドラインとして位置づけられている surviving sepsis campaign guideline（SSCG）では臓器不全対策は腎補助療法のみであった[5]ことから, 今後, 敗血症の予後改善のために急性血液浄化療法をはじめとする新しい治療戦略が望まれている.

ヘモフィルターの種類

1. 膜の孔サイズによる分類

　各種膜による濾過できる分子量を示す 図2. 血液濾過透析に用いる血液濾過器（ヘモフィルター）は分子量 66,000 のアルブミンを漏出せずに分子量が 2〜3 万程度のサイトカインを含む小・中分子量物質が除去できる. 一方, 血漿交換（plama exchange：PE）に用いる血漿分離器は膜孔径が 0.2〜0.4 μm で, 血球成分の透過を阻止し血漿成分はすべて膜透過できる. また, エバキュアープラス（川澄化学工業㈱）では, たとえば plasma filtratiin with dialysis（PDF）に用いる EC-2A10 ではアルブミンが約 35％程度除去できる孔サイズ（0.01 μm）となっており, BUN や Cr などの小分子量物質からサイトカインやアルブミン結合毒素などの中分子量域物質を除去しながら, 生体にとり有用な hepatocyte growth factor（HGF）や IgG および凝固因子などの大分子量物質は保持される特徴を有している. 2014年3月から急性肝不全の一部に保険適用が承認された.

2. Humoral mediators 吸着ヘモフィルター

■エンドトキシン吸着ヘモフィルター

　ポリミキシン B 固定化ファイバーである PMX（東レ・メディカル㈱）は, 滋賀医科大学旧第一外科の小玉正智と谷徹らとの共同研究により開発されたエンドトキシンを除去できる直接血液灌流療法（direct hemoperfusion with polymyxin B immobilized fiber：PMX-DHP）として, 敗血症性ショックに対し世界で初めて適応が認められた. 腹部感染症術後に有効であることが報告[6]されているが, 敗血症全般に対して有効かは現在でも議論されており, 大規模な多施設無作為化比較対照試験の結果が待たれている.

■サイトカイン吸着ヘモフィルター

　血液濾過透析膜の特性から, PMMA 膜（ヘモフィール CH®, 東レ・メディカル）と AN69ST 膜（sepXiris®, バクスター㈱）は TNF-α をはじめとして IL-6, IL-8 および IL-10 を吸着/低下することが報告されている[7]. 前者の保険適用は急性腎不全であるが, 後者は重症敗血症/敗血症性ショックにも適用が認められている 表3. サイトカインを除去する目的で使用する場合には, 膜面積の大きな大口径のものを用い

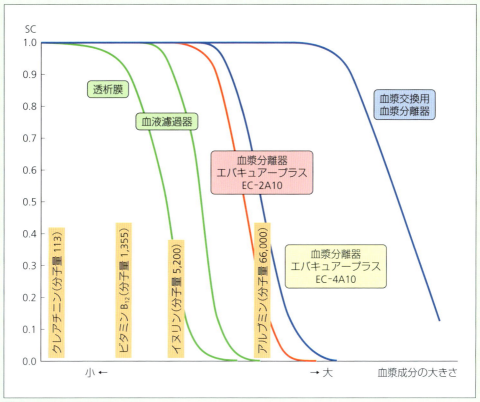

図2 各種膜の分離特性の比較
ふるい係数（sieving coefficient：SC）とは，限外濾過による溶質の膜透過効率を表す．
1に近づくほど限外濾過によりその溶質が濾過されたことを示す．

表3	セプザイリスの保険適用
\multicolumn{2}{l	}{セプザイリスは，次の①あるいは②のいずれかに該当する患者に対して行った場合に算定できる}
①	重症敗血症および敗血症性ショックの患者
②	敗血症，多臓器不全，急性肝不全，急性呼吸不全，急性循環不全，急性膵炎，熱傷，外傷，術後などの疾患または病態を伴う急性腎不全の患者，あるいはこれらの病態に伴い循環動態が不安定になった慢性腎不全の患者

ることが推奨される．大口径として各々 1.8 m² と 1.5 m² がある．

施行条件

■血液濾過と血液透析

血液透析（hemodiafiltration：HD）は分子拡散原理により小分子量域物質を除去できる．効率を上げるためには透析流量を増加させる必要があり，慢性透析では透析流量を 500 mL/分で行うが，透析液を集中配管していない施設では滅菌したパック化された補充液（2 L/パック）を用いることから，管理上 2,000 mL/時間程度が上限と考えられる．一方，血液濾過（hemofiltration：HF）は，限外濾過の原理で除去するために血液流量の 25〜30％の濾過流量しか設定できない．中分子量域物質の除去では HD より効率がよいが，濾過量を上げると膜の閉塞が起こりやすい．同じ置換量では中分子量物質の除去能が最も有利なのは HF である 図3A が，置換量を適切にした条件下では血液

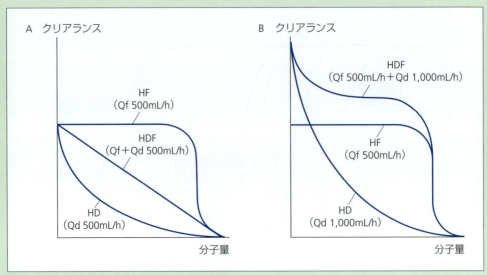

図3　各種血液浄化法における溶質の分子量とクリアランスの関係
　　　A；置換量が一定の場合，B；本学での施行条件の場合

濾過透析（hemo-diafiltration；HDF）が最も有利となる 図3B．このことから，critical care 領域の疾患ではHDFを行うことが一般的である．

■持続的と間歇的

　SSCG では，持続的と間歇的では予後に有意差なく，血圧が不安定な場合には持続的が有効と記されている[5]．急性腎不全（AKI）では両者で予後に有意差はないものの，透析移行率が前者で有意に低値であったことが報告されていること，またサイトカインを除去する目的では持続的に行うことが病態的に有用であるものと推定できる．重症症例では持続的に行うcontinuous HDF（CHDF）が一般的に選択されている．通常，感染制御の観点から，48時間を超えない範囲でヘモフィルターを交換する．

■前希釈か後希釈

　置換補充液の投与方法としてヘモフィルターの前か後の回路に投与する後希釈法 図4A と前希釈法 図4B がある．前希釈を行うと血液が希釈されることから，限られた置換量内で効率をあげようとすると一般的には後希釈となる．しかしながら，サイトカイン吸着能を有するPMMA膜はAN69ST膜では膜の閉塞が起こりやすいことから，前希釈を行うことで閉塞が起こりにくくなる．我々はDICなど凝固亢進時には前希釈を第一選択としている．表4 に両者の利点と欠点を示す．

■置換液（補充液）について

　市販されている補充液は，慢性腎不全を対象とした透析液と組成がほとんど変わらず，重炭酸をアルカリ化剤としKは2 mEq/LでPは含まれていない．このことから，持続的に行う場合にはKとPを補正する必要がある．Kはあらかじめパック内に追加（たとえば4 mEqの追加で4 mEq/Lとなる）し，Pはリン酸二水素Naの全身投与で補正している．現在，急性血液浄化療法での使用を目的とした製剤の治験が進行中である．

■置換量の設定

　置換量を増加させることで除去効率を上昇させることが予後改善に寄与するものと推定されたことから，数々の治験が行われた[8]．しかしながら，予後の改善効果に有意差はなかったことから，25〜30 mL/kg/h程度の置換量が適正と考えられている 図5．AKIのガイドラインと考えられるKidney Disease Improving Global Guidelines（KDIGO）[9]では，AKIの

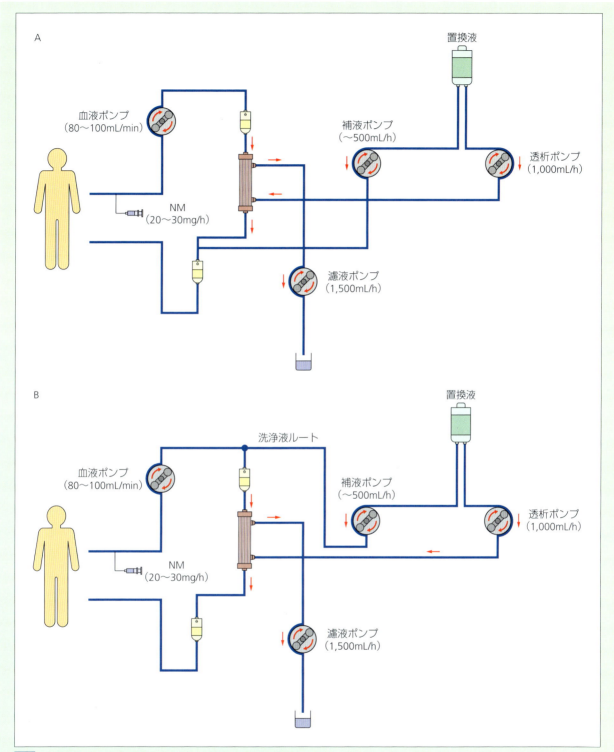

図4 一般的なベッドサイドコンソールによるCHDFの回路図
A：後希釈法　B：前希釈法
なお，施行条件は本学で施行している例を示す．

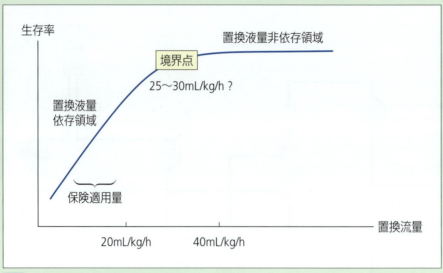

図5 置換量増加が生存率に与える影響

表4 前希釈と後希釈の特徴

	後希釈	前希釈
利点	同一の補液量で比較すると，前希釈に比較して効率がよい	限外濾過量は血流量による制限を受けない 回路が閉塞しにくい
欠点	限外濾過量が血流量による制限を受ける（通常血流量の15～30%） 回路が閉塞しやすい	同一の補液量で比較すると，後希釈に比較して効率が低い

CRRTでは濾過液流量が20～25 mL/kg/hを達成するよう施行することが推奨（グレード1A）されている．日本の保険適用では都道府県によって異なるものの16～25 L/日しか認められておらず，体重を60 kgで換算すると11～17 mL/kg/hとなり，推奨されている投与量には不足している．我々は日本の血液浄化関連の学会で最も汎用さている置換量（透析液流量 1,000 mL/h＋補充液流量 500 mL/h/計 1,500 mL/h）で行っている．

臓器障害への対応

1. 腎補助（腎代替）療法（renal replacement therapy：RRT）

心臓術後のAKIの頻度は6～8%と報告[10,11]されており，術後AKIは死亡率や合併症発生の原因となり，その重症度に従って長期予後を悪化させることが報告[12]されている．

■AKIの定義と重症度

KDIGOからAKIのための診療ガイドラインが報告されている．AKIの定義を表5に，重症度分類を表6に示す．

■開始時期

KDIGOでは，体液量，電解質，酸-塩基平衡の致死的になりうる変化がある場合には速やかにRRTを開始すること（グレードなし），開始を決定する場合には，単にBUNやクレアチニンの閾値だけでなく，広く臨床症状やRRTによって改善される病態な臨床検査値の変化の傾向を考慮する（グレードなし）と記されている．2016年，ICU入室患者を対象に，stage 3で6時間以内に開始したearly-strategyグループはdelayed-strategyグループと60日後の死亡率に有意差が認められなかった（48.5% vs

表5	急性腎障害（AKI）の定義
AKIは以下の内のいずれかにより定義される
■48時間以内にSCr値が≧0.3 mg/dL上昇した場合
■SCr値がそれ以前7日以内にわかっていたか，予想される基礎値より≧1.5倍の増加があった場合
■尿量が6時間にわたって＜0.5 mL/kg/時間に減少した場合

表6　急性腎障害の重症度分類（AKI病期）

病期	血清クレアチニン	尿量
1	基礎値の1.5〜1.9倍 or ≧0.3 mg/dLの増加	6〜12時間＜0.5 mL/kg/時
2	基礎値の2.0〜2.9倍	12時間以上＜0.5 mL/kg/時
3	基礎値の3倍 or ≧4.0 mg/dLの増加 or 腎代替療法の開始 or 18歳未満の患者ではeGFR＜35 mL/min/1.73 m² の低下	24時間以上＜0.3 mL/kg/時 or 12時間以上の無尿

49.7%)[13]．一方，stage 2で8時間以内に開始したearlyグループは，stage 3で12時間以内に開始したdelayedグループと比べて有意に90日後の死亡率が改善した（39.3% vs 54.7%，hazard ratio；0.66，p=0.03)[14]．また，心臓外科術後では11の論文のメタ解析から，早期開始群が28日後死亡率とICU滞在日数の軽減が認められた[15]．このなかで質の高い論文のearlyとlateの基準を表7に示す．しかしながら，single centerからの報告であるが，stage 1からのRRTは逆に予後やICU滞在時間が悪化し，また術前から腎障害のある症例は死亡率が有意に高いことが示された表8[20]．その理由の一因として，late群でearly開始基準後に自尿が出たことが挙げられている．以上をまとめると，現在のところ，術

表7　earlyとlate RRTの定義

Author	early RRT	late RRT
Bouman[16]	尿量＜30 mL/hが12時間 or Crクリアランス＜20 mL/分 かつ人工呼吸器装着	Urea＞40 mmol/L（BUN＞112 mg/dL）or K＞6.5 mmol/L or 重度の肺うっ血
Demirkiliç[17]	フロセミド50 mg使用しても尿量＜100 mL/hが8時間	尿量にかかわらずGI療法してもCre＞5 mg/dL or K＞5.5 mEq/L
Elahi[18]	フロセミド使用しても尿量＜100 mL/hが8時間	尿量にかかわらずGI療法してもUrea＞30 mmol/L（BUN＞84 mg/dL）Cre＞2.8 mg/dL or K＞6 mEq/L
Iyem[19]	尿量＜0.5 mL/kg/hが12時間 or 尿素やCrが基準値の50%上昇	尿量＜0.5 mL/kg/hかつ尿素やCrが基準値の50%上昇後48時間以降

表8　earlyとlate RRTの定義と成績

	early RRT	late RRT	
定義	尿量＜0.5 mL/kg/hが6時間以上 かつ水分過剰 or BUN＞112 mg/dL or pH＜7.2 or K＞6 mmol/L	尿量＜0.5 mL/kg/hが12時間以上	
結果			
患者数	837	821	
術死	32（3.8%）	19（2.3%）	p=0.075
RRT施行数	46（5.5%）	13（1.6%）	p＜0.0001
術後AKI数	118（14.1%）	134（16.3%）	p=0.207
術後AKI死亡	31（26.3%）	17（12.7%）	p=0.006
術後重症AKI死亡	29（49.2%）	16（28.6%）	p=0.0024
術後AKIICU滞在時間	180±247（h）	119±160（h）	p=0.0021
術前AKI死亡	15（15.6%）	6（5.5%）	p=0.02

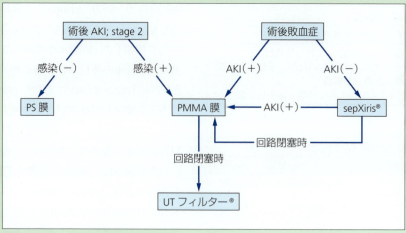

図6 術後AKIと術後敗血症におけるフロー図
本学で行っている原則を示す．

後AKI stage 2からRRTを開始とする基準が適切であるものと考えられる．

■膜の選択

日本では，AKIの基準となるヘモフィルターは透水性が高いポリスルフォン（PS）膜である．しかしながら，術後や感染合併時のサイトカインが高値と考えられる，つまりCRPが高値（たとえば10 mg/dL以上）な場合には，サイトカイン吸着を期待してポリスルフォンメチルメタクリレート（PMMA膜）を使用することが合目的と考えられる．また，自尿が保持されているAKI stage 0では，炎症下ではAN69ST（sepXiris®）膜が保険適用として使用できる．しかしながら，両者，特にAN69ST膜ではカラムの閉塞が起こりやすいことから，炎症下での凝固亢進時にAN69ST膜が閉塞した場合にはPMMA膜の前希釈で施行し，それでもPMMA膜が閉塞した場合には，我々はセルローストリアセテート（CTA）膜（UTフィルター®，ニプロ㈱）に変更している．我々の膜の選択のフロー図を図6に示す．

2. 非腎補助（重症敗血症/敗血症性ショック時）

CHDFの日本での非腎補助での保険適用では，重症急性膵炎と劇症肝炎または術後肝不全である．ただし，AN69ST膜によるCHDFは自尿が保持されていても重症敗血症と敗血症性ショックで保険適用が認められている．ここでは対象疾患を重症敗血症と敗血症性ショックに限定して述べる．

■重症敗血症/敗血症性ショック

サイトカイン吸着能を有するPMMA膜によるCHDF（PMMA-CHDF）は，予測死亡率より有意に予後が改善[21]したことから，日本では重症敗血症/敗血症性ショック時の標準的治療法として位置づけられている．なお，自尿が保持され急性腎不全でない場合にはAN69ST膜（sepXiris®）が保険適用となっている．施行回数は一連につき概ね8回を限度とされている．

■AN69ST膜

PMMA膜と比較して，腎障害のない症例に使用できること，サイトカイン吸着能に優れていることから重症敗血症/敗血症性ショックの特に重症な症例に有効であったことが報告されている[7]．ヘパリンを吸着することから，プライミング時には未分画ヘパリン5,000 IU/Lで1,500 mL洗浄する必要がある．出血傾向がある場合にはプライミング時のヘパリンが体内に入らないように，メシル酸ナファモスタットを20 mg添加した生理食塩水1 Lで追加洗浄を行っている．AT69ST膜は回路内凝固を起こ

表9	急性肝不全の定義[22]
	2011年厚生労働省科学研究費補助金「難治性の肝・胆道疾患に関わる調査研究」班による診断基準
	■急性肝不全 正常肝で8週間以内にPT＜40％，PT-INR＞1.5 昏睡型と非昏睡型に分類する
	■劇症肝炎 昏睡型急性肝不全のうち，ウイルス性，自己免疫性，薬物アレルギーなど炎症を伴う肝不全は「劇症肝炎」として取り扱う

表10	術後肝不全の保険適用条件
ア	総ビリルビン値が5mg/dL以上で，かつ，持続的に上昇を認める場合
イ	ヘパプラスチンテスト40％以下またはComa GradeⅡ以上の条件のうち2項目以上を有する場合

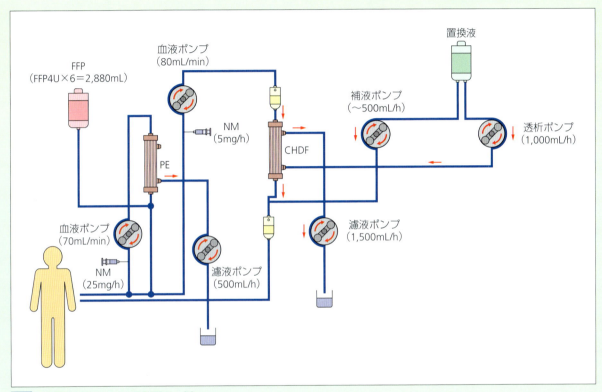

図7 直並列sPE＋CHDF回路図の一例
施行条件は本学が行っている例を示す．

しやすく，メシル酸ナファモスタット投与量を従来の約2割増しで行っている．なお，アンジオテンシン変換酵素阻害薬を使用している患者については観察を十分に行い，異常が認められた場合は速やかに治療を中止するなど注意が必要である．

3．術後肝不全

急性肝不全の新しい定義が報告された 表9[22]．しかしながら，術後肝不全の保険適用 表10 はいまだ改定されていないことから，術後肝不全の血液浄化開始時期は両者の基準が適応できるものと考えられる．

■血漿交換療法（PE）

通常，血漿量の1〜1.5倍のFFPを用いて置換を行う．置換量（mL/h）は血液流量の30％以下に設定する必要がある．また，PE施行後にビリルビンの組織から血中への移行により施行後にビリルビンが上昇することから，PEを6〜8時間かけて行うslow PEが推奨されている．さらに，PE単独ではFFPの多量投与によるアルカローシス，低Ca血症などの電解質異

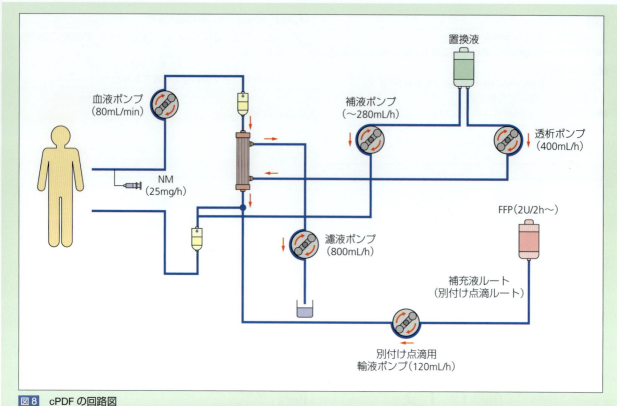

図8 cPDFの回路図
FFP2Uを2時間で補充し最大48時間まで連続施行を行っている.

常が認められることから，CHDFを併用することが原則となっている[23]．回路図を 図7 に示す．なお，メシル酸ナファモスタットはPEに20〜30 mg/hで，CHDFに5 mg/hで投与開始し，ACT juniorで190秒程度に調整している．

■血漿分離膜の応用-plasma filtration with dialysis（PDF）

●PDFの概要

血漿分離器エバキュアープラスEC-2A10（川澄化学工業，膜面積1.0 m^2）で血漿交換を行いながら，同時に中空糸の外側に灌流液を流すものである[24]．2015年3月より，急性肝不全の一部で保険適用となった．

●持続緩徐式PDF（continuous PDF：cPDF）

術後肝不全や敗血症に伴う急性肝不全では，病態から持続的に施行することが望ましいと考えられることから持続緩徐式PDF（continuous PDF：cPDF）を考案[25]され施行している

図8．施行条件は血液流量（Qb）80〜100 mL/min，透析液流量（Qd）400 mL/h，濾過液量400 mL/hとし，置換流量を400 mL/hでその内電解質輸液で〜280 mL/h，FFPで120 mL/h（240 mL/2 U）で補充し，最大48時間施行できる．除水は置換流量の減少をもって行う．また，アルブミンが排出されるために血中のアルブミン値が低下する場合には適時25％アルブミンを補充する必要がある．本学の検討では，症例数が少ないながらも術後肝不全に対し特に有用であった．ただし，cPDFはFFPの置換と電解質の補充の効率が低いことから，高ビリルビン血症ではsPE＋PMMA-CHDFを，AKIを併発している場合にはcPDFにPMMA-CHDFを併用している 図9．通常1回目をsPE＋PMMA-CHDFで行い，2回目よりcPDF単独で施行することを原則としている．術後肝不全ではPDFに使用するエバキュアープラスが保険適用となったことから，どこ

3章　主要関連部署

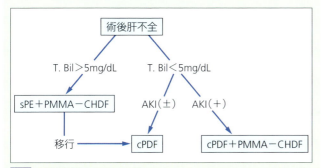

図9　術後肝不全のフロー図
通常1回目をsPE＋PMMA-CHDFで行い，2回目よりcPDF単独で施行することを原則としている．

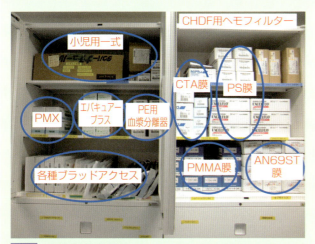

図10　各種膜の保管状況
右側にCHDF用の各種ヘモフィルターを，左側にその他の膜を保管している．

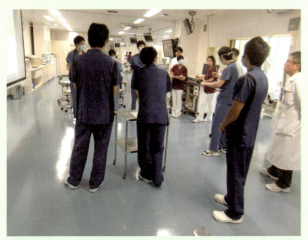

図11　カンファレンスの風景
ICU担当医師，主治医，ICU看護師リーダー，病棟師長，薬剤師，臨床工学技士，リハビリテーション技士が参加している．

の施設でもcPDFを施行することができる．施行時には安全を第一に施行条件をまずは厳守していただきたい．

医療安全

CHDFのヘモフィルターを血漿交換時の血漿分離器と誤って使用し死亡事故が起こっている．このことから，我々の施設ではヘモフィルターとそれ以外の膜を別の棚に保管している 図10．また，臨床工学技士を含むメディカルスタッフがカンファレンスに参加する 図11 とともに，施行時，特に開始時には看護師と臨床工学技士，そして臨床工学技士と担当医師が施行条件，患者の状態や安全に施行できているかをお互いに確認する必要がある．特にブラッドアクセスと回路との脱血側の接続部を緩く接続して無理にコネクトでねじると，見かけ上は空気の混入は認められず入り口での気泡センサーが働かずで，ヘモフィルターが空気で満たされて返血側の気泡センサーアラームが作動したことを経験している．接続外れによる多量出血と空気栓塞による広範囲な脳梗塞発症は致死的となることから，安全確保にチームとして取り組む必要がある．

文献

1) Astiz EM, Rackow EC. Septic shock. Lancet. 1998; 351: 1501-5.
2) Rubens FD, Mesana T. The inflammatory response to cardiopulmonary bypass: a therapeutic overview. Perfusion. 2004; 19 Suppl 1: S5-12.
3) Singer M, Deutschman CS, Seymour CW, et al. The third international consensus definitions for sepsis and septic shock(Sepsis-3). JAMA. 2016; 23; 315（8）: 801-10.
4) Kaukonen KM, Bailey M, Pilcher D, et al. Systemic inflammatory response syndrome criteria in defining severe sepsis. N Engl J Med. 2015; 23; 372（17）: 1629-38.
5) Dellinger RP, Levy MM, Rhodes A, et al. Surviving sepsis campaign: international guidelines for management of severe sepsis and septic

shock: 2012. Crit Care Med. 2013; 41 (2): 580-637.
6) Cruz DN, Antonelli M, Fumagalli R, et al. Early use of polymyxin B hemoperfusion in abdominal septic shock: the EUPHAS randomized controlled trial. JAMA. 2009; 17; 301 (23): 2445-52.
7) Shiga H, Hirasawa H, Nishida O, et al. Continuous hemodiafiltration with a cytokine-adsorbing hemofilter in patients with septic shock: a preliminary report. Blood Purif. 2014; 38 (3-4): 211-8
8) RENAL Replacement Therapy Study Investigators, Bellomo R, Cass A, Cole L, et al. Intensity of continuous renal-replacement therapy in critically ill patients. N Engl J Med. 2009; 361 (17): 1627-38.
9) Khwaja A. KDIGO clinical practice guidelines for acute kidney injury. Nephron Clin Pract. 2012; 120 (4): c179-84.
10) Ng SY, Sanagou M, Wolfe R, et al. Prediction of acute kidney injury within 30 days of cardiac surgery. 2014; 147 (6): 1875-83.
11) Sato Y, Kato TS, Oishi A, et al. Preoperative factors associated with postoperative requirements of renal replacement therapy following cardiac surgery. Am J Cardiol. 2015; 116 (2): 294-300.
12) Dardashti A, Ederoth P, Algotsson L, et al. Incidence, dynamics, and prognostic value of acute kidney injury for death after cardiac surgery. J Thorac Cardiovasc Surg. 2014; 147 (2): 800-7
13) Gaudry S, Hajage D, Schortgen F, et al. Initiation Strategies for Renal-Replacement Therapy in the Intensive Care Unit. N Engl J Med. 2016; 375 (2): 122-33.
14) Zarbock A, Kellum JA, Schmidt C, et al. Effect of early vs delayed initiation of renal replacement therapy on mortality in critically Ill patients with acute kidney injury: The eLAIN randomized clinical trial. JAMA. 2016; 315 (20): 2190-9.
15) Liu Y, Davari-Farid S, Arora P, et al. Early versus late initiation of renal replacement therapy in critically ill patients with acute kidney injury after cardiac surgery: a systematic review and meta-analysis. J Cardiothorac Vasc Anesth. 2014; 28 (3): 557-63.
16) Bouman CS, Oudemans-Van Straaten HM, et al. Effects of early high-volume continuous venovenous hemofiltration on survival and recovery of renal function in intensive care patients with acute renal failure: a prospective, randomized trial. Crit Care Med. 2002; 30 (10): 2205-11.
17) Demirkiliç U, Kuralay E, Yenicesu M, et al. Timing of replacement therapy for acute renal failure after cardiac surgery. J Card Surg. 2004; 19 (1): 17-20.
18) Elahi MM, Lim MY, Joseph RN, et al. Early hemofiltration improves survival in post-cardiotomy patients with acute renal failure. Eur J Cardiothorac Surg. 2004; 26 (5): 1027-31.
19) Iyem H, Tavli M, Akcicek F, et al. Importance of early dialysis for acute renal failure after an open-heart surgery. Hemodial Int. 2009; 13(1): 55-61.
20) Crescenzi G, Torracca L, Pierri MD, et al. 'Early'and'late'timing for renal replacement therapy in acute kidney injury after cardiac surgery: a prospective, interventional, controlled, single-centre trial. Interact Cardiovasc Thorac Surg. 2015; 20 (5): 616-21.
21) Hirasawa H, Oda S, Nakamura M, et al. Continuous hemodiafiltration with a cytokine-adsorbing hemofilter for sepsis. Blood Purif. 2012; 34 (2): 164-70.
22) 持田 智, 滝川康裕, 中山伸朗, 他. 我が国における「急性肝不全」の概念診断基準の確立: 厚生労働省科学研究費補助金（難治性疾患克服研究事業「難治性の肝・胆道疾患に関する調査研究」班, ワーキンググループ—1, 研究報告, 肝臓. 2011; 52: 393-8.
23) Sadahiro T, Hirasawa H, Oda S, et al. Usefulness of plasma exchange plus continuous hemodiafiltration to reduce adverse effects associated with plasma exchange in patients with acute liver failure. Crit Care Med. 2001; 29 (7): 1386-92.
24) Eguchi Y. Plasma Dia-filtration for severe sepsis. Contributions to Nephrology, Editor: C. Ronco, Vol. 166, Acute Blood Purification. Switzerland: KARGER; 2010. p.142-9.
25) Komura T, Taniguchi T, Sakai Y, et al. Efficacy of continuous plasma diafiltration therapy in critical patients with acute liver failure. J Gastroenterol Hepatol. 2014; 29 (4): 782-6.

〈江口 豊〉

3章 主要関連部署
2 透析症例の術前・術後管理

　患者の高齢化，透析歴の長期化により，今後ますます心血管疾患に対する治療を必要とする患者が増加することは避けられない．現在，慢性透析患者数は2014年末で320,448人であるが，そのほとんどが血液透析を行っており腹膜透析のみで治療されている患者数は7,243人と少ない[1]．また，腹膜透析は術後の体液量管理が困難であるため，当院では，腹膜透析患者においても術前・術後には血液透析を行っている．術前後の血液透析における留意点は 表1 に示したが，その根拠と我々の施設で行っている具体的な方法を下記に示す．

表1　当院における術前・術後透析のポイント

術前：ドライウエイトまでの除水は不要．
術後：①連日透析を基本とし徐々に体液量過剰を是正する．
　　　②透析液カリウム濃度補正などで低カリウムを予防する．
　　　③重炭酸濃度の高い透析液はさける．
　　　④メシル酸ナファモスタット使用時はβ遮断薬の有無をチェックする．
術前・術後とも心臓血管外科の担当医と十分コミニュケーションをとる．

透析患者の病態と一般的留意点

　透析患者の中・小動脈には広範に中膜石灰化が生じており，加齢，透析歴とともにリン高値が石灰化進展リスクになることが知られている．透析患者の冠動脈は，内膜プラーク病変に加え中膜メンケベルグ型石灰化が強いことを特長とする．一方，McIntyreらは冠動脈疾患を有さない患者において心筋血流量をPETにて評価し，全身血圧が保たれていても心筋虚血が生じていること 図1 ，30％以上の血流量低下は左室機能障害を引き起こすことを報告した[2]．我々も，透析中に生じる無症候性の心電図変化が心血管死亡の予測因子であることを報告している[3]．これらの報告は，透析患者では，冠動脈のみではなく心筋内の小動脈や細動脈にも高度な硬化病変が生じており，透析中には血行動態の変化による心機能低下に留意する必要があることを示している．循環血漿量の低下による血圧低下に際し，ノルアドレナリンなどの末梢血管収縮作用を有する薬剤を用いるとNOMI（非閉塞性腸管虚血）などの致死的な合併症が生じることがある．

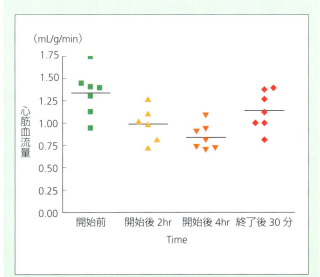

図1　透析による心筋血流量の変化

1. 術前のポイント

可能な限り手術前日に透析を行う[4]．術前の透析後は，貧血（Hb 10 g/dL 以上）と血漿カリウム値（3.5〜5.0 mEq/L）を目標にする．過剰な除水は術中の低血圧を惹起するが，特に心血管手術が必要な透析患者では低血圧による心障害が顕著になるため，無理なドライウエイトまでの除水を行う必要はない．過除水の状態は，麻酔導入時に，循環血液量の減少により，低血圧になる可能性が高いので過剰な除水は回避すべきである[4]．

2. 術後のポイント

■体液量の管理

心臓血管外科術中・術後は，血管透過性の亢進のため間質への水分貯留が起こりやすく，循環動態維持のため大量補液が必要となることが少なくない．術後の多量輸液や輸血により水分バランスは過剰となるが，胸水や間質の水分貯留のため循環血漿量は必ずしも過剰となっていない．急激な除水は循環動態へ悪影響を及ぼすため，術中・術後に CHDF にて容量負荷の補正を行うことも考慮する[4]．循環動態が安定していれば，手術翌日から連日透析を行い，少しずつ体液量を是正する．手術侵襲による異化亢進により術後2週目前後の実質体重は術前体重の2〜3%減となるため新たな体重設定が必要となる[4]．

■低カリウム血症の予防

術後は食事量が低下しており透析前から血漿カリウム濃度が 3.5 mEq/L 未満となっていることが多い．透析液のカリウム濃度は 2.0 mEq/L に設定されているため 表2，この状態で通常の血液透析を施行すると，血漿カリウム濃度が 3 mEq/L 未満となり，不整脈や筋力低下を引き起こす可能性がある．当院では，透析液（個人用A液）に 26%KCL 水溶液を加えることにより透析液のカリウム濃度を 3.0〜3.5 mEq/L に調整している．カリウム濃度を 3.0 mEq/L とし透析後のカリウム濃度を検討したところ 図2，高カリウム是正・低カリウムの予防が達成できており，現在術後1週間はカリウム濃度 3.0 mEq/L 透析液を用いている．

表2 主な透析液組成（希釈時）の濃度範囲

	濃度
Na⁺ （mEq/L）	138-140
K⁺ （mEq/L）	2.0
Ca²⁺ （mEq/L）	2.5-3.0
Mg²⁺ （mEq/L）	1.0
HCO₃⁻ （mEq/L）	25-35
glucose （mg/dL）	100-150

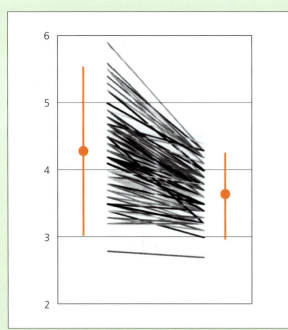

図2 透析液カリウム濃度を 3 mEq/L に調製した際の透析液カリウム濃度変化．

透析前カリウム値が高くても透析後のカリウム濃度は 3.0〜4.5 mEq/L の範囲でコントロールされている．bar は平均値±2 SD（自験例）

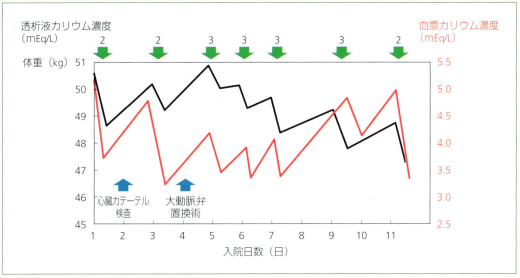

図3 大動脈弁置換術を行った血液透析患者例.
　カテーテル検査後には高カリウム血症（血漿カリウム値＞5 mEq/L）がなければ透析は施行しない．術前日透析はドライウエイトまで除水は行わず，術後は連日透析にて体液量を調節し，術前に設定されていたドライウエイトを下回る体重設定とした．また，術後は透析液カリウム濃度を調整し血漿カリウム濃度を3〜5 mEq/L 内にコントロールしている．（⬇は透析日）

図3 に当院で大動脈弁置換術を行った78歳の女性（透析歴13年）の経過を示す．術前日透析はドライウエイトから＋500 g で終了し，術後は連日透析にて体液量を調節，最終的には術前に設定されていたドライウエイト−1.2 kg で退院となった．また，術後1週間は透析液カリウム濃度を 3 mEq/L に調整し血漿カリウム濃度を 3〜5 mEq/L 内にコントロールできた．

■透析液重炭酸濃度と呼吸性アシドーシス

　透析液の重炭酸濃度は 25〜35 mEq/L と設定が幅広い 表2．術後は，胸水貯留，肺炎の併発などで呼吸性アシドーシスをきたしていることがある．呼吸性アシドーシスに対し高重炭酸濃度透析液を用いると高 CO_2 血症を引き起こすため，重炭酸濃度の高い透析液は術後透析には避けたほうが無難である．また，透析前の重炭酸イオン濃度高値は総死亡および心血管死亡リスクであることが知られている[1]．我々の施設では，手術後1週間は，透析開始前に血液ガスとカリウム濃度を測るようにしている．

■抗凝固薬

　術後は出血予防のためメシル酸ナファモスタットなど半減期の短い抗凝固薬を用いる．まれではあるがメシル酸ナファモスタットによるアナフィラキシーが生じることがある．当院では，術前に，同薬の使用歴とともに，β遮断薬使用の有無（ショック時にエピネフリンの反応性が低下していることを予測するため）をチェックしている．同薬のアナフィラキシー歴がある患者に対しては，少量のヘパリンで ACT を＜150 にコントロールする，抗凝固薬なしで透析を行うなどが実際的である．

3．術前・術後管理のピットフォール

　心臓血管外科と透析の担当間で十分なコミュニケーションがない場合，以下のような事態に陥ることがある．

●リン吸着による低リン血症

　多くの透析患者は高リン血症予防のためリン吸着薬を服用している．リン値のチェックをせずリン吸着薬を漫然と継続していると，術後の経口摂取不良時にリン値が低下する．

● 胸水によるドライウエイト設定ミス

 術後ドレーン抜去後の胸水貯留や胸水除去によって，循環血漿量とは無関係に体重が変化する．透析後体重設定ミスは，血圧低下や心不全を惹起する．

文献

1) 日本透析医学会. 図説　わが国の慢性透析療法の現況　2014年12月31日現在.
2) McIntyre CW, Burton JO, Selby S et al. Haemodialysis induced cardia dysfunction is associated with an acute reduction in global and segmental myocardial blood flow. Clin J Am Soc Nephrol. 2008; 3: 19-26.
3) Nakamura S, Uzu T, Inenaga T, Kimura G. Prediction of coronary artery disease and cardiac events using electrocardiographic changes during hemodialysis. Am J Kidney Dis. 2000; 36: 592-9.
4) 日本透析医学会　血液透析患者における心血管合併症の評価と治療に関するガイドライン．透析会誌．2011; 44 (5): 337-425.

〈宇津　貴〉

3章 主要関連部署
③ 心臓大血管手術麻酔

　心臓外科手術の進歩に伴い，麻酔科学も進歩してきた．1980年代のハロタン，モルヒネ，大量フェンタニルを用いた麻酔から，セボフルラン，少量フェンタニル，レミフェンタニルによるFast Trackへの取り組みが広がっている[1]．近年は筋弛緩薬ロクロニウムとその拮抗薬であるスガマデクスが発売され，麻酔，麻薬，筋弛緩薬に至るまで簡単に調節が可能となり，Ultra Fast Trackという概念も登場している．また，吸入麻酔薬による心筋保護効果にも注目が集まり，ガイドライン[2,3]に取り上げられるなどの近年の心臓麻酔法の変遷を理解し，患者のQOLに寄与する新しい麻酔法を実践することが求められる．

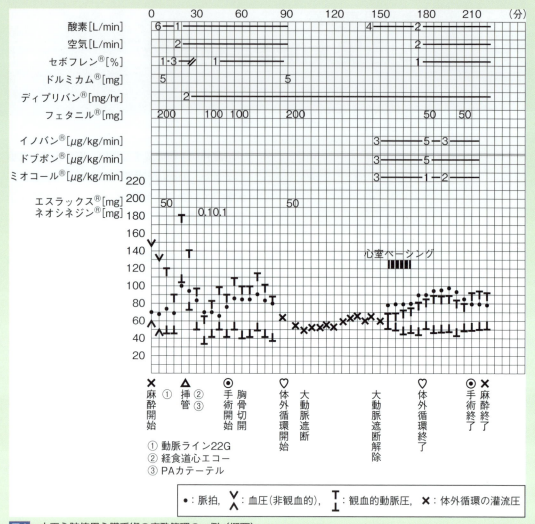

図1 人工心肺使用心臓手術の麻酔管理の一例（概要）
（大動脈弁閉鎖不全症に対する人工弁置換術，70歳代　男性　60 kg）

人工心肺使用心臓手術麻酔について（図1に概要を示す）

1．準備と麻酔導入および維持

　心臓麻酔の準備には多くの薬剤とデバイスを用いることから周到な準備が必要で，時間もかかる．そのため準備物品をできるだけ少なくして，少人数でも短時間でできるよう工夫している．（コメント1）

コメント1

　当院では循環作動薬の術前準備薬をエフェドリン，フェニレフリン，ドパミン，ドブタミンおよびニトログリセリン，ニカルジピンと決めて，患者入室前に準備している．その他の薬品は患者状況に応じて選択する．予定および緊急手術のいずれの症例でも同様の準備をすることで，時間の短縮とエラーを防止する．

　患者入室後，末梢静脈ラインと動脈圧ラインを確保する．麻酔導入はミダゾラム，ロクロニ

ウム，フェンタニルに加え，吸入麻酔薬を適宜投与して行う．その後，右内頸静脈からスワンガンツカテーテルを挿入する．このとき，内頸動脈の誤損傷は重大な合併症につながることがあるため，必ずエコーガイド下に行っている 図2．続いて経食道エコーを挿入し，肺動脈カテーテルのモニタリングを開始し，同時に追加の末梢静脈ライン確保を行う．

術中の麻酔維持はセボフルラン（0.5～1.5％）とプロポフォール（2～4 mg/kg/hr），フェンタニル，ロクロニウムで維持する．最近はレミフェンタニルを併用することも多い．（コメント2）

2. 開胸から手術術終了まで

患者に覆布が掛かるタイミングで執刀に備えて，フェンタニルの追加投与を行う．胸骨縦切開時に呼気位で呼吸を停止させる．心膜切開後にヘパリンを投与し，送脱血管のカニュレーションを行う．体外循環開始時には揮発性麻酔薬を休止し，ミダゾラムとフェンタニル，ロクロニウムを追加投与する．

心腔内処置が終了した後，大動脈遮断解除前に両肺を加圧して，心腔内の空気抜きを行う．解除後は心拍リズムを検証し，徐脈にはペーシングを，頻脈性不整脈には電気的除細動を行う．体外循環の離脱に際しては，血管内容量を保ちながら，血行動態維持のために適量のカテコラミンを投与する．（コメント3）

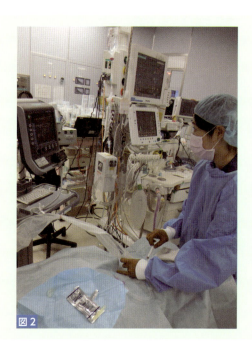

図2

コメント2
セボフルランによる心保護効果を期待

当院ではプロポフォールとフェンタニルによる TIVA で麻酔を行っている．その際，プロポフォールは低濃度とし，セボフルランの心保護効果を期待して積極的に吸入麻酔薬を付加使用している．臨床において効果的な投与濃度やタイミングについてはいまだ結論は出ていないため，適宜投与としている．

コメント3
人工心肺離脱時の循環作動薬について

循環作動薬の使用法については，術式・術者・麻酔科医によって大きく異なるため標準化しにくいが，少なくとも施設単位で標準化しておくことが好ましい．当院では人工心肺離脱時の使用薬は術前の心機能を参考に心拍再開後のカテコラミン投与量を決めている．通常はドパミン 3 μg/kg/min＋ドブタミン 3 μg/kg/min で開始し，心収縮力が弱ければカテコラミンを増量（ドパミン，ドブタミンともに 10 μg/kg/min まで増量し，必要に応じてアドレナリンを追加投与）する．一方，心エコーや肺動脈楔入圧値により前負荷が足りないと判断すれば，輸液や輸血を行うことで対処する．また末梢血管抵抗が低い場合は，ノルアドレナリンを 0.01～0.03 μg/kg/min より開始するが，過量投与による末梢循環不全や不整脈を助長することに留意する．術前に心機能が悪い場合やカテコラミンが投与されている患者には投与量をはじめから多めに設定して対応する．

体外循環を停止し，血行動態や血液ガスの値に問題なければ，脱血管，送血管の順に抜去し，ノボ硫酸プロタミン®（プロタミン硫酸塩）を

投与して，止血処理を行う．

3．ICUへの移送

　手術後できるだけ迅速，安全にICUに移送する．そのためには患者接続ライン数はできるだけ少なくする．特に，過剰なカテコラミン投与は術後合併症を増やすことから，必要最小限にしている．ディプリバンの投与を退出直前まで続けることで，移送中の麻酔覚醒や循環動態の変動のないよう，適宜ミダゾラムなどを追加する．集中治療室では循環・呼吸状態・出血量について2～3時間程度観察してから人工呼吸離脱を行う．Fast Trackは患者QOLに直結する大切な手法ではあるが，重症患者が対象に含まれていないことに留意する必要がある[1]．必要とあればプロポフォールやデキサメデトミジンによる再鎮静も躊躇してはならない．

麻酔法と予後

　2007年にACC/AHA非心臓手術における合併心疾患の評価と管理に関するガイドラインが発表され，心筋虚血のある患者の非心臓手術での麻酔法で吸入麻酔薬が推奨された．2011年にはACCF/AHA冠動脈バイパス術ガイドライン[2]で吸入麻酔が心臓手術後の早期抜管と周術期心筋虚血と梗塞のリスクを低減するのに有用とされた．また，2014年のESC非心臓手術の周術期循環管理ガイドラインにおいて心臓手術での吸入麻酔の使用は静脈麻酔と比較して術後の死亡率を減少させると記述された[3]．こうした観点から当院でも心臓血管外科麻酔において吸入麻酔薬を積極的に使用するようにしている．

緊急手術受け入れのために

　予定手術も緊急手術と同じ迅速性をもって麻酔を行うことが，実際に緊急手術を受け入れる際に役立つ．大学病院ならではの煩雑な業務が麻酔準備を妨げることから，日頃から準備時間を短縮するように心がける．当院では麻酔器は常にスタンバイ状態とし，動脈圧ライン，静脈麻酔薬と麻薬，循環作動薬剤，挿管チューブのセッティング，経食道心エコー，肺動脈カテーテルの準備を30分以内に行えるようにしている．もちろん，看護師や臨床工学士も総動員できるように日頃からの訓練が大切である．

救急搬送患者の麻酔

　近年，交通網や手段の発達により，搬送エリアの拡大と搬送時間の短縮がなされた．しかしながら，病院に到着しても手術までに時間がかかることが多い．私たちのところでは初療室を経ずに直接手術室に搬入できるよう常に準備している．特に夜間は1名の院内当直医と1名の自宅待機医で対応しなければならないことから患者情報の早期共有，麻酔の準備，待機麻酔科医の招請を瞬時に行えるようにすることが必要である．そのためには心臓血管外科医，臨床工学士，手術室看護師との連携を密にして，少ない医療資源をお互いの領域を超えて助け合うことが必要である．今では昼夜を問わず救急車やヘリポートから直接手術室に搬入された心臓手術患者を迅速に麻酔する体制ができている．

おわりに

　今まで，多くの心臓血管外科麻酔を私自身で行ってきた．しかし，心臓血管外科疾患の性質上，休日や昼夜を問わず，さらに複数例が同時期に来院することもまれではない．このような状況下で，私1人だけでは多くの患者さんを救うことができないと考えるようになった．それ以来，基本的な麻酔トレーニングを積めば，誰でも安全で標準的な麻酔ができるように麻酔法や循環管理法の大枠を作った．このことは心臓血管麻酔に不慣れな麻酔科医にとってストレスが減り，また外科医にとっても担当麻酔科医による差が少ないことで安心感を与え，お互いに協力できる体制を生み出すようになった．

ここでは，当院で行っている一般的な心臓血管外科手術の麻酔管理の概要に加えて，麻酔科医の心臓血管麻酔に対する考え方について紹介した．今後のより良いチーム作りの参考になれば幸いである．

文献
1) Cotton P. Fast-track improves CABG outcomes. JAMA. 1993; 270: 2023.
2) Hillis LD, et. al. 2011 ACCF/AHA Guideline for coronary artery bypass graft surgery. J Am Coll Cardiol. 2011; 58（24）: e123-210.
3) Kristensen SD, Knuuti J, et al. 2014 ESC/ESA Guidelines on non-cardiac surgery: cardiovascular assessment and management. European Heart Journal. 2014; 35: 2383-431.

〈北川裕利〉

4章 体外循環確立

Epiaortic Echo

　Epiaortic Echo はいまや必須である．上行大動脈送血や上行大動脈遮断を行う手術ではルーティンで行うべきである．目的は脳梗塞の回避である．これまでさまざまな grading で重症度が分類されてきた．それらを総合すると，エコーで見るべき所見は以下のようなことである．

1. Intimal thickness
2. Increased echodensity of intimal surface
3. Intimal surface irregularities
4. Plaque burden
5. Mobile atheroma
6. Protruding debris
7. Ulceration

　内膜が High Echoic で厚くなり，表面がスムーズでなくなっていく．多くの分類を見てみると 3 mm の厚みが指標とされている．

　　いくつかの Grading を下に示す
　Ⅰ　Normal to mild intimal thicking
　Ⅱ　Severe intimal thicking without protruding atheroma
　Ⅲ　Atheroma protruding＜5 mm into lumen
　Ⅳ　Atheroma protruding≧5 mm into lumen
　Ⅴ　Any thickness with mobile component or components
（Katz, et al. 1992）

　Ⅰ　Smooth intimal surface without lumen irrgularities or increased echodensity
　Ⅱ　Increased echodensity of intima without lumen irregularity or thickening
　Ⅲ　Increased echodensity of intima with well-defined atheroma＜3 mm
　Ⅳ　Atheroma≧3 mm
　Ⅴ　Mobile atheroma
（Acarturk, et al. 1999）

　Ⅰ　Simple smooth-surface plaques, focal increase in echodensity, and thickening of intimal extending＜5 mm into the aortic lumen
　Ⅱ　Marked irregularity of intimal surface, focal increase in echodensity, and thickening of adjoining intima with overlying shaggy echogenic material extending＞5 mm into aortic lumen
　Ⅲ　Plaques with a mobile element
（Trehan, et al. 2000）

　劣悪な上行大動脈の一例を示す．67 歳男性で大動脈弁狭窄で手術を行うこととなった．術前 CT で上行大動脈がかなり悪いことがわかっていた．送血は右腋窩動脈とした．

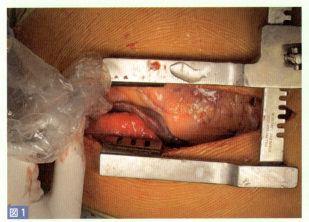
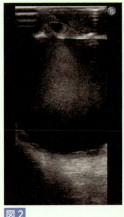
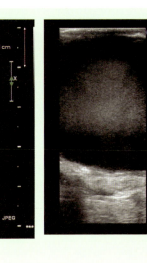
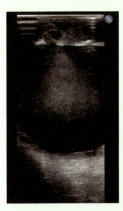
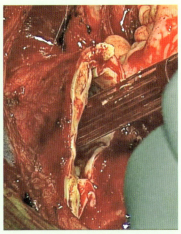
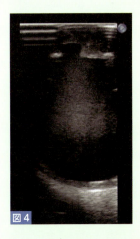
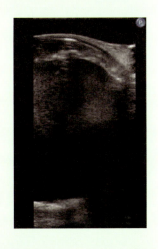

図1 Epiaortic echo 施行図

麻酔科サイドからエコーを清潔野に下ろす．全症例のエコー所見は記録している．

図2 術中 Epiaortic Echo 所見

上行大動脈の送血部位にあたるところで，7 mm 程度の厚さをもち，Intima のエコー輝度上昇，不整な表面，潰瘍形成などが見られた．

図3 エコー所見に一致した実際の大動脈壁

この症例の内膜は soft plaque ではなく石灰化を伴う硬い内膜であった．

図4 大動脈基部に近い部分

通常ならばこのあたりを切開し弁置換を行う．石灰化内膜が全周性にみられ通常の大動脈切開は不可能である．

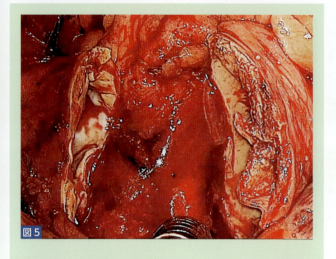

図5

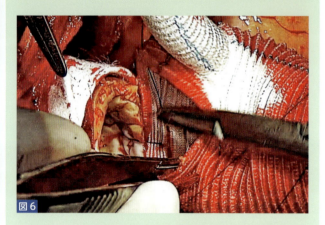

図6

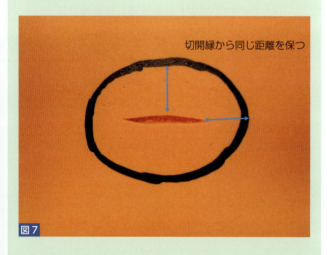

切開縁から同じ距離を保つ

図7

図5, 6 そのため上行大動脈は置換することとした．

　上行大動脈の性状が悪いときでも Epiaortic echo で観察してみると一部に送血可能と思われる部位が見つかることがある．触診では決してわからない．脳梗塞予防の観点から，弓部以降で送血すれば頸部分枝にアテロームが流れていく可能性は少なくなり，我々は推奨している．エコーで検索して弓部の中程以降に送血可能な部位があれば，ストレートの送血管を弓部から下行に向けて挿入してやれば，少なくとも頸部分枝にアテロームを飛ばしてしまう可能性は少なくなる．

体外循環確立の手順

　当科の体外循環確立の手技を示す．コンセプトは，シンプルで画一的に誰が行っても同じように進む，である．

1．送血カニューレ挿入

　上行大動脈からの送血カニューレ挿入について述べる．送血カニューレを入れるための大動脈表面への縫合糸は，各施設さまざまな方法で行っていると思われる．フェルトプレジェットを使う方法や，自己心膜を補強に使う方法などがある．我々はなるべくシンプルな方法として二重タバコ縫合を採用している．

タバコ縫合について

　まずタバコ縫合についてであるが，心臓外科の基本であり，あらゆる場面で登場する．

　図7, 8 タバコ縫合の理想であるが，切開した部分から等間隔の距離で描かれる形が理想である．止血をするための縫合であり，切開部を等しい量の血管壁で包み込むようになるのが望ましく，確実な止血が得られる．そのため，切開方向への楕円形になるのが自然である．

縫合糸は，組織に埋もれている部分を多くするのか，表面から出ている部分を多くするのかという質問を後輩からよく受けるが，上行大動脈の送血に関しては埋もれている部分を多くしたほうがよいと思われる．

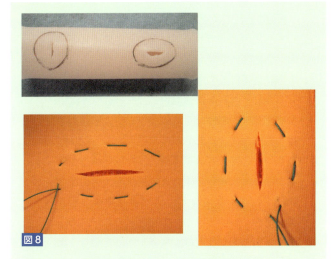

図9 上行大動脈でのタバコ縫合．

大動脈の切開は横切開とするためタバコはやや横長の楕円となる．多くの場合で送血部位は，上行大動脈の再遠位部あたりになることが多いだろう．この部分は，薄い心外膜が翻転し厚い心膜に移行する部分であり，線維組織が不規則な厚さで覆っている．それら線維組織はタバコ結紮時の止血の補助になるが，正確なタバコ縫合を掛けるときに邪魔になることもある．初心者では，図のように線維組織は切除し，血管外膜だけを残すようにしたほうがよいと思われる．

タバコ縫合の深さ

タバコ縫合の深さに関しても昔から各指導者によっていろいろなことがいわれているであろう．もちろん大動脈内腔に入ってはいけない．我々が行っているタバコ縫合は，おそらくかなり薄い部類に入るであろうと思われる．

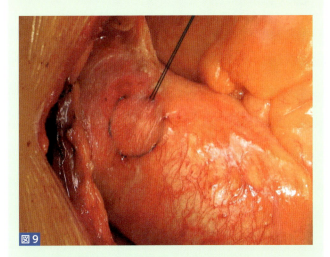

「1周目は中膜にかかるくらいの深さとし，2周目は外膜だけの層にする」という指導者もいると思われ，昔の手術手技の教科書にもそのような記述が多い．しかし我々は，図9, 10 のように，1周目も2周目も大動脈外膜内を薄く走るような深さとしている．そのため埋もれている部分でも糸が透けて見える．薄いタバコ縫合で十分な止血が得られるかどうかという懸念があるが，外膜さえ捉えていれば問題にはならない．深めのタバコ縫合のほうが手技的に難しく，内腔に入ってしまうなどといったトラブルが多いと思われる．

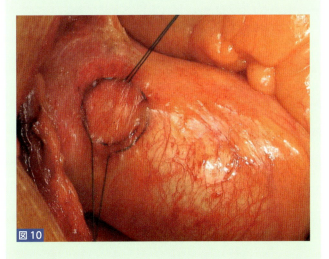

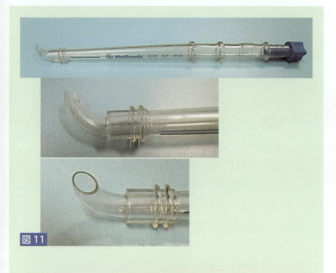

図11

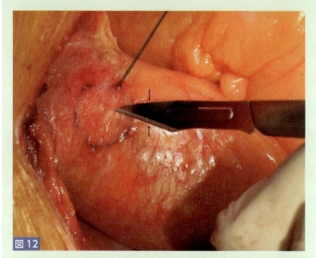

図12

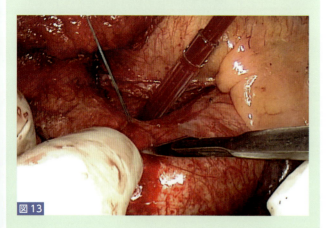

図13

図11 当科で使用している送血カニューレ．

すべての症例でサイズは20 Frを使用している．体格などでサイズ変更はしていない．現場の混乱を避けるのが目的である．

しかし，外科医は送血カニューレのサイズについて知っておかなくてはならない．回路内で最も抵抗が大きい部分がこの送血カニューレである．この部分で流速は最大となり圧較差も最大となる．つまり細すぎると抵抗が大きくなり内圧や流速，乱流などにより血液破壊が起こる．どのくらいのフローのときどのくらいの圧較差が出るのかなどは実験でわかっており，本来ならそれらを参考にサイズが決定される．たとえば180 cmで80 kgの場合，およその体表面積が2.0 m^{2}といわれている（この値は，指標として覚えておくとよい）．体表面積2.0 m^{2}に必要な人工心肺のフローは2.0 m^2×2.4－2.5 L/min/m^2＝5.0 L/minとなる（これも大まかに覚えとくとよい）．5 L/minのフローを出したいときに果たして送血カニューレ部における圧力損失，回路内圧はどのくらいになるのか？ といったことからサイズは決定される．商品によってこの値は違っており，自分が使っているカニューレはどのくらいの性能なのか知っておかなければならない．現在の送血カニューレは肉薄で優れたものが多く，日本人の体格ならば，ほとんどが20 Frで対応できる．

図12, 13 大動脈切開はNo11メスを使用している．メス先は一刀のもと大動脈内腔に差し込むが，深さはおよそ刃の半分くらいを刺入すれば十分である．しかし，初心者はできるだけ大きく開けることを勧める．

4章　体外循環確立

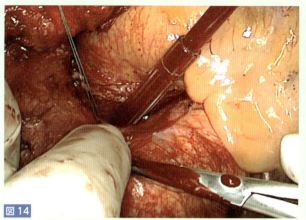
図14

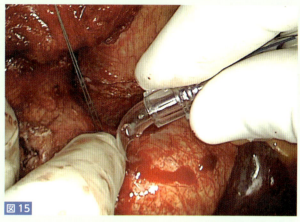
図15

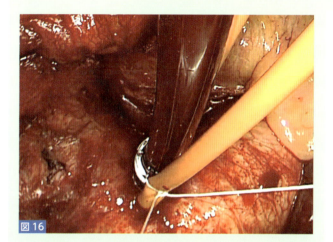
図16

図14 メスで切開したのち，ロングモスキートで内腔を確認する．これは確実に切開されていることを確認するのと，血液をわざと噴出させ，少しでも切開部内面のアテロームや動脈硬化組織を吹き飛ばそうとするものである．

図15 押さえている指をずらしつつ，送血カニューレを滑らせるように挿入する．

図16, 17 スネアダウンし，根元の溝部分で結紮固定する．そのあと図のように皮膚縁に固定するようにしている．

送血カニューレ挿入時の血圧コントロール

　送血カニューレ挿入時は平均血圧を60 mmHg程度あるいは収縮期血圧を100 mmHg程度にコントロールしてもらっている．手馴れた麻酔科医になれば送血管挿入のタイミングを見計らって血圧を調整してくれる．送血管挿入のタイミングでも血圧が下がっていない場合，下がるまで待つことになるが，薬剤などを使うのではなく，ベッドをヘッドアップポジションにしてもらうことが安全と思われる．即効性があり生理的で，すぐに元に戻すことができる．

　また血圧は下がりすぎると送血管は入れにくくなる．ある程度血圧による反発がないと，暖簾に腕押し状態となり入りにくくなる．

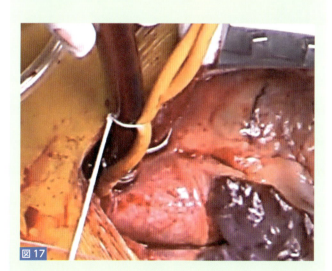
図17

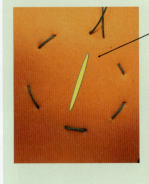
このあたりからの出血が多い

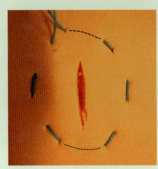

図18

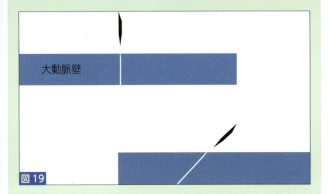

大動脈壁

図19

コツ 送血管挿入部周囲からの血液の漏れ防止

スネア管でタバコ縫合をいくら締めても，送血カニューレ挿入部から血液漏れすることを経験するだろう．大きな問題にはならないことであり，人工心肺が回ってしまえば減っていくことが多いが，あまり気持ちのいいものではない．ほとんどがその患者の大動脈壁の性状で決まってしまうが，ちょっとした予防対策があるので紹介する．

当科の症例をみていると出血する部分はほとんどが小湾側のスネアを降ろしているあたりからだということがわかった．

図18 図左上のようなタバコ縫合があるとすると，当科は横切開であるため，図のような切開を入れることが多い．つまりスネア管で締められる切開縁からの出血が多いと思われた．それは切開縁が十分に圧着されていないから起こるのであろうと考察した．そこで図右下のように，縫合糸の埋まっている部分から対側の埋まっている部分へ向かって切開すれば，縁はタバコ縫合糸によって強く圧着されるのではないかと考えた．実際これを実行してから送血管周囲からの出血は著減している．

もう1つ．

図19 図上のように大動脈壁に向かってまっすぐメスを立てたときより，図下のようにやや斜めに壁内を走ったほうがフラップ状になり出血しにくくなる．

以上のように非常に細かいことであり，気にしたこともない外科医もいると思われるが，筆者はメスを斜めに刺入し，タバコ縫合の埋没しているところから埋没しているところに向かって切開するようにしている．手技的になんら難しいことではなく，送血管周囲からの出血はほとんど経験しないのでお勧めする．

2. 脱血カニューレ挿入

　脱血カニューレは必ず上下大静脈に1本ずつ挿入している．Dual Stage タイプのものは使用していない．上大静脈（superior vena cava：SVC）には 24 Fr，下大静脈（inferior vena cava：IVC）には 28 Fr と決めている．これも現場の混乱を避けるためすべての症例で統一している．SVC に関しては，僧帽弁疾患のときは右房に合流する直前の SVC から曲型脱血管を直接挿入し，それ以外の症例はストレートタイプを右心耳から挿入している．

　図20 右心耳から SVC に向かって脱血管が挿入されている．この部分からの挿入は手技が容易で，挿入後の脱血管の可動性が広がり，AVR など大動脈基部あたりの操作時に視野がよくなる．また抜去後の止血が容易で，心房のペーシングワイヤーもその部分に植えやすい．

　図21, 22 SVC の視野．SVC から右心房への移行部あたりに洞房結節があることは誰でも知っていると思われる．SVC から脱血管を挿入するときは，当然その部分に糸が掛からないように注意する．では，どのくらい離れれば安全なのかということは，あまり知らないのではないかと思われる．正確には洞房結節は，右房分界溝上でやや右外側に存在しており，SVC から右房に移行する上面には存在しない．SVC へタバコ縫合は，図の右房と SVC の境界ラインより SVC 側の上面で行われるため，よほどのことがないかぎりタバコ縫合の糸が掛かることはない．境界ラインから数ミリも離れれば十分である．

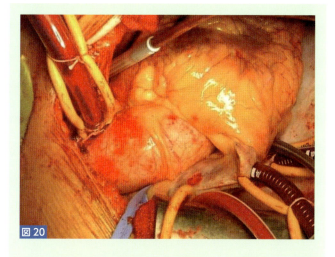

図20

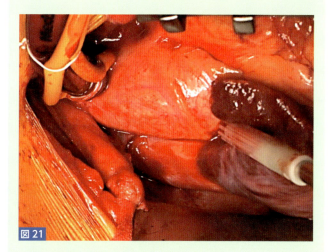

図21

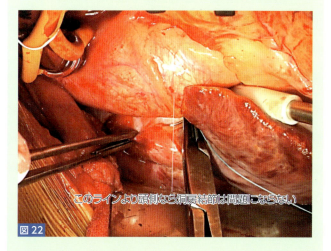

図22　このラインより頭側なら洞房結節は問題にならない

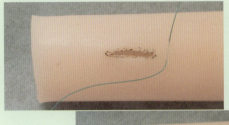
図23

縁のところのタバコはしっかりとした深さで埋めてやる

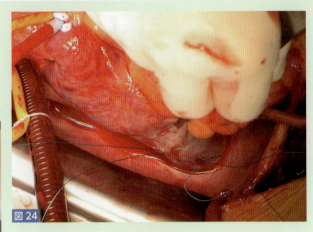
図24

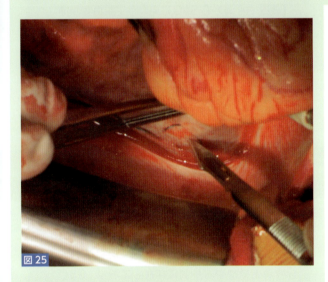
図25

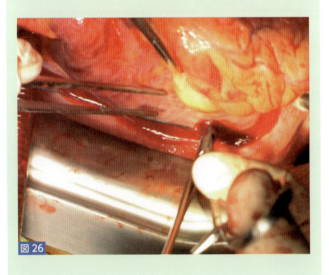
図26

SVC脱血管挿入部からのエアの引き込みについて

　SVCに曲型の脱血管を入れ人工心肺を回すと，陰圧のため空気が吸い込まれることがあるだろう．このエアの吸い込みはほとんど切開部の縁のところからである．シリコンテープをいくらうまく巻きつけてもエアの吸い込みは防げないことがある．送血管挿入部周囲からの出血同様，この現象も大きな問題にはならないが気持ちのいいものではない．吸い込みが多すぎるとエアブロックになり脱血量が落ちることがある．この現象も防ぐことができる．

　図23 送血のときと同様に，切開の上下の縁の部分を，図のように縫合糸が埋没した部分にあわせれば，スネア後の圧着が強くなりエアは吸い込まない．これを行えばエアの吸い込みは確実に防止でできる．

　図24 IVCへの脱血管挿入．

　IVCへの脱血管はどの症例も同じ場所から入れている．IVCが心嚢内に入ってすぐのところで挿入するようにしている．

　図25 メスで切開をいれる．

　図26 ロングモスキートで穴を広げる．

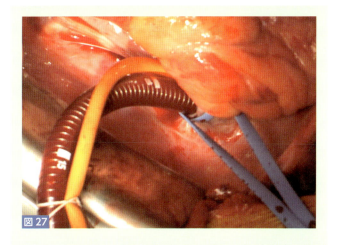
図27

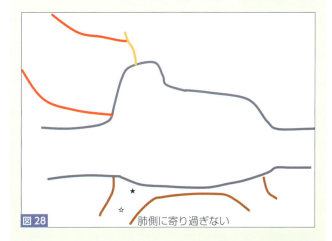
図28　肺側に寄り過ぎない

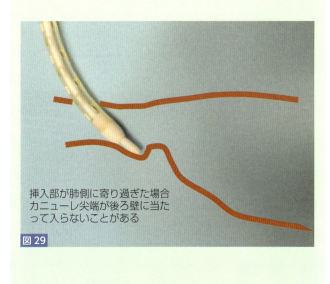
挿入部が肺側に寄り過ぎた場合カニューレ尖端が後ろ壁に当たって入らないことがある
図29

図27 脱血管を7〜8 cm挿入する．このとき脱血管の先端が，肝静脈に選択的に入ってしまうことがある．そのとき著しく脱血量が落ち，人工心肺が十分回らなくなるので注意する．IVC内に尖端があるのであれば何の抵抗もないはずであり，脱血管内の血液面が呼吸性に大きく変動することが確認方法である．

その後，直下のIVCをフラットのシリコンテープで二重にループさせ右房を隔離する．

3．左室ベント挿入

左室ベントは，右上肺静脈から挿入している．特に難しい手技ではないがいくつか注意点を述べる．

- できるだけ左房側から挿入する．図28 の★印あたりから挿入することになるが，左房寄りで挿入すべきである．肺側によってしまうと，壁が薄くなり損傷などのトラブルが多くなる．
- この部分は心外膜と肺静脈壁との間が少し離れて隙間が開いていることがあり，タバコ縫合が心外膜だけに掛かっているとその隙間にベントカニューレの尖端が入ってしまうことがある．そのため肺静脈壁がはっきりしないときは心外膜を1層剥離し，確実に肺静脈壁にタバコ縫合を掛ける．
- うまく入らないときの最初のメカニズムは 図29 のようにカニューレの尖端が肺静脈の後壁に当たってしまうことである．挿入部を左房側に寄ることでこのトラブルは回避できる．
- 左室ベントはカニューレの湾曲を利用して，ブラインドで挿入するものである．多くの症例で初心者でも挿入できるが，僧帽弁輪の石灰化や，解剖学的理由でどうしてもブラインドでは入らないときがある．そのときは，心嚢の底から左房の裏にまで手を入れ，左房の後壁越しにカニューレを触れ，指で誘導してやることで解決することが多い．多くの場合尖端が左の肺静脈や左心耳に迷入してしまっ

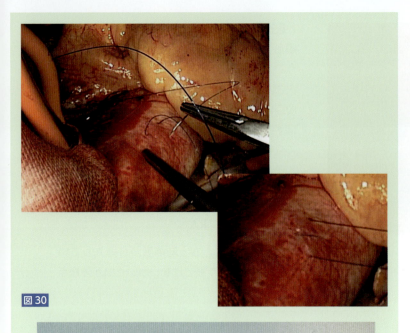

図30

ているので，指で触りながらやや内側上に向かって誘導してやれば必ず入る．慣れれば左房越しにカニューレをつまみながら誘導することができる．

4．心筋保護カニューレ挿入

順行性カニューレ 図30：順行性のカニューレは大動脈基部に置く．後々エア抜きのためのベントとして使うため最も高くなる場所に入れるのが理想である．

図31 のように 4-0 モノフィラメント糸を Z 縫合とし，そこから挿入する．

逆行性カニューレ 図32：逆行性カニューレ．尖端にバルーンがついており，先端圧測定もできるようになっている．

図33 冠静脈洞（CS）から直接入れている．右房を 3〜4 cm 切開し，CS の入口部に 4-0 モノフィラメント糸でタバコ縫合をおき，そこから挿入する．

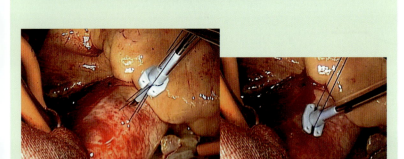

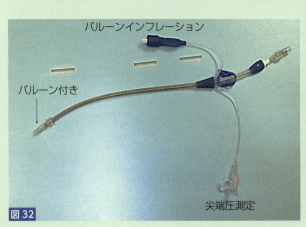

図31

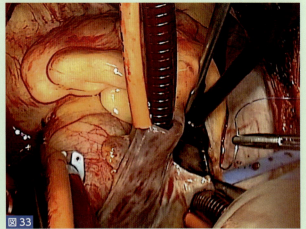

図32　バルーンインフレーション／バルーン付き／尖端圧測定

図33

4章 体外循環確立

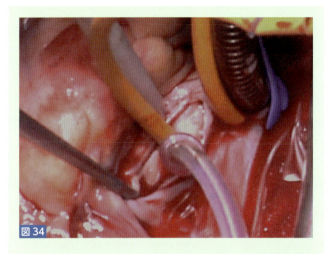

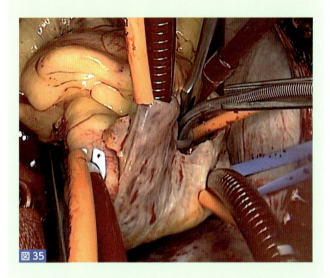

図34, 35 あまり奥に入れない．右冠動脈領域からの冠静脈がCS入口部から近いことがあり，奥に入れてしまうとその領域に心筋保護液が行き渡らない．また心筋保護液が注入時に周囲から漏れないようにタバコ縫合は全周を右房壁内に埋めるように一周する．

5. 心筋保護の実際

当科の心筋保護のメインは逆行性である．順行性を使うときは初回の1回だけである．心筋保護の詳細は後述されており，そちらを参照していただきたい．

心筋保護の歴史

心筋保護の歴史について，若手心臓外科医が最低限知っておかなければいけないことを簡単に述べたい．

心筋保護といえば，現在ではいわゆる心筋保護液のことであり，その注入方法，注入量などを指す．しかし現代心臓手術の幕開けといえる1953年のASDに対する開心術では心筋保護液は用いられていない．現在では当たり前となっているカリウムによる心停止は1955年（Melrose；イギリス）が始まりである．しばらく広く受け入れられることはなく経過し，1970年代に入りcrystalloid cardioplegiaが盛んに開発され，一気に広がった．これには細胞外液タイプ，細胞内液タイプがありいわゆる透明な液体で，カリウムやマグネシウム，プロカインといったもので心停止させている．このcrystalloid cardioplegiaは，現在でも用いている施設がおそらく存在するだろう．

そして1977年にBuckbergらによって報告されたBlood cardioplegiaが現在の主流となっている．各施設さまざまな改良を加えていると思われるが，この基本の概念はBuckberg法と呼ばれている．初回はHigh-K solution，2回目以降はLow-K solutionを，心筋保護液1，体外循環血液4の割合で混合し注入する．特徴は，サムセット（Tris緩衝液）でpH調整し，CPD（citrate phosphate dextrose：輸血パックに最初に入っている液体）でカルシウム濃度を調整している．

その後1986年にTeohらによりWarm cardioplegiaが報告された．これは冠灌流再開直前に冷えた心筋を暖めようというものである．つまり，心筋が冷えた状態で冠灌流を再開させ，いきなり収縮を開始するのはよくないだろうという概念からきている．実際に乳酸除去，細胞内エネルギー（ATPなど）保持などの点において有用性が証明されている．

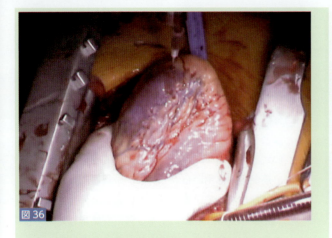

図36

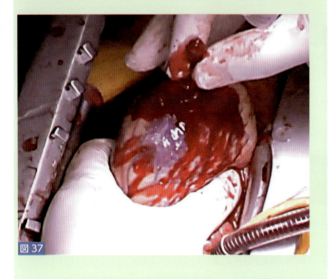

図37

おそらく若手心臓外科医は，心筋保護のことなどあまり知らず興味もなく手術に入っているのではないかと思われる．一度は心筋保護について勉強しておかなければ（できれば一度調合させてもらうべきである），術者として心臓を止めるという行為は行ってはいけない．

体外循環離脱

1. 復温のタイミング

　一般の手術では冷却温度は32℃としている．多くのシンプルな術式では大動脈遮断解除後10分以内で人工心肺の離脱にかかる．つまりそのタイミングで体温が戻っていなければならない．復温を開始するタイミングというのは，マラソンでいうと折り返し地点である．つまり，手術がもはや後戻りしないであろうというタイミング，かつ復温のスピードを考慮し大動脈遮断解除10分後くらいに35℃に戻るタイミングである．術者が復温開始を指示したということは，手術が順調に進んでおり，後戻りしなくてはならない事態が発生しないであろう，と判断したということである．

　上記は我々の考え方であり，おそらく反論があると思われる．「心停止している間は復温をすべきではない」，「選択的脳灌流中は復温すべきではない」，「大動脈遮断を解除するときには温度は戻っていなければならない」，「心停止時間が2時間を超えるようなときは32℃では不十分である」など術者によってこだわりがあるだろう．我々は循環停止を行わない手術は，どれだけ長時間手術であろうと32℃にしている．

2. エア抜き

　心腔内の大きなエア抜きは大動脈遮断解除前に行っている．

　図36, 37　きわめて原始的な方法であるが，18G針を右心室と左心室に直接刺入し抜いている．

　左室心尖部に18G針を刺し，麻酔科に呼吸バッグを加圧してもらい左房の空気をblow outしながらエア抜きを行う．大きなエア塊はこの手技で除去される．

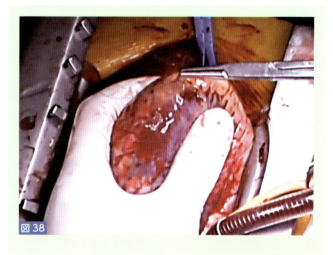

図38 穿刺部は 5-0 モノフィラメント糸で Z 縫合する．我々はいまだにこの方法で行っている．穿刺部からの出血トラブルは経験していない．

そのほか細かいエアは，左室ベント，ルートベントなどから抜くことになる．注意しておかなければいけないのは，大動脈遮断を解除した後，1 発目の心室拍動でかなりのエアが大動脈弁を超えて出ていく．そのため，1 発目の拍動が出るタイミングでは大動脈基部のベントは開放しておいたほうがよい．また遮断解除後に心拍動が再開しても，人工心肺がトータルフローで回っている間は，心室内のエアはほとんど出ていかない．離脱していき，自己拍出が増えていくに従ってエアが大動脈弁を超えていく量が増える．そのためほとんど人工心肺が停止するあたりまでルートベンティングは継続しておくべきである．また経食道エコーを見ていると左房の天井にいつまでもエアの塊がとどまっていることを経験するだろう．そのときは 図39 のように右上肺静脈のベント挿入部から直角鉗子を挿入し，上に引き上げてやれば容易に外に誘導できる．

3．大動脈遮断解除

我々は手技を画一化するため，大動脈遮断の解除は同じタイミングで行うよう心がけている．つまり完全にすべての心腔，大動脈，大静脈などを閉鎖してから遮断解除をしている．最後に閉鎖するのは逆行性心筋保護カニューレを挿入していた右房切開と決めている．これは，手術スタッフ全員が混乱をきたさないためである．つまり右房切開部を閉鎖し始めたら，そのあとすぐに大動脈遮断解除であるとわかる．

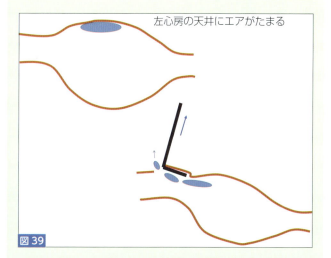

左心房の天井にエアがたまる

図39

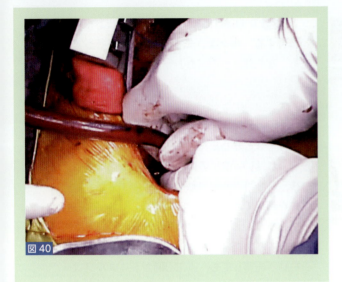

4. 離脱の実際，カニューレ抜去の手順

大動脈遮断解除からの標準的な経過を示す．

❶ 大動脈遮断解除

解除後は心拍動が良好に回復する場合と，しばらく Vf が続く場合があると思われる．遮断解除直前にキシロカインを入れてもらうことが多い．

❷ 除細動

Vf が継続する場合，電気ショックを行う．20J で心室は挟むようにかける．

❸ 自己拍出再開

数分間は定常流とし心臓に仕事をさせない．拍動が強くなるにつれ自己の拍出を出して，心臓の仕事量を増やしていく．心機能や症例によって回復のスピードに差はあるが，多くが 10 分以内に十分な拍出をみせる．

❹ 復温を確認

我々は膀胱温か直腸温が 35℃になれば離脱を開始する．

❺ 人工心肺流量を 7 割まで落とす

35℃を確認したら人工心肺を 7 割まで落としてもらう．同時にまず SVC の脱血管を抜去する．

❻ 左室ベント抜去

温度が戻り人工心肺を離脱し始めるころには左室ベントは抜いてしまうことが多い．原則として左室ベントは温度が戻ってから抜いている．

❼ ルートベント抜去

人工心肺が 5 割から 3 割くらいになればルートベントを抜去する．

❽ 体外循環停止

その後大きな出血などがないことを確認し，体外循環を止める．

心機能が悪くよほど離脱が困難でなければ，大動脈遮断から人工心肺離脱まで 10～15 分である．

血行動態が安定しており，各部の出血がないことを確認し，体外循環を止める．IVC の脱血管はすぐに抜く．

❾ プロタミン投与

体外循環を離脱し，安定していればプロタミンを開始する．まれにプロタミンショックなどが起こるため，すぐにもう一度人工心肺が開始できるよう，半分程度注入するまで脱血回路の血液はそのままにしておく．

❿ 送血カニューレ抜去

脱血や心筋保護など回路内のすべての血液を人工心肺のリザーバに返す．そしてその血液は送血管から徐々に体に返していく．血液のロスがないようにすべての血液を体に返す．ECUM などを使いながらすべての血液を返すようにしている．最後に送血管を抜いて終了である．

図40 送血管は図のように右手で抜いて，左手で押さえるほうが抜きやすい．

6. 止血

心臓手術において止血は手術成績を決定する大きなファクターである．多量出血，多量輸血になった症例は早期，遠隔期とも成績が悪いことがわかっている．しかもほとんどが外科医の手でコントロールできる出血である．だから止血操作は，「内胸動脈をきれいに剥離する」，「冠動脈バイパス吻合の精度を上げる」，「動脈グラフトを多用する」，「人工弁の選択」，「確実な僧帽弁形成を完成させる」などといった，外科手

術患者の生命予後を決定するような重大な要素と同等に位置づけされるのである．決して甘くみてはいけないし，いい加減な止血をしてはならない．

以下に出血再開胸となる出血のうち意外に見落としがちな出血のメカニズムを記す．

1．左房切開部からの出血

僧帽弁手術のときに起こる．理解しやすいメカニズムとしては左房縫合がまずいため切開部から出血しているものである．しかし左房切開部からの出血にみえるものの中には，左房表面を走っている冠動脈の小さい枝から出血しているものが意外に多い．予防としては，心筋保護を注入しながら左房切開を行い，小動脈から出血する場合電気メスで止める，あるいは血管クリップを掛ける．筆者は左房閉鎖前に左房切開縁を全長にわたり電気メスで焼灼している．

2．心膜から横隔膜に向かう枝

これは内胸動脈から出ている枝で心膜を走り横隔膜の前側中央にいたる．心膜横隔動脈の亜型のような枝である．左右どちらにもあるが，特に右内胸動脈から分岐しているものが大きく，出血再開胸手術の原因となる．右胸腔を開放するときに電気メスで焼き切ることが多いが，しっかりと止血しなくてはならない．

3．気管支動脈，上位肋間動脈

これは弓部大動脈手術のときに問題となる．末梢吻合部あたりを剝離するときに枝として認識できるが，時に周囲組織と一緒に電気メスで切離されることがある．このときは循環停止中であるため切離されても出血しないことがあり見過ごされる．循環を再開したあとに出血し始める．弓部再建後に末梢吻合部周囲を確認するのは難しいことが多く，どこから出血しているのかわからないことになる．術前の造影 CT で確認できるのでおよそ何本くらい出ているか同定しておくとよい．

特殊体外循環法

1．低体温循環停止法

当科で低体温循環停止法を用いる場面を述べる．

- 急性 A 型大動脈解離に対する上行置換術：我々は A 型解離に対しては 9 割方上行置換だけ行っている．腋窩動脈，大腿動脈，上行大動脈のいずれかから送血し鼓膜温 25〜28℃の時点で Trendelenburg position とし循環停止とする．逆行性心筋保護を注入しつつ上行大動脈を切開し末梢吻合部を作成する．すばやくサイジングし 1 分枝付き人工血管を吻合する．循環停止時間は 15〜25 分程度であり，順行性脳灌流は使用せず 25℃の低体温循環停止のみとしている．

- 弓部大動脈置換術：弓部置換術の場合も鼓膜温 25℃で循環停止をしている．頸部 3 分枝に順行性脳灌流を挿入している．末梢吻合のトリミングを行い，4 分枝付人工血管を吻合する．循環停止時間は長くて 90 分で，平均は 50 分くらいである．

鼓膜温 25〜28℃循環停止の是非について

弓部置換術の章でも述べているが，鼓膜温度が 25℃のとき膀胱温はまだ 30℃以上である．その状態で循環停止をしてもよいのか，という批判をしばしば受ける[1]．弓部置換術では長くて 90 分程度の循環停止を要することがある．脳は順行性灌流を行っているため問題にはならないが，下半身，特に脊髄が約 30℃の膀胱温で 90 分も耐えられるのか，という批判である．脊髄の低体温循環停止に関する研究は非常に少ない．動物実験はほぼ当てにならない．そのため貴重な臨床経験の報告を総合して判断するしかない分野である．何℃のときにどれだけの循環停止時間に耐えられるのかはっきりとはわかっていない．人間の場合 37℃のときに最大 15〜20 分までの循環停止が許容されると大まかにわかって

いる．さらに脊髄のQ10（10℃下がったときの代謝減少率）は2.3ということがいわれている[2]．このことから10℃下がれば（27℃になれば）安全許容時間もおよそ2倍になるだろうという認識のもと最低温度が設定される．これは単純循環停止の場合の話であり，選択的脳灌流を行うことで，両鎖骨下動脈から椎骨脳底動脈系，内胸動脈，あるいは背筋群の動脈から脊髄に向けネットワーク血流があることがわかっており，安全許容時間はさらに延長することが予想される．実際鼓膜温25～28℃の設定で100例以上の弓部置換を経験しているが明らかな脊髄虚血は経験していない．

2．順行性脳灌流法

後述する「Topic 滋賀医大式人工心肺」に詳記されているので参考にされたい．当科での基本的な内容を述べる．若い外科医は知らないかもしれないが，この方法は，我が国の数井輝久先生が世界に広めた方法である[3]．

- 鼓膜温25～28℃を指標に循環停止にする：末梢吻合に時間がかかりそうな場合は25℃まで下げ，シンプルに終われそうなら28℃で循環停止とする．この時点で膀胱温はまだ30℃以上である．
- ヘッドダウンポジションとし，SVCの脱血管を遮断しCVPを上げる：これは静脈系の陰圧を予防する目的である．慣例的に行っているが，どれほどの意味や効果があるのかは，過去の書物を調べてもわからなかった．
- 3分枝すべてに送血する：世界的にみて3分枝すべてに送血するのは主流ではないらしい．数井先生の原法も腕頭動脈と左総頸動脈の2本に送り，左鎖骨下動脈は遮断する，というものである．2本送血した時点で，左鎖骨下動脈からのバックフローが十分であれば2本だけでよいと思われる．腕頭動脈が14 Fr，左総頸と左鎖骨下動脈へは12 Frを挿入する．
- 1本につき250～300 mL/minで送血する：1つのポンプで3本に送血するため各分枝への血流はそれぞれの血管抵抗に依存する．総血流量は750～1,000 mL/minとなる．橈骨動脈の圧，左右差，頭部のrSO₂（regional saturation of oxygen）などを参考にperfusionistが流量調整を行う．

基礎知識

脳の血流量は常温で心拍出量の15～17%，脳100 g当たり50～60 mL/min/100 g脳である．常温ではこの値が10～12 mL/min/100 gより少なくなると脳細胞の壊死が進むといわれる．体重の2～3%の重量しかない脳が全心拍出量の15～17%を必要としていることになる．そうすると脳の重量は1,300 g程度であるから13倍しておよそ780 mL/minが常温で要求される血液量である．これは主に両側頸動脈と両側椎骨動脈から流れている血液となる．低体温であれば必要量は780 mL/min以下となる．

実際SCPを腕頭と左総頸動脈に2本挿入し1つのポンプで送った場合，末梢血管抵抗の違いから腕頭動脈へ流れる量が多いことが予想される．実際それを研究した報告があるが3：2あるいは4：3の血流比といわれている．腕頭動脈に流れた血液は，右鎖骨下動脈から上肢-胸背部方面へかなり流れるはずであり，それ以外が，右総頸動脈と右椎骨動脈に流れる．さらにSCPを3本挿入した場合，左鎖骨下動脈に送った血液の大半は上肢に流れ椎骨動脈に流れる血液はかなり少ないだろうと予想される．そのため左上腕をSCP中に駆血する施設もある．

3．逆行性脳灌流法

逆行性脳灌流も日本の外科医がリードしてきた方法である[4]．現在我々は補助的に行っている．たとえば弓部置換術で循環停止のあとスムーズにSCPを挿入できればよいが，分枝動脈の性状が悪く安全に挿入できないことがある．そのとき末梢にまで切り上がっていけば良好な壁に到達できることが多い．その部位はかなり奥になるため人工血管をそこに吻合し間置し，その人工血管内にSCPを挿入することが

ある.この手技のために10分程度必要であり,その間,逆行性灌流を行うことがある.また急性A型解離の上行置換のときに,低体温の単純循環停止のみで手術を行っているが,末梢吻合にかかる時間が予想を超えて30分以上かかりrSO_2の低下がみられたとき逆行性灌流を行うようにしている.

当科の人工心肺回路では,回路の一部をクランプするだけですぐに逆行性灌流が可能なように設計されており,特別な準備は必要ない.

文献

1) Suzuki T, Asai T, Nota H, et al. Selective cerebral perfusion with mild hypothermic lower body circulatory arrest is safe for aortic arch. Eur J Cardiothorac Surg. 2013; 44: e25-31.
2) Griepp, RB, Griepp EB. Spinal cord protection in surgical and endovascular repair of thoracoabdominal aortic disease. J Thorac and Cardiovasc Surg. 2015; 149: S86-90.
3) Kazui T, Washiyama N, Muhammad BA, et al. Total arch replacement using aortic arch branched grafts with the aid of antegrade selective cerebral perfusion. Ann Thorac Surg. 2000; 70: 3-9.
4) Ueda Y, Miki S, Kusuhara K, et al. Surgical treatment of aneurysm or dissection involving the ascending aorta and aortic arch, utilizing circulatory arrest and retrograde cerebral perfusion. J Cardiovasc Surg. 1990; 31: 553-8.

〈鈴木友彰〉

TOPIC 3

人工心肺

　当施設では，臨床工学技士が14名在籍しておりそのうち6名が人工心肺業務に携わっている．1症例に2名（人工心肺操作者1名/外回り・心筋保護・記録者1名）を配置し人工心肺業務を行っている．人工心肺を使用する開心術は，定期手術はもとより緊急手術での対応がミスなく施行されなければならないと考えている．我々のシステムは，緊急手術に瞬時対応できるようにシンプルなシステム，人工心肺操作者の目線移動などを考慮した配置，術者・麻酔科医らとコミュニケーションがとりやすいよう考えている．

滋賀医科大学の体外循環システム

　人工心肺システムは，落差式脱血法を基本とし（補助的に陰圧吸引補助脱血も行えるシステムも備え），遠心ポンプ送血で行っている．灌流量は2.4 L/min/m^{2}を目安とし，数々の因子（灌流圧，血液温，合併症，尿量，代謝状態など）により適宜調整している．ポンプ開始後より輸液ポンプを使用し，D-マンニトールを100 mL/hrで100 mLリザーバー内に投与し，浸透圧の維持を行っている．心筋保護ポンプは，人工心肺装置で行っており，別に心筋保護用ポンプシステムを用意することなくシステム化されている．ECUMポンプは，別ポンプで準備し，必要時に接続して使用している．活性化凝固時間（ACT）については，400秒以上で体外循環開始し人工心肺中のACT管理は，480秒を目標に調整を行う．

人工心肺装置

　人工心肺装置のシステム 図1 は，「メラ人工心肺装置HAS型」（泉工医科工業㈱）6基ポンプ仕様〔分離ポンプ：吸引2基（100φ），ベント1基（100φ），脳分離1基（150φ），モジュールポンプ：心筋保護用2基（100φ）〕と，送血用ポンプとして，遠心ポンプ「ロータフロー」（ゲティンゲグループ・ジャパン㈱）で構成されている．

冷温水槽

　「HCU30」（ゲティンゲグループ・ジャパン㈱）を使用し，人工心肺メインと心筋保護を兼ね備え1台で温度管理を行っており，コントローラーがセパレートになり，手元で温度管理ができるようにしている．24時間365日電源を入れ，製氷しているので，緊急時の冷却もスムーズにでき簡便である．

陰圧コントローラー

　「VAVDコントローラー」（ゲティンゲグループ・ジャパン㈱）を使用しているが，基本は落差脱血であるため陰圧吸引補助脱血（VAVD）を使用する頻度は年に数回である．

静脈貯血槽内圧測定

　陽陰圧監視装置「HPM-1」（泉工医科工業㈱）を使用しており，落差脱血中でも常時，静脈貯血

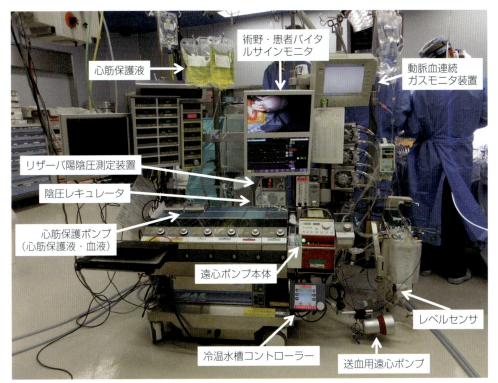

図1 人工心肺システム

表1 心筋保護液の組成

組成	High K	Low K	備考
KN1A補液	250 mL	250 mL	
5%ブドウ糖	250 mL	250 mL	
50%ブドウ糖	40 mL	40 mL	
サムセット	200 mL	200 mL	
CPD液	50 mL	50 mL	
塩化カリウム（2 mEq/mL）	40 mL	20 mL	High K作成時，Low Kに20 mL 手術室にて調剤
ミオコール	10 mL	10 mL	手術部にて調剤
シグマート	12 mg	12 mg	手術部にて調剤

槽内圧を監視していることで，まれに陰圧吸引補助脱血（VAVD）を使用した際にも確認できている．

患者情報モニタ

動脈血連続ガスモニタ装置「CDI® 500 システム」（テルモ㈱）
無侵襲混合血酸素飽和度監視装置「INVOS5100C」（コヴィディエンジャパン㈱）

心筋保護法

心筋保護液は，Buckberg solutionをもとに当施設でアレンジした心筋保護液を調剤している 表1．心筋保護回路は，HIPEX（JMS㈱）心筋保護熱交換器を組み込んだワンパス回路 図2 を使用

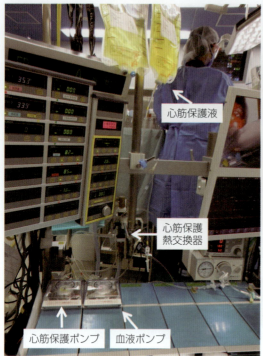

図2 心筋保護ポンプと回路

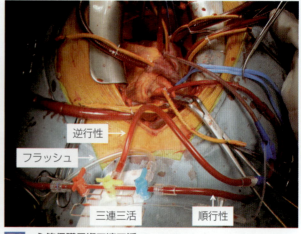

図3 心筋保護用術三連三活

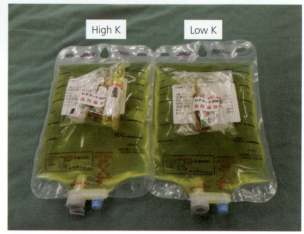

図4 心筋保護液

し，血液と心筋保護液を4：1で温度を15℃に冷却してローラーポンプにより注入している．心筋保護液は，初回投与用High K solutionと2回目以降用Low K solutionの2種類がある 表1 ．

初回の注入量は20 mL/kgで行い，心筋保護液はHigh K solutionを使用する．2回目以降の注入量は（体重にかかわらず）500 mLでLow K solutionを使用する．心筋保護の間隔は，投与後19分で術者にコール，一度回路内をフラッシュアウトする．その後，術者の合図により心筋保護を開始する．開始するまでは，5分間隔で術者にコールする．

注入方法は，順行性，逆行性を組み合わせている．症例により選択的冠動脈注入法も使用できるようにしている．注入圧は，順行性注入法で100〜120 mmHg（回路内圧），逆行性注入法では30〜40 mmHg（カニューレ先端圧）を基準としている．どちらも注入速度は250 mL/min前後とし，注入圧に注意しながら流量調整を行っている．術野において，三連三活 図3 を利用し順行性・フラッシュ・逆行性と切り替えが行えるよう工夫している．

心筋保護液の作成とプライミング

Low K solutionにKClを20 mL追加したものがHigh K solutionとなる 図4 ．調剤については薬剤部で調剤を行っており，手術部に払い出される際には，Low K solution 2パックのうち，塩化カリウム（KCl）：20 mLとシグマート®：1 g，ミオコール®：20 mLが添付されているのがHigh K

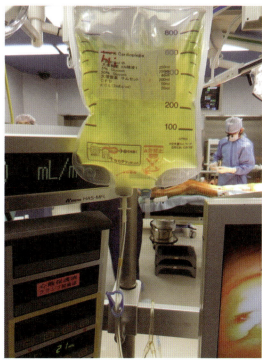
図5　High K solution のみ接続

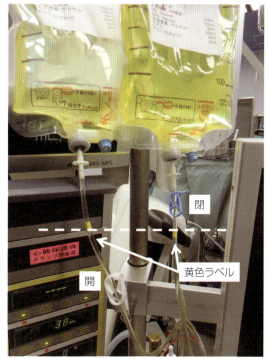
図6　クレンメ開閉位置

表2　滋賀医科大学における体外循環の回路サイズと充填量

体表面積	回路	人工肺	回路選択	総充填量（mL）※
1.5 m² 未満	M回路（プレコネクト） Xコーティング　テルモ㈱	キャピオックス® FX15（フィルター内蔵） テルモ㈱		900
1.5 m² 以上	L回路（プレコネクト） Xコーティング　テルモ㈱	キャピオックス® FX25（フィルター内蔵） テルモ㈱	緊急時または Hct 低下時	1100
1.5 m² 以上	L回路　SECコーティング 泉工医科工業㈱	NHP　エクセランプライム 泉工医科工業㈱	定期手術	1400

※ 20% D・マンニトール：体重×2.5 mL，7%メイロン®：体重×2 mL，ヘパリンナトリウム：5 mL
　抗生物質，ステロイド剤＋生食　を総充填量とする．

solution．シグマート®：1 g，ミオコール®：20 mL のみが添付されているのが Low K solution となる．使用前に Low K solution に KCl 20 mL とシグマート® 1 g，ミオコール 20 mL を調剤する．

　心筋保護回路のプライミングは，生理食塩液でプライミングをした後に，調剤された High K solution のみを調剤し接続する．そうすることにより High K solution と Low K solution の接続ミスをなくしている 図5．その後，Low K solution を調剤し準備する．

　Low K solution を接続する際には，初回の心筋保護終了後に High K solution のクレンメを閉めた後に接続するように統一している．クレンメの色も変えており青は High K solution，白は Low K solution と区別している．クレンメの開閉を確認しやすいようにチューブの黄色ラベルよりクレンメの位置が上は閉，下は開としている 図6．

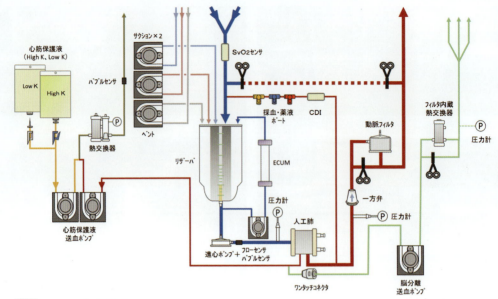

図7 人工心肺回路構成図

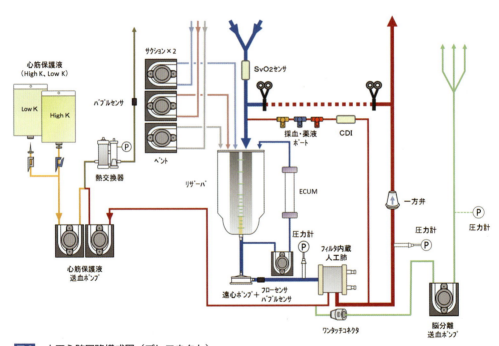

図8 人工心肺回路構成図（プレコネクト）

人工心肺回路

　人工心肺回路の選択は，表2に示すように動脈フィルターを組み入れている標準仕様のL回路 図7．緊急用に，動脈フィルター内蔵型人工肺を使用したプレコネクト回路のL回路とM回路を準備している．基本構成は同じであり，フィルター内蔵型人工肺プレコネクトかそうでないかの違いだけである 図8．人工肺の前後に回路内圧を測定できるようにポートを立ち上げているが，人工肺

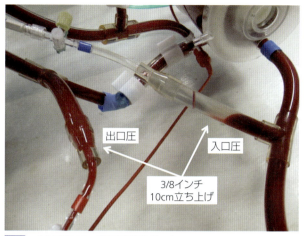

図9 人工肺入口・出口圧測定ポート

表3 カニューレ一覧

送血管	脱血管	心筋保護カニューレ
上行送血 DLP® 20 Fr（81120） 他のサイズ 22 Fr	上大静脈脱血 TOYOBO Frexmate® 24 Fr ストレート （INKN-S2-24） 他のサイズ 22 Fr/26 Fr/30 Fr/32 Fr	順行性カニューレ DLP® 14 Fr スタンダードチップ （10014）
鎖骨下送血 Research 20 Fr（AA020TFA） フレキシブルタイプ	下大静脈脱血（僧帽弁手術時） Research 24 Fr（TF024O90）曲 他のサイズ 22 Fr/28 Fr	逆行性カニューレ Research 14 Fr ハンドルスタイレット（RC2014MIB）
大腿動脈送血 Research 20 Fr（APC020B） フェモラルタイプ	下大静脈脱血 TOYOBO Frexmate® 28 Fr ストレート （INKN-S2-28） 他のサイズ 22 Fr/26 Fr/30 Fr/32 Fr	DLP® バスケットチップ ハイフロー 19.1 cm 10〜14 Fr 90° 12 Fr 45°
解離部ガイドワイヤ下送血 Research 20 Fr 他のサイズ 16 Fr/18 Fr	大腿静脈脱血 Research 24 Fr（VFEM24）or 28 Fr（VFEM28）	

トラブル時の人工肺交換に対応できるように 3/8 インチチューブを 10 cm 立ち上げることにし，入口・出口圧を測定している 図9．

送血・脱血・その他のカニューレ

滋賀医大で使用しているカニューレは 表3 に示す．基本は，送血 20 Fr．脱血管 24 Fr（上大静脈），28 Fr（下大静脈）を使用している．

循環停止と脳分離体外循環用回路

循環停止を行う症例は，人工心肺開始後冷却を開始するが，左室内にベントカニューレが挿入されるまでは送血温を 30°C ほどにし，挿入後 18°C から 20°C まで送血温を下げる．大動脈弁閉鎖不全がある場合には，急激なフロー，心室細動になれば心臓が過伸展になるので送血量とベントの調整が重要である．灌流量は，2.4 L/min/m^2 以上で送血し，血圧は 50 mmHg 前後で調整するが血圧 50 mmHg 以下になっても昇圧剤は使用せず，脱血量に十分注意しながら灌流量を上げて循環動態を維持する．また，冷却速度を速める目的もある．

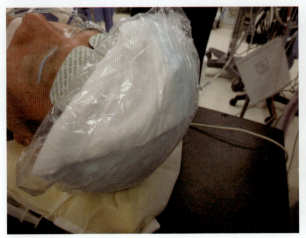

図10A 頭部冷却の工夫

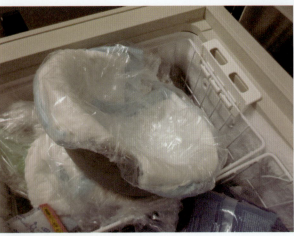

図10B 頭部冷却の工夫

鼓膜温 25℃（症例により 23℃から 28℃）で循環停止を行う．その時の直腸温または膀胱温が 30℃を下回らない場合でも循環停止を行っている．送血温が 18℃前後であるため循環停止後も惰性により数分で 30℃を下回る．循環停止の際，頭部を下げ中心静脈圧（CVP）が 10〜15 mmHg になるように脱血量を調整し循環停止を行う．

脳保護を目的に，麻酔導入直後より頭部を冷却するための冷却用ヘルメットを作成し工夫を施している 図10A．吸水パッドを利用し，水に浸してから頭にかぶるくらいのステンレスボールに貼り付けてから冷凍庫で凍らせ準備している 図10B．

脳分離体外循環用回路は，1ローラーで3分枝送血を行えるようにしている．メイン回路の接続箇所は，人工肺サービスポート（1/4インチ）より心筋保護回路を接続しており，そこに脳分離回路接続用ポートを立てている 図11．接続ポートは，ワンタッチコネクター

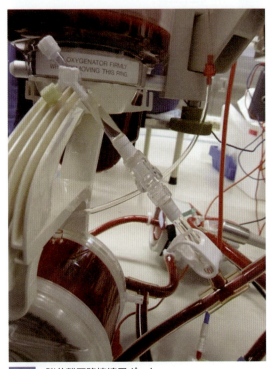

図11 脳分離回路接続用ポート

を使用し簡便に接続でき，メイン回路のプライミング後，または体外循環中にでも接続が可能である．血液流量は，1分枝 250 mL/min で行い，血圧，rSO_2，鼓膜温，血液ガスなどにより，3分枝送血時，750〜1,000 mL/min の範囲で管理している．カニューレは，ファイコン®・ハイフロー SP スタッドカテーテル I 型（富士システムズ㈱）右腕頭動脈 14 Fr，左総頸動脈 12 Fr，左鎖骨下動脈 12 Fr を標準とし，血管サイズに合わせて選択できるように 10 Fr，8 Fr も準備している．

復温は，Distal 吻合終了後，人工血管側枝より送血を開始した時点で行う．温度差は，脱血温と冷温水槽の送水温が 10℃以内とし，また送血温と直腸温・膀胱温・鼓膜温との温度差も 10℃以内

として送血温度の調整を行っている.

安全対策

安全対策として,日本体外循環技術医学会の安全対策委員会から出されている,人工心肺の安全装置の設置基準の勧告(第5版)[1]の必須については達成しており,強く推奨・推奨をほぼ達成している.また,人工肺のトラブル時において,人工肺交換に必要な回路を独自で考え作成し,人工肺交換を迅速に行えるよう作成している.他にも緊急手術時の回路組立において,エラーを防止する工夫も行っている.

Emergency Box と人工肺交換回路の作成

Emergency Box

人工肺の交換や回路の不具合があった際に,交換用チューブ,コネクター,清潔な剪刀・鑷子・シーツ,消毒液などを収納準備し,緊急対応に備えている 図12.

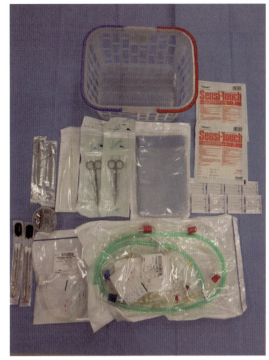

図12 Emergency Box

人工肺交換用回路

人工肺の圧上昇については,原因がわからず人工肺入口・出口圧の異常な圧交差を認めた症例は230例に1例の割合,人工肺を緊急交換する事態となった症例は1,228例に1例の割合という報告もある[2].我々も,数回の交換を余儀なくされた経験があり交換用回路を作成した 図13[3].人工肺交換の手としては,交換用人工肺に交換用回路を接続しプライミングを行う 図14A.充填後に入口・出口圧の回路

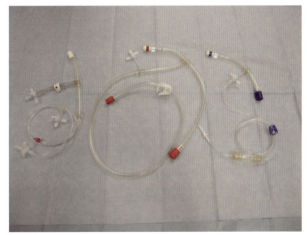

図13 人工肺交換用回路

を鉗子で遮断し切断し交換用人工肺と接続する 図14B.交換用人工肺出口側接続回路にリザーバーに戻るラインから充填を行った後の気泡抜きを行う. 図14C 循環停止をせずに人工肺交換を行えるようにした 図14D.

吸引・ベントチューブのポンプヘッド掛け間違え対策

ポンプヘッドの掛け間違えで逆回転し,ベントからエアーを送り込む危険性がある.対策としては,逆流防止弁を取り付けることでエアーを送り込まないように対策することが重要ではあるが,

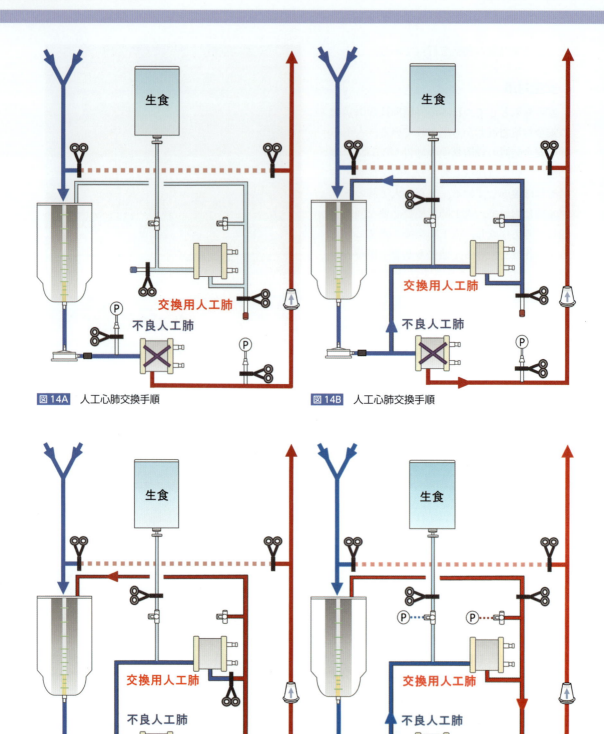

図14A 人工心肺交換手順
図14B 人工心肺交換手順
図14C 人工心肺交換手順
図14D 人工心肺交換手順

Topic ③

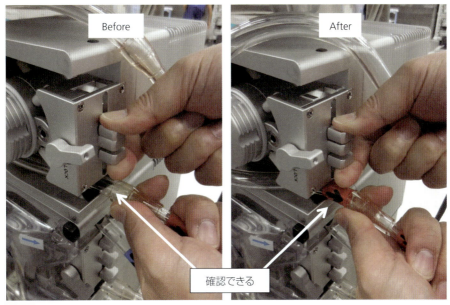

確認できる

図15　逆接続時のマーカーの有無

ポンプチューブを逆に掛けないようにすることも重要である．我々は，ポンプヘッドチューブにマーカーを付けて間違いを防いでいる．以前はポンプヘッドチューブから先にマーカーを付けていたが，ポンプヘッドに掛かるポンプチューブの出口付近に大きくマーカーを付けている．出口付近に付けることにより逆にはめた場合，最初にポンプチューブをポンプに固定する際に，マーカーが固定部にあるので，逆にポンプチューブを掛けていることがわかる．必ずポンプヘッドの固定場所を見ながら固定するので，マーカーがあるかないかが確認できる 図15．また，ポンプ側と術野側の吸引チューブとベントチューブの接続間違えを防ぐためにプレコネクトにし，ベントのプレコネクトは吸引とは逆向きにすることにより吸引との誤接続を防止している 図16．

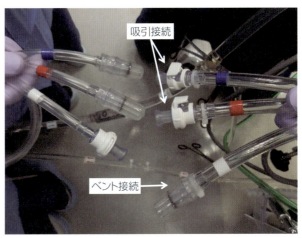

図16　吸引とベントの誤接続防止

人工心肺装置故障時の対応

メインポンプに使用している遠心ポンプの故障などがあった場合，迅速に交換できるように手術部内のPCPS装置をメインポンプと同じ器種にし，モーター部・コントロール装置部どちらかが故障しても交換できるようにしている．また，ローラーポンプにおいても1基予備ポンプを置いている．

まとめ

　当施設では，体外循環法や体外循環回路においてできるだけ単純でわかりやすい構成にして，エラーが起こりにくいように工夫を施し，安全に体外循環が行えることを第一に考えている．術者・麻酔科医・看護師と我々臨床工学技士が連携をとりながら手術状況を把握・確認，密にコミュニケーションをとることにより，突然のトラブル発生や術式変更などの際にも協力して迅速に対処できることが，心臓血管外科手術・体外循環を安全に遂行できる最も重要な要因であると考える．

文献
1) 日本体外循環技術医学会安全対策委員会．人工心肺の安全装置の設置基準の勧告（第5版），2015．
2) Fisher AR, Baker, M, Whitehorne M, et al. Normal and abnormal trans-oxygenator pressure gradients during cardiopulmonary bypass. Perfusion. 2003; 18: 25-30.
3) 吉田　均，竹内　斉，浅井　徹，他．回路の工夫により人工心肺トラブルで交換を迅速に行えた症例と交換用回路の作成．体外循環技術．2010; 37（4）: 429-32.

〈吉田　均〉

5章 大動脈弁置換法

大動脈弁手術に必要な解剖知識

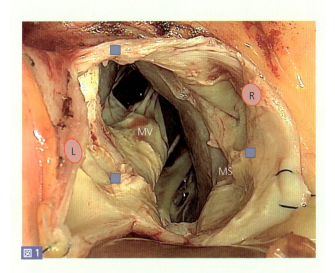

図1 大動脈弁置換のときの術者の視野はこのようになる．図は弁尖を切除したところ．

青■が交連部の頂上．

赤●が左右冠動脈の入口である．

左冠尖と無冠尖の左室側には僧帽弁が見えている．交連部がちょうど僧帽弁の真ん中あたりに相当する．僧帽弁の縁からは腱索が乳頭筋に向かって伸びている．

無冠尖と右冠尖の交連部直下の三角地帯は膜性中隔（MS）で，その奥に見える筋肉は心室中隔であり，刺激伝道系（His 束）が走っている．His 束はその少し奥で左脚と右脚に分かれる．

膜性中隔の裏側は三尖弁輪と接している．大動脈弁置換のときに，膜性中隔周囲の縫合糸が右房側から見えていることがあり，そのくらい近接している．

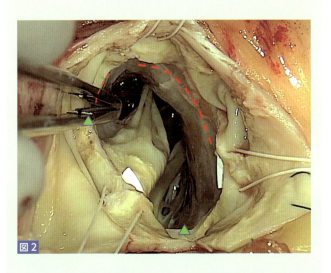

図2 図は各交連部に horizontal mattress（noneverting mattress）で糸を掛けたところ．

大動脈弁輪は，赤点線で示した右冠尖の大部分と左冠尖の一部は直接心筋につながっている．それ以外の部分では，線維性の組織とつながっている．特に緑▲で示した僧帽弁付着の両端は線維組織が強靭で三角の形をしており線維三角と呼ばれる．左上の緑▲が左線維三角，右下の緑▲は特に発達しており中心線維三角（右線維三角）と呼ばれる．線維三角の部分は弁輪の Nadir に相当し，しっかりと人工弁を sitting させる基準点になる．

大動脈切開

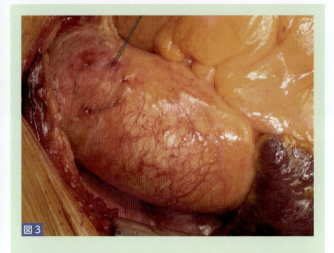

図3

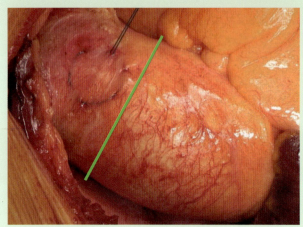

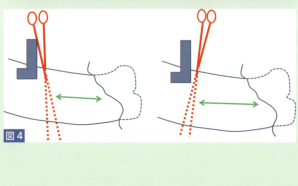

図4

図3 術者からみた上行大動脈．大動脈弁置換は上行大動脈が短いと窮屈でやりにくい．送血部位はなるべく高い位置で行う．それによってフリーになる上行大動脈部分が広がる．図の送血位置は標準的な場所であり，もっと高い遠位に置くこともできる．

図4 送血部位のすぐ中枢に遮断鉗子が掛かることになる（図上緑ライン）．大動脈遮断鉗子を掛けるときに少し注意することで上行大動脈のスペースを広く確保できる．通常意識せずに遮断鉗子を掛けると左下のような角度で入ることが多い．それを右下のように弓部に向けて角度をつけることで上行大動脈の working space が広くなる．これだけのことでずいぶん手技が快適になることがある．

1. 標準的切開法

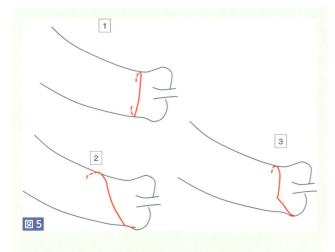

図5 上行大動脈の切開法．最も一般的な方法は①の低位横切開である．右冠動脈起始部を確認し，その10 mmほど上方を横切開する．内部を確認しながらそのまま水平に切開を広げる．内側は左冠動脈の直上あたりまで切り込む．②は斜切開であり，無冠尖の弁輪中央に向けてスパイラルに切り込むものである．良好な視野確保のために狭小弁輪狭小大動脈基部症例に用いられる．

我々は両方法の良いところをとって③のような切開にしている．おそらく現在の外科医はこの方法をとっていることが多いのではないか思われる．切開開始は①と同じで右冠動脈の10 mm程度上方で水平に進み，内側は左冠動脈直上10 mmあたりまで切り込む．ほぼ正面で急峻に切り下がり無冠尖弁輪中央やや左寄りに向かって切り込む．

図6 低位横切開法．最も標準的で安全な上行大動脈切開法．電気メスで丁寧に剥離すると容易に右冠動脈の起始部が確認できる．その10 mm上方を真横に切開する．なお10 mmでなく，より低く5 mm程度でも問題は起こらない．

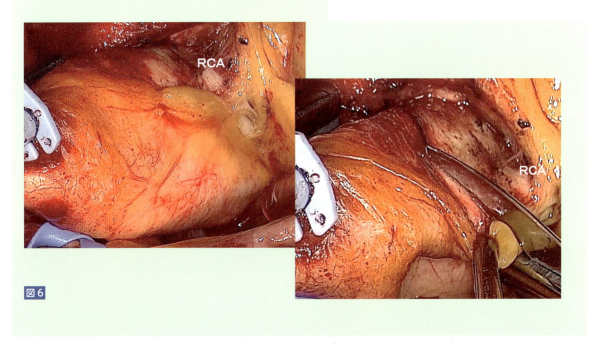

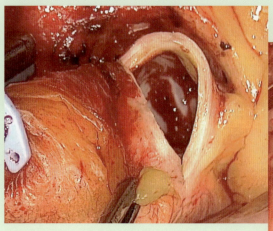
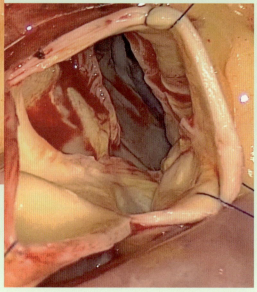

図7

図7 内腔を確認しながら左冠動脈入口部や交連の高さを確認し，水平に横に切り進む．しなやかで大きな大動脈であればこれだけで視野は十分である．

2. 当科の切開方法

最近の大動脈弁置換術は高齢化が進んでいる．それにつれ生体弁の割合が増えてきてい

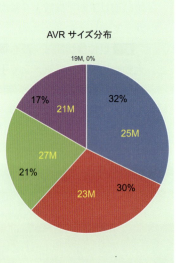

表1

SIZE	直近100例 （2016年1月現在）
19	0 %
21	17 %
23	30 %
25	32 %
27	21 %

AVRサイズ分布
- 19M, 0%
- 21M, 17%
- 23M, 30%
- 25M, 32%
- 27M, 21%

る．生体弁は機械弁に比べ同じサイズでも弁口面積が小さい．そのためできるだけ大きい弁を入れる技術が以前より要求されるようになってきている．大きな弁を確実に移植するには良好な視野で行うことが大切である．大動脈弁置換術において，大動脈切開部からの出血トラブルは致命的である．そのため外科医の気持ちとしてはあまり低く切り込まず，高い位置で切開し安全に閉鎖できるようにしたい．しかし，高い切開では視野が悪く，手技が不確実になりやすい．我々は，低く深く切りこむことで良好な視野を得，大きなサイズの人工弁を入れるように努力しており，実際かなり大きい生体弁を入れることができている．表1に浅井執刀の直近100例（2016年1月現在）の生体弁AVRにおけるサイズ分布を示す．最も多いサイズが25Mであり32％，次が23Mで30％，そして27Mが21％，21Mが17％と続き，世間一般に最も多いといわれる19M生体弁は1例もなかった．たしかに当科ではPPM（patient prosthesis mismatch）を気にしたことがない．弁口面積が大きければ遠隔期の成績も安定し，また大きい人工弁ほど破壊変性も起こりに

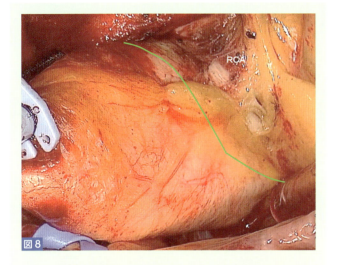

くいことがわかっており，大きな人工弁を入れることは質の高い AVR の重要な要素である．

以下に，我々の切開法，視野出しを提示する．

図8 我々の標準的な切開をいくつか提示する．切開ラインは緑ラインのように上行大動脈前面で急峻に下行させる．

図9, 10 右冠動脈起始部の 5～10 mm 上方を横切開し，内側へは左冠動脈直上まで切り込む．この内側部分は閉鎖時に問題となることは少なく，またいくら裏面に回りこんでもトラブルは起こりにくい．外側への切開は横切開の後，前面で急峻に下方に切り下がり STJ を越え無冠尖のバルサルバに切り込み弁輪の中央からやや左冠尖よりに向かって降りていく．この切開縁は交連の高さより低くなる．この部分の切開縁はストレスをかけるとどんどん裂けていくことがあるので注意が必要である．

写真でわかるように，これだけ切り込めば視野に不自由することはない．確実な視野を出すことですべての手技が正確になり，至適サイズの弁が移植でき，結局トラブルも少なくなるはずである．

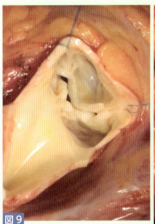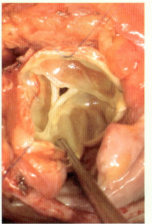

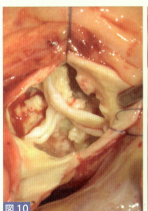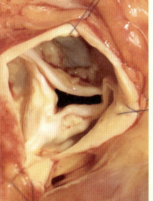

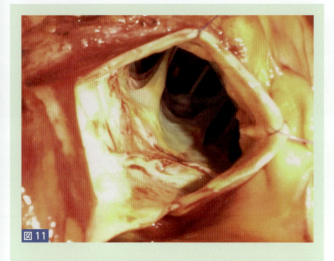

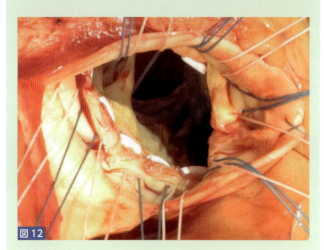

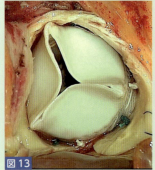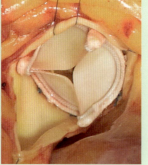

図11 弁尖を切除したところ．低く良好な視野で弁切除を行うことで弁輪を深く切り込んだりせず正確な limb を残すことができる．

図12 弁輪の糸掛けが終わったところ．生体弁の場合 supra-annular position で移植するため縫合糸はプレジェットが左室側になる．左室側の刺入点も視認しながら運針でき，正確な移植が可能で，弁周囲逆流のトラブルもなくなる．

図13 人工弁移植後．かなり低く切り込んでいるため人工弁のストラットは大動脈切開部より高く飛び出ている．また，外側の切開縁は人工弁の sawing cuff と同じレベルである．ここまで切り込んでしまうとこの切開縁からの出血が心配され，教科書的にはあまり推奨されることではないかもしれない．しかし図でもわかるとおり切開縁の視野は非常に良好であり，正確に運針することができむしろ出血しない確実な手技が実現できる．

5章 大動脈弁置換法

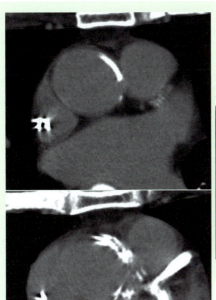

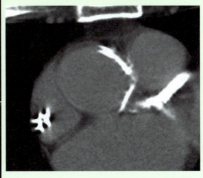

図14

高度石灰化大動脈への
アプローチ

　大動脈弁狭窄症の多くは石灰化弁であり大動脈にも石灰化を有する症例が多い．図14, 15 は同一症例であるが，aortotomy部に高度な石灰化を有しており，外科医を非常に悩ませる．こういった症例はSTJ自体も狭く人工弁移植が技術的に難しい．我々はこういった症例は思い切って石灰化をはずすようにしている．

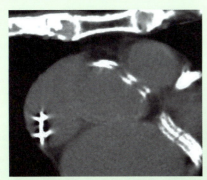

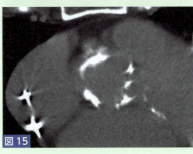

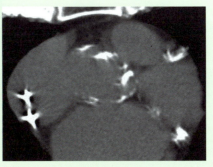

図15

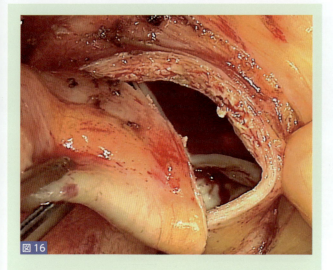
図16

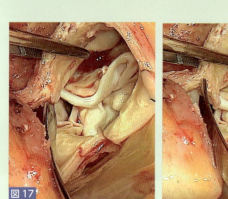
図17

図16，図14, 15 の症例の上行大動脈．思い切って石灰化の真ん中をクーパーで切開破砕する．

図17 石灰化内膜だけを剝がす．石灰化は内膜に起こっているものであり外膜まで巻き込まれていることはない．石灰化部分だけを取り除くことができる．

図18 図のように石灰化のエッジを薄いヘラやNo11メスでそぎ落としていく．重要なことは石灰化だけを除去していくことであり，石灰化側に中膜や外膜の成分をつけてはいけない．しかし，意外にくっきりと分かれており石灰化だけをはずしていくのはそれほど難しくない．

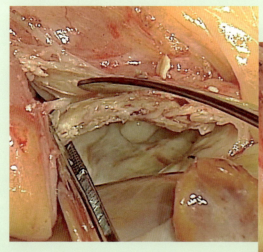
図18

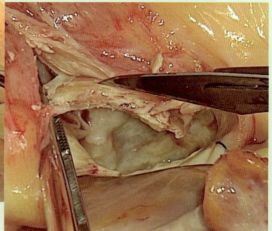

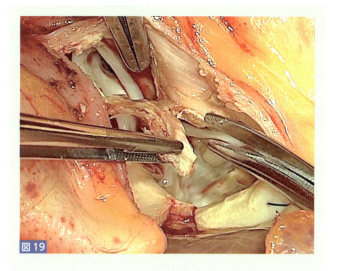

図19 石灰化の多くは右冠動脈入口部につながっており，深追いせずに，閉鎖に必要な吻合幅が確保できればそこで切離する．

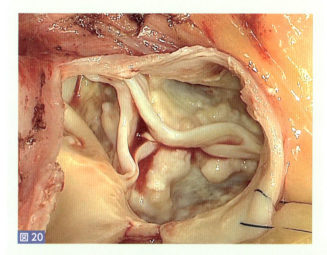

図20 石灰化切除後の断端．大動脈壁自体は若干薄くなるが外膜は正常な状態で残っており，閉鎖にあたって十分な強度を有する．石灰化がSTJあたりにあると糸掛けやtie downのときに邪魔であり，十分な大きさの人工弁が入らないことがある．石灰化をはずすと壁はしなやかに自由度があがり，糸掛けやtie downなど手技が安全で楽になる．

弁切除

図21 図のように切開した大動脈壁を3箇所吊り上げて視野展開している．我々は視野展開のための大動脈弁鉤などは使用していない．

図22 石灰化大動脈弁．

多くの場合3尖すべてに石灰化が進んでいるが，均等に進んでいるわけではない．まずは比較的進行が遅く，切除しやすい弁から始める．

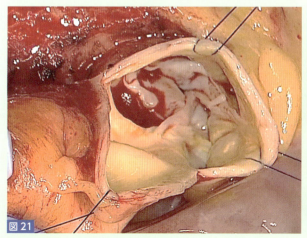

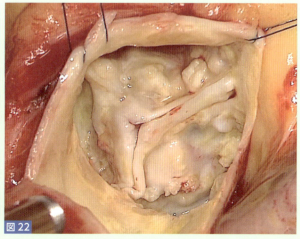

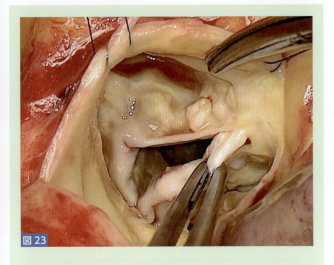

図23

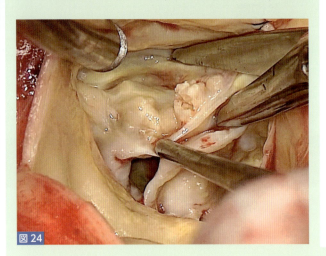

図24

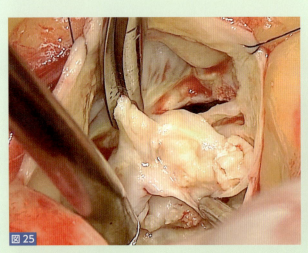

図25

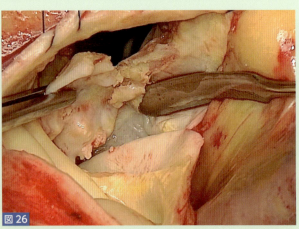

図26

図23, 24，図22 の症例は3尖弁であるが右と左が癒合し2尖弁化している．両弁尖をつまみ検索してみると弁輪の石灰化の程度は右左癒合尖のほうが弱く，切除しやすいことがわかった．

図25 弁の切除は，メッチェンバウム，リューエル，剝離ヘラの3つを使って行う．

図26 石灰化の多くは弁輪に食い込んでいっているわけではなく面状に載った形をしている．図のように薄い剝離ヘラでエッジから浮かせてやるときれいに剝がれることが多い．

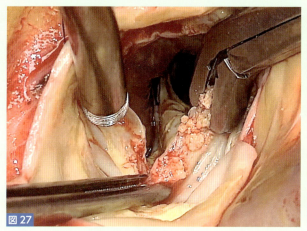
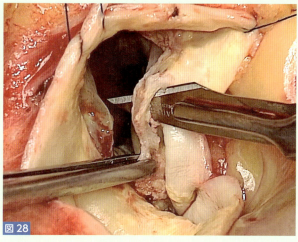
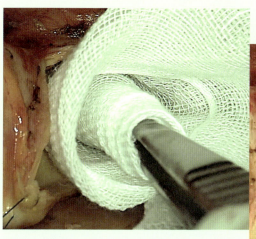
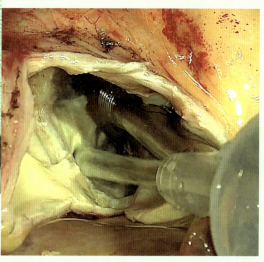

図27 石灰化を一塊にして切除するのが危険なときは，リューエルで破砕しながら地道に除去していくのが安全である．そのとき石灰化の粉がでるので，図のように金属吸引チィップやヤンカーチップなどで，掃除機のように吸引しながら進める．

図28 最終的に弁輪を整えるのは図のようにメスを使って shave していくとよい．

図29 細かい石灰化の粉を除去するため図のようにガーゼでふき取ったり，水で洗い流したりする．

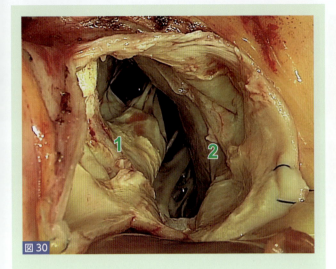

図30

弁切除の際に起こりうるトラブル

弁切除の際に起こりうるトラブルを2つ紹介する．筆者は実際両方とも経験している．

図30 まず緑字1の部分である．左-無冠尖の弁輪は僧帽弁とつながっているが，弁切除が深すぎると僧帽弁前尖が離開することがある．筆者は1のポイントで離開させてしまったことがある．5-0モノフィラメントで修復し，さらに人工弁逢着の糸を使ってプレジェットでしっかりあわせれば解決する．経験からいうと，離開させてしまった瞬間は，見たこともない景色が現れるのですぐに理解できない．弁輪の下に予期せぬ嚢状腔，あるいは膿瘍腔が出現したと思う．冷静な助手のほうが気付きやすいが，術者は局所のポイントしか見ていないので迷走してしまう．よく見ると向こう側は左心房なのであるが，それがわかるのにしばらくかかる．

次に緑字2の部分であるが，ここは膜性中隔部（MS）である．膜1枚で向こう側の右室あるいは右房と接している．右-無交連部から右冠尖弁輪の筋肉付着部あたりの石灰化を引っ張りながら夢中に切除していると，薄い膜状の組織が一緒にはずれることがある．この部分は糸掛けのときにも注意が必要であるが，本当に容易に穴が開く．MS周囲の弁輪はあまり深く切除しないことが予防策である．糸掛けの際も弁輪が残っていたほうが，ブロックの回避になる．修復は上記と同じように行う．術者には空けてしまった自覚はなくても，AVR後の心エコーで非常に小さいLV-RAシャントが見つかることがある．

左室流出路の筋肉切除について

肥大型心筋症やあるいは高齢者の sigmoid septum で，左室流出路に狭窄をきたしているときに流出路の心筋を切除することがある．Morrow 法といわれる手技を基本としている．難しくない手技であるが，少し注意点があるので図で解説する．

図31 流出路で張り出している心筋は赤矢印で示した範囲である．つまり僧帽弁前尖に向かい合う部分が狭窄の原因になる．しかし，このすべての範囲の心筋を切除してはいけない．それは図右下にいくと刺激伝道系に近づくからである．そのため切除してよい部分は，右冠動脈入口部を目安にし，それより左側である．

図32 右冠動脈より左部分でメスを縦に入れる．厚さは1 cm 以内とし縦長のブロック状に切除してくる．左室の奥へはいくらでも切り込めるが，流出路狭窄を解除するという目的なので深く切り込んでも意味がない．せいぜい図のように2～3 cm の長さ分を切除すれば十分である．

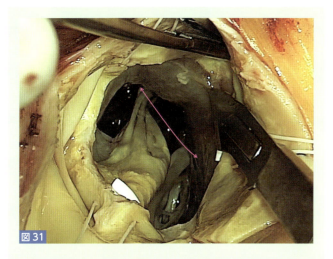

図31

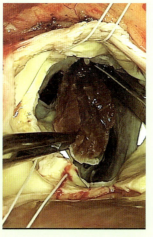

図32

縫着糸の掛け方，Tie down

縫合糸は2-0ポリエステルブレイド糸5 mm スパ付きを用いている．弁輪に掛けるときの基本であるが，組織切れしないように弁輪の線維成分にしっかりと掛けることである．

図33 左のように浅い角度で刺入するより，右のように直角に入り組織をサイコロ状（ダイス状）に捉えるように心がける．

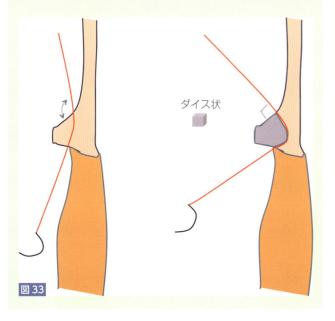

図33

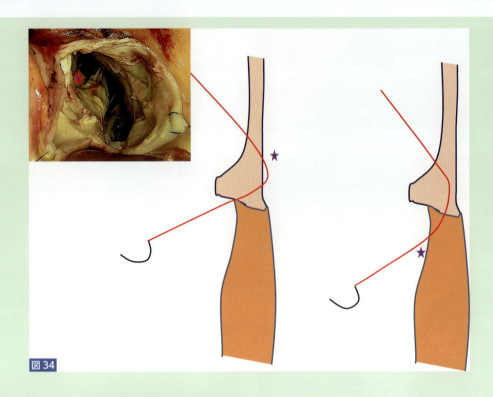

図34

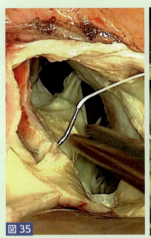

図35

図34 しかし，図のように深く掛けすぎて大動脈の外膜を貫いたり，左室心筋に深く入り込んだりしないように注意する．左のように大動脈の外に糸が出てしまうトラブルは左冠尖のLMT直下から左半分に起こりやすい．

1. Supra-annular position（生体弁）

生体弁は supra-annular position で移植するため縫合は noneverting mattress 縫合である．

図35 まずは3カ所の交連から掛ける．刺入の深さと幅は図のようなイメージである．

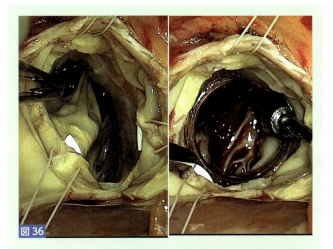

図36 3カ所の交連に掛けた後サイジングしている.

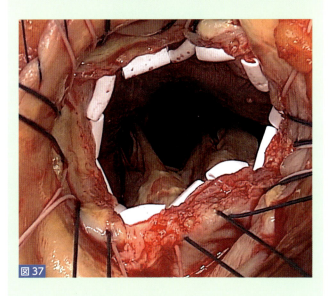

図37 全周回掛けたところ. 交連3針と弁輪部3針の合計12本が基本である.

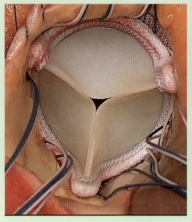

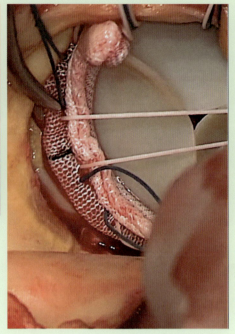

図38

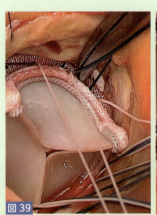

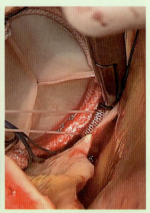

図39

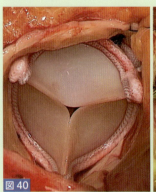

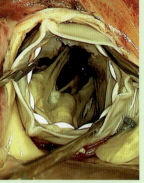

図40

■図38 最初に左冠尖の Nadir 部分から結紮することに決めている．まず3カ所の Nadir 部分をしっかりと落とし込み tie down できれば問題なく移植できる．Sawing cuff をロングモスキートで把持し助手に押さえ込んでもらいながら結紮する．

■図39 左-右-無の Nadir 部を順に結紮．ロングモスキートでしっかりと落とし込みながら結紮する．

■図40 その後はどこからでも順に結紮していく．

サイジングについて

サイジングについては気をつけなければならない．もう少し言うと，"だまされてはいけない"．

生体弁はいくつかの会社から出ておりそれぞれ特性が違う．同じサイズでも有効弁口面積やin vivoでのパフォーマンスが違う．サイズが同じであれば同じ血行動態が期待できると思っている若手外科医がいるだろうと思われるが，まずそれが間違っていることを認識する．

図41, 42 に代表的な生体弁を示す．どこの径をもって製品のサイズナンバーとするかという決まりはないらしい．各社独自に決めた部分の直径をサイズナンバーとしている．骨格となるステントの外径をもって弁サイズとしているところが多いが，各社微妙に違う．実際血液が通過するのはステントの内径であり，さらにそこには各社独自の方法で sawing cuff や弁，縫合糸などが覆っている．そのため血液が通過する円の直径は同じサイズでも各社大きさが異なる．同じ21Mでその内径を見てみるとマグナEASEが20 mm，モザイクが18.5 mm，マイトロフローが17.3 mm，トライフェクタは記載なし，である．これらも裸ステントだけの内径なのか，布などが覆ったあとの径なのかはあいまいにされている．また逢着輪外径をみると，マイトロフローだけ24 mmである．またプロファイル（弁の背丈）を見てみると製品によって13～16 mmと3 mmも違いがある．生体弁の性能は有効弁口面積，長期耐久性，植え込みやすさ，で決定される．有効弁口面積とは移植された後のin vivoでどのような血行動態を示すかによって決まるため単に計算式から得られる弁口面積とは違う．各社PPMの指標として有効弁口面積表のようなものを作成しており，大まかにその表を参考にPPMを論じていると思われるが，あの値も絶対的なものではない．過去に報告された論文のデータを参考に表は作成されている．つまり自社に有利なデータだけを参考にすることもできる．21 mmの同じ生体弁を違う患者に入れると，術後エコーで測定されるEOAに違いがあることを経験するだろう．常に表と同じEOAが期待できるというものではない．

生体弁市場における，直径やプロファイルの1～2 mmの差は細かいことであるが，大きな違いを生み出すものであり各社しのぎを削っている部分である．その差を外科医がしっかり理解していないと患者に不利益を与えてしまうことがある．各製品の特性をここで述べることはできないが，"この会社の21Mは，あの会社の19Mとほぼ同じである"というほど，製品の違いが大きいので，自分が使っている生体弁がどういった特性なのか今一度しっかり把握しておく必要がある．

最近経験した反省実例

機械弁では起こらない生体弁特有のトラブルを述べる．生体弁の中には，骨格となるステント部分がそれほど rigid ではなく，比較的しなやかなものがある．指でつまみ軽くつぶすと容易にゆがむ．そのような生体弁を使用したときに問題が起こることがある．たとえば広い硬い弁輪にサイズのミスマッチな小さい生体弁を入れてしまったときや，縫合糸の間隔バランスが悪いときに，生体弁の弁輪が tie down 後にひずんでしまうことがある．Rigidのものならば自己弁輪のほうがアジャストしてくれるが，比較的やわらかい生体弁の場合，そのままゆがんでしまうことがある．そうすると弁尖の coaptation のバランスが崩れ逆流が出ることがある．術中に moderate 以上のARが発覚しやり直したことがある．これは生体弁の製品自体が悪いのではなく，移植のバランスが悪いために起こるものである．

[カーペンターエドワーズ牛心のう膜生体弁マグナ
　　　　　EASE TFX（Edwards Lifescience)]

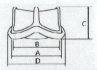

サイズ	19mm	21mm	23mm	25mm	27mm	29mm
A. ステント外径	19	21	23	25	27	29
B. 弁口径	18	20	22	24	26	28
C. 全弁高	13	14	15	16	17	18
D. 縫着輪外径	24	26	28	30	32	34

注意：弁のサイズは、Aで表示されたステント外径で表示されています。

[モザイク生体弁　ブタ心臓弁　（Medtronic)]

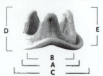

弁サイズ A	縫着輪内径 B (±0.5mm)	縫着輪外径 C (±1.0mm)	総弁高 D (±0.5mm)	突出部高 E (±0.5mm)
19	17.5	24.0	13.5	11.0
21	18.5	26.0	15.0	12.0
23	20.5	28.0	16.0	13.5
25	22.5	30.0	17.5	15.0
27	24.0	32.0	18.5	15.5
29	26.0	34.0	20.0	16.0

[マイトロフロー　ウシ心のう膜弁　(Livanova；日本ライフライン社)]

構造、寸法

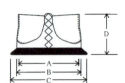

モデル	A：内径 (mm)	B：外径 (mm)	C：縫合 リング幅※ (mm)	D：高さ (mm)	有効弁口面積 (cm²)
19mm	15.4	18.5	21	11	1.6
21mm	17.3	20.6	24	13	2.0
23mm	19.0	22.6	26	14	2.4
25mm	21.0	25.0	28	15	3.0

※弛緩状態

[SJM　トライフェクタ生体弁　(St. Jude Medical)]

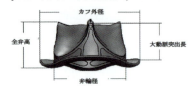

モデル番号	弁サイズ (mm)	弁輪径 (mm)	カフ外径 (mm)	全弁高 (mm)	大動脈突出長 (mm)
TF–19A	19	19	24	15	12
TF–21A	21	21	26	16	13
TF–23A	23	23	28	17	13
TF–25A	25	25	31	18	14
TF–27A	27	27	33	19	15
TF–29A	29	29	35	20	16

（各社カタログより抜粋）

図41

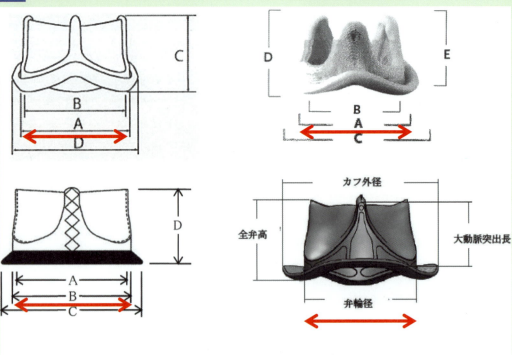

（各社カタログより抜粋）

図42

2. Intra-annular position（機械弁）

　我々は，機械弁のときは intra-annular position で入れるようにしている．機械弁でも supra-annular position で移植することができる製品もあるが，機械弁は生体弁にくらべ弁口面積は十分大きく PPM が問題となることはない．糸は everting mattress 縫合である．

　▶図 43, 44 同じように3交連部から掛けていく．3交連を掛けた時点でサイジングをしている．Supra-annular position ではないので，ゆとりをもって左室内に通過する大きさがよい．Supra-annular position のときより少し小さめを選択する．

　▶図 45 同じように交連部3針，弁輪部3針，合計12針掛ける．機械弁を弁輪におろし開放制限のないことを確認する．

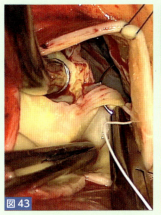
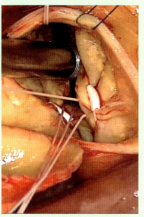
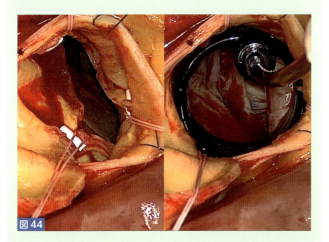
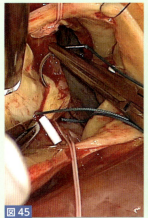
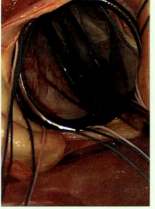

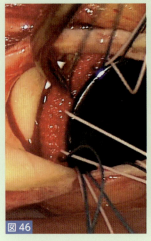
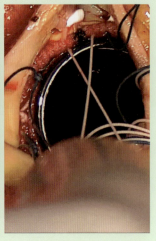

図46 弁輪のNadir部分から結紮する．同じようにロングモスキートで把持し，助手に落とし込んでもらいながら結紮する．スパとsawing cuffで弁輪組織をサンドイッチするような形になるので，図のようにスパがしっかり見えている状態で結紮する．スパが食い込んでいるのを確認できないときはなにか問題が起こっているかもしれない．大動脈切開が高いと，結紮のときにこれがよく確認できず，闇雲に結紮してしまうと期せずしてsupra-annular positionでsittingしてしまい，機械弁の開放異常が起こることがある．

大動脈切開部閉鎖

当科で行っているように大動脈切開を低くしたとき，最も心配な場面が閉鎖である．我々の大動脈閉鎖は4-0モノフィラメント糸の連続二重縫合である．両サイドから始めて上行大動脈前面で結紮するようにしている．おそらく最もオーソドックスな方法だと思われる．

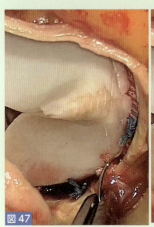
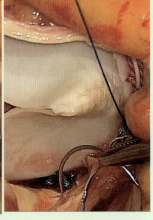

図47 図のように外側の大動脈切開縁は人工弁のsawing cuffとほぼ同じレベルである．切開が我々のように低いと，図のように一見非常に危険にみえる．

図48 しかし，視野はこの上なく良好であり丁寧な手技を心がければ問題にはならない．1針目に内腔を見ながら，針穴を裂いてしまわないように全層しっかり掛けることが大切である．1層目にover and overの連続縫合を行う．このときあまり細かくなり過ぎないようにする．

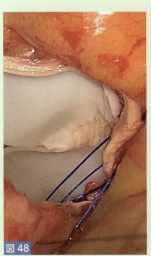
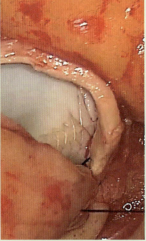

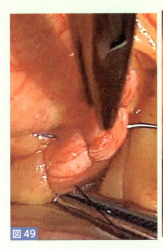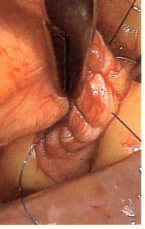

図49 1層目にover and overで中央あたりまで縫い進め，そのあと2層目に入る．2層目の運針は図のように1層目の糸と糸の間を斜めに進むようにする．感覚的には partial thickness で1層目より浅く掛けていく．これにより間の外膜に縦に糸が入ることになる．

図50 同じように内側からも縫いあがる．中央で結紮する．

〈鈴木友彰〉

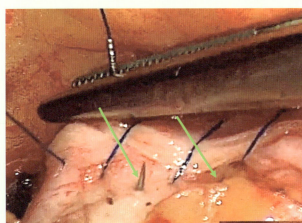

2層目は　間から間へ

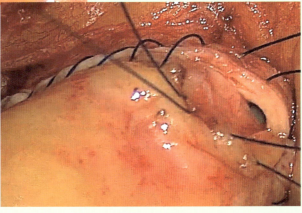

TOPIC 4

生体弁の種類　製品の構造と特性を知る：大動脈弁置換術

　高齢化に伴い生体弁の使用頻度が上昇している．いくつかのメーカーから発売されているが，植え込みやすさ，有効弁口面積，耐久性の3点において各社しのぎを削っている．外科医はそれぞれの特性を十分理解したうえで選択しなければならない．同じ大きさの生体弁でも，メーカーによって移植しやすさは大きく違う．狭小弁輪でかつSTJが小さい症例は移植自体が難しい．できるだけ入れやすく有効弁口面積の大きい人工弁を選択したい．入れやすさを優先するのか，弁口面積や耐久性を優先するのかなどが判断材料である．

生体弁を分類すると以下の点で分けられよう
1．ステント付き　vs　ステントレス
2．ウシ心膜　vs　ブタ弁
3．内装　vs　外巻き弁
さらにみると……

- ステントの素材：ステントは金属，プラスティック樹脂などでできている．柔軟性があるかどうかという違いが生まれる．ポリマーや樹脂でできているものは柔軟性があり，移植時に変形させることができる．その特性を生かして，ホルダーを利用しストラットをすぼめることで移植しやすさを向上させている．また，狭いSTJを通過させるときなど多少潰して変形させても大丈夫である．ストラットに柔軟性があるほうが，それに逢着されている弁膜にかかるストレスが少なく耐久性が上がるともいわれている．

- 抗石灰化処理：これは長期耐久性の向上に寄与する技術である．石灰化抑制の方法は各社違っており，独自に特許をとっているところもある．透析患者などカルシウムやリンの代謝異常があると，石灰化処理の方法によって生体弁の石灰変性の進行に差が出るといわれている．他に弁膜を固定するときに無圧固定，低圧固定などがある．

- 外巻き，内装：古くはブタ弁でもウシ心膜でもステントの内側に逢着するような形であった．しかし，より大きい弁口面積を実現するためにステントの外側に弁膜を巻きつけるような製品が出てきている．多くは1枚の弁膜を1周巻きつける形になっている．これは弁口面積がより大きくなるだけでなく，縫合ラインが少なく，縫合部分での劣化や断裂が少ないというメリットがある．

　以下に現在国内で使用可能な生体弁を提示する．

図1：Carpenter-Edwards PERIMOUNT MAGNA EASE TFX

　現在世界で最も用いられている生体弁がCarpenter-Edwards PERIMOUNT（CEP）シリーズである．30年以上の実績があるCEP弁に改良が加えられたもので，現行のCEP MAGANA EASE TFXは2007年に導入された．石灰化抑制処理や弁口面積拡大などの改良が加えられ現行のモデルとなっている．

金属ステントを骨格としウシ心膜でできている．図でわかるように布で覆われたステントの内側に3枚の弁膜が逢着されている．グルタールアルデヒドによる低圧固定で，抗石灰化処理はThermaFiXという方法である．最も長い遠隔成績の良好な実績があり，各社CEP弁の成績を目標とし改良に取り組んでいる．

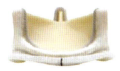
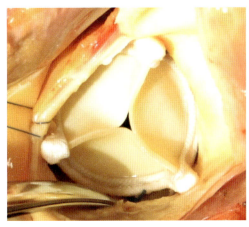

図1

図2: Medtronic Mosaic Ultra

Medtronic社の第一世代生体弁として高い実績を誇ったHancock弁とFreestyleステントレス生体弁の利点をあわせた製品である．Mosaicの名前はそれに由来している．Mosaic弁自体は1999年から導入されたが，現行モデルのMosaic Ultraは2007年に発売された．

弁膜はブタ大動脈弁であり，ブタ大動脈弁そのものがステント内側に装填されている．抗石灰化処理はAOA（αアミノオレイン酸）処理で，グルタールアルデヒドによる無圧固定されている．この生体弁だけ，静止状態で各弁膜が開放固定されている．一番の特徴はステントが非常に柔軟性のあるポリアセタール樹脂であり，ホルダーをねじることによりステントストラットが中心にすぼまり縫合糸が結紮しやすくなっている．移植時に外から多少ストレスをかけても柔軟に変形するため扱いやすい．最も移植しやすい生体弁であろうといっても異論はないと思われる．

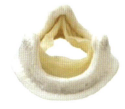
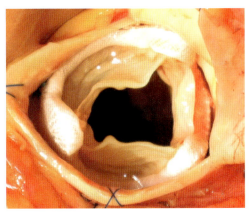

図2

図3 : St. Jude Medical 社　Epic 弁（Aortic Supra）

　ヨーロッパでの実績を引っさげて 2011 年に国内使用が開始された．柔軟性のあるアセタールポリマーステントを骨格に，内側にブタ大動脈弁が逢着されている．抗石灰化処理が LinxAC 処理であり，低圧グルタールアルデヒド固定されている．柔軟性のあるステントでストラットを中心に寄せることで移植しやすさが向上されている．弁膜逢着に工夫がなされており，流出側のエッジをウシ心膜で保護シールド補強しており劣化予防が向上されている．

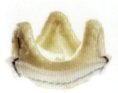
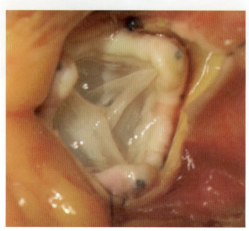

図3

図4 : St. Jude Medical 社　Trifecta 弁

　Trifecta 弁は，ステントの外側に 1 枚の弁膜が巻きついている．外巻きにすることでより大きな有効弁口面積が実現される．ステントはチタン製で，弁膜はウシ心膜である．低圧グルタールアルデヒド固定で，LinxAC 処理により石灰化抑制がなされている．1 枚の弁膜であり，交連上部の余分なスティッチがなく断裂の危険が少ない．やや profile（弁高）は高いが，移植後の良好な有効弁口面積の成績が出ている．

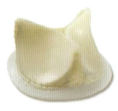
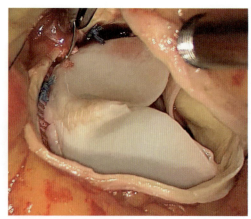

図4

図5：SORIN（Livanova）社 CROWN PRT MITROFLOW 生体弁

　MITROFLOW 生体弁も外巻き弁である．非常に柔軟性のあるアセチルポリマーステントに 1 枚の弁膜が外側に巻きついている．ヨーロッパで十分な実績があるが，国内販売は 2013 年からである．これまでの MITROFLOW は抗石灰化処理がされていなかったが，現行の CROWN PRT は phospholipid reduction treatment（PRT）という石灰化抑制処理がなされており，日本国内販売は 2015 年に開始された．弁膜はウシ心膜である．Profile（弁高）が低く，ステントが柔軟で移植時に多少変形させても問題は起こらず狭小弁輪などに植えやすい．

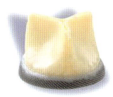
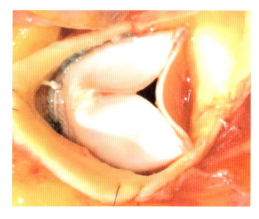

図5

〈鈴木友彰〉

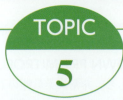

TOPIC 5

PPM（patient prosthesis mismatch）

　Patient prosthesis mismatch（PPM）は，1978年にRahimtoolaが："Mismatch can be considered to be present when the effective prosthetic valve area, after insertion into the patient, is less than that of a normal human valve"＜置換された人工弁の有効弁口面積が正常な自己の弁に比べて小さいことにより生じる不適合＞と初めて記載した概念である[1]．ドップラー心エコーにより，術後人工弁の可動性は良好であるにもかかわらず，人工弁前後に比較的高度の圧較差が生じていることが観察され，多くの事例において，この高い圧較差の本質はpatient prosthesis mismatch（PPM）によるものと考えられるようになった．言い換えれば，人工弁に置換したにもかかわらず，選択した弁のサイズが小さいため相対的に"人工弁狭窄症"をきたしていることになる．そしてこの人工弁の前後で過度の圧格差が生じることが，さまざまな影響を及ぼすと考えられた．

　ではなぜ，PPMが生じてしまうのか？　その理由の多くは次の2つである．1つは，大動脈弁疾患の患者の多くは，それに付随した，大動脈弁輪の石灰化や線維化，左室肥大を伴っており，これらの病的変化により実際の大動脈弁輪よりも小さいサイズの人工弁を選択してしまうためである．また，大動脈基部のST junctionが狭いと，そこを通過する人工弁を選択したために，本来の適切な弁輪から計測されたサイズよりも小さいサイズを選択する可能性もある．

　2つ目の理由としては，人工弁の構造上の理由による．生体弁ではソーイングカフの内側にステントで骨組みされた弁が存在するため，その患者の本来の大動脈弁の弁口より必然的に小さくなる図1．機械弁では，弁尖自体が血液流出を阻害する要因となる．結果的に，血液流出に有効な弁口面積は人工弁の全体の面積の40〜70％程度といわれていた．

　PPMの診断には有効弁口面積 effective orifice area（EOA）（cm^2）をBSA（m^2）で除して補正した有効弁口面積係数 EOA index（EOAI）（cm^2/m^2）を用いて行う．EOAIが0.8〜0.9を切ると急激に圧格差が上昇することは重要である．一般的に大動脈弁位ではEOAI 0.85をPPMの閾値とし，0.65≦EOAI＜0.85を中等度PPM（軽度〜中等度PPMとする場合もある），EOAI＜0.65を高度PPMと定義している．

　現在では，弁の種類に応じて，EOA，BSAからEOAIが瞬時にわかる表が各社より作成されており，PPMを防ぐための参考となる表1．

　PPMの概念が知られるようになり，PPMについての論文が数多く報告された．

サイズ		19 mm	21 mm	23 mm	25 mm	27 mm*
A．ステント径（ワイヤーフォーム外径）		19 mm	21 mm	23 mm	25 mm	27 mm
B．ステント内径（弁口径）		18 mm	20 mm	22 mm	24 mm	26 mm
C．全弁高		13 mm	14 mm	15 mm	16 mm	17 mm
D．縫着輪外径		24 mm	26 mm	28 mm	30 mm	32 mm

（エドワーズ　ライフサイエンス株式会社より提供）　　※受注発品

図1　カーペンターエドワーズ牛心のう膜生体弁マグナ EASE TFX

表1 Carpentier-Edwards PERIMOUNT Magna Pericardial Aortic Bioprosthesis Effective Orifice Area Index (EOAI) Calculator*

		EOAI by Valve Size			
Valve Size (mm)		19	21	23	25
EOA[1] (cm^2)		1.58	1.90	2.07	2.33
BSA (m^2)	1.0	1.58	1.90	2.07	2.33
	1.1	1.44	1.73	1.88	2.12
	1.2	1.32	1.58	1.73	1.94
	1.3	1.22	1.46	1.59	1.79
	1.4	1.13	1.36	1.48	1.66
	1.5	1.05	1.27	1.38	1.55
	1.6	0.99	1.19	1.29	1.46
	1.7	0.93	1.12	1.22	1.37
	1.8	0.88	1.06	1.15	1.29
	1.9	0.83	1.00	1.09	1.23
	2.0	0.79	0.95	1.04	1.17
	2.1	0.75	0.90	0.99	1.11
	2.2	0.72	0.86	0.94	1.06
	2.3	0.69	0.83	0.90	1.01
	2.4	0.66	0.79	0.86	0.97
	2.5	0.63	0.76	0.83	0.93

EOAI*>0.85 recommended.[2,3]　EOAI*>0.75 recommended.[4]　EOAI*≤0.75 is not recommended.[4]

*Effective Orifice Area Index (EOAI) = EOA/BSA Ratio (cm^2/m^2)
(エドワーズ ライフサイエンス(株)より提供)

　Philippe Pibarot らは,2006 年に投稿した論文で PPM が及ぼす影響として,左室肥大回復の低下,冠血流予備能改善の低下,機能性僧帽弁逆流改善の低下,運動予備能改善の低下,晩期における心事故発生率の上昇,bioprosthesis SVD (structural valve degeneration)(生体弁構造的劣化)発生率の上昇,短期・長期生存率の低下を報告した[2].

　比較的最近では,Jamisen らが AVR 3,343 例での研究において,PPM は術後短期,および 15 年の長期死亡の独立予測因子にはならないと報告している[3].一方で,EOAI が 0.85 以上のいわゆる PPM がない症例は全体の 46.3% のみであり,47.4% は軽度から中等度の PPM を認め,6.3% に重度の PPM を認めている.重度 PPM の症例の実に 91.0% が 21 mm 以下の人工弁である.また,3,343 例のうち人工弁サイズが 21 mm 以下の数は 1,078 例 (32.2%) もあり,欧米人の体格を加味すると果たして,真の弁輪径を適切に測定しサイジングされたのか疑問もある.

　Head らは,34 の観察研究 (27,186 例) のメタ分析において,PPM は長期全死亡,心臓関連死亡を有意に増加させるとし,PPM を回避することの重要性を強調している[4].

　結局のところ,今だ PPM の臨床的意義に関しては controversial と言わざるを得ない.

　当施設は,真の弁輪径を適切に測定するために様々な工夫を凝らしている.別項で詳しく述べるが近年当院で AVR に使用される人工弁の多くは 23 mm 以上である.PPM が問題となった症例は皆無である.

　PPM の研究は今後もされていくであろうが,当施設の方針のように,真の弁輪径を適切に測定し,できるだけ大きな弁を"安全かつ確実"に行えばそもそも PPM の心配もなくなるのである.

文献

1) Rahimtoola SH. The problem of valve prosthesis-patient mismatch. Circulation. 1978; 58: 20-4.
2) Pibarot P, Dumesnil JG. Hemodynamic and clinical impact of prosthesis-patient mismatch in the aortic valve position and its prevention. J Am Coll Cardiol. 2000; 36: 1131-41.
3) Jamieson WR, Ye J, Higgins J, et al. Effect of prosthesis-patient mismatch on long-term survival with aortic valve replacement. Circulation. 2003; 108: 983-8.
4) Head SJ, Mokhles MM, Osnabrugge RL, et al. The impact of prosthesis-patient mismatch on long-term survival after aortic valve replacement: a systematic review and meta-analysis of 34 observational studies comprising 27186 patients with 133141 patient-years. Eur Heart J. 2012; 33: 1518-29.

〈坂倉玲欧〉

6章　大動脈基部置換（Bentall手術）

　当科のBentall術式を示す．標準的な大動脈基部拡張症（AAE）＋大動脈弁逆流に対する術式を示す．

基部の剝離，冠動脈ボタン作成

　Bentall手術を行うAAE症例において大動脈基部の剝離はほとんど必要ない．

　図1 上行大動脈をそのまま開けてしまい，視野の良好なレベルで離断する．大動脈基部周辺は特に剝離していない．AAE症例では右冠動脈の位置が高いときがあり誤って切断しないように注意する．大動脈の中を観察しながら左冠動脈の入口部を確認し適切な高さで横断する．

　図2 左冠動脈，右冠動脈の1cmほど末梢の高さで大動脈を離断したところ．視野はすこぶる良い．

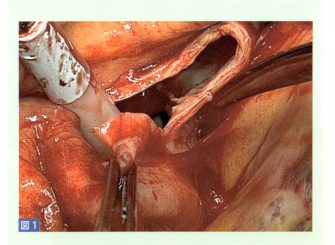

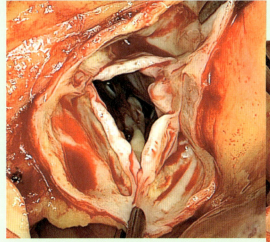
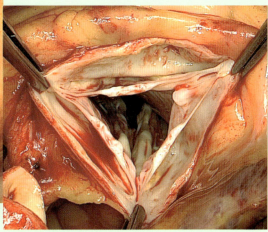

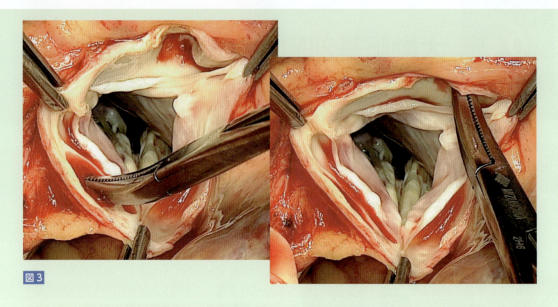

図3

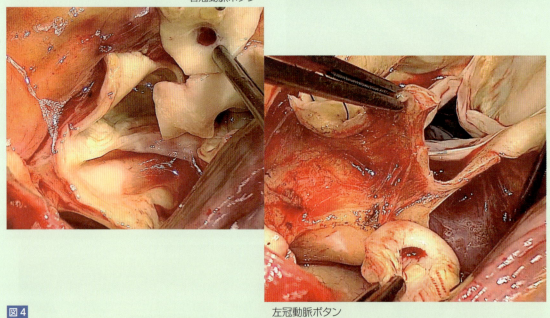

右冠動脈ボタン

図4

左冠動脈ボタン

図3 左右の冠動脈を確認しているところ．

図4 左右の冠動脈ボタンを作成したところ．ボタンの幅は5〜8 mm程度とする．冠動脈入口部の周囲には心外膜と脂肪組織が1層取り巻いている．それらは必要以上に剝離せずつけたままにしておく．それらをきれいに剝離し冠動脈を外膜だけにしてしまうと，冠動脈ボタン吻合後にkinnkingやねじれの原因になる．ほどよく取り巻いている脂肪組織が屈曲を予防し自然なカーブを描く助けになる．また必要以上に長く剝離する必要もない．入口部から1〜2 cmも剝離しておけば十分である．

マルファン症候群などで，このボタン部分が将来的に瘤化する報告が散見される．なるべく大動脈壁成分を残さないようにしフェルト補強するなどが対策と考えている．

6章　大動脈基部置換（Bentall手術）

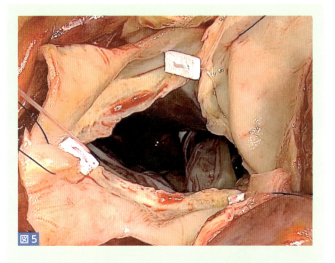
図5

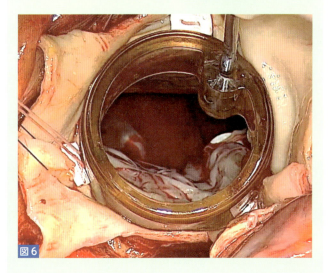
図6

縫着糸の掛け方

弁付き人工血管を使用するときの縫着糸を解説する.

Bentall手術における縫着糸の掛け方としては少し特殊かもしれない. 我々は大動脈弁置換のときと全く同じ掛け方にしている.

図5 Everting mattressの要領でプレジェット付き2-0ポリエステルブレード糸を, まず交連部に掛ける. 我々は機械弁によるAVRはeverting mattressでintra-annular positionで入れているため, 同じように掛けることになる.

図6 この状態でサイジングを行う. 大きすぎるのは絶対に良くない. またもちろん小さすぎるのも良くない. ジャストで入るサイズを選択する.

図7 カーボシール（バルサルバタイプ）（日本ライフライン㈱：東京）. サイザーは図の赤い部分を測定している. この部分がきっちりと弁輪内側に圧着する大きさがベストである.

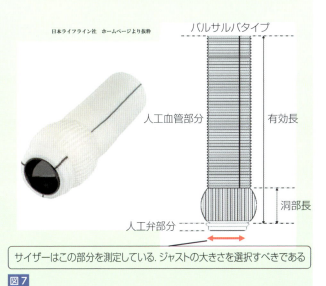
図7

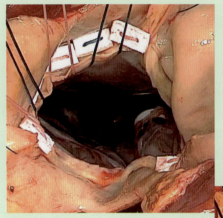

交連間は3〜4針である
合計12〜15針となる

Everting Mattressで弁輪に掛けている

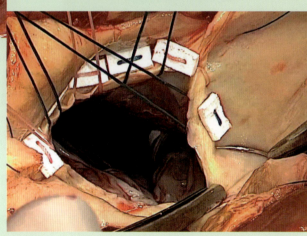

隣同士の糸は2〜3mm
間を空けていることが多い

図8

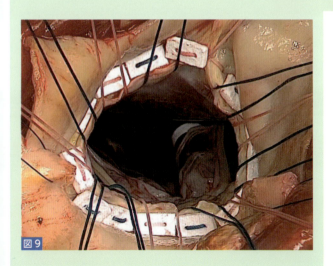

図9

図8 各弁輪には3〜4針ずつ掛けていく．合計12〜15針となる．図のように糸と糸のあいだは数ミリ空けていることが多い．それほど密に並べていない．

図9 全周に掛け終わったところ．

6章 大動脈基部置換（Bentall手術）

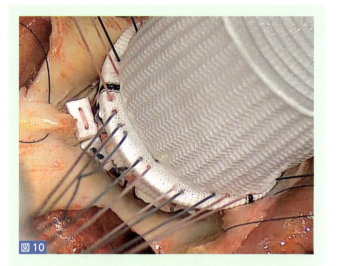
図10

弁付き人工血管の縫着

図10 弁付き人工血管のsawing cuffに全周性に糸を掛けたあと，降ろしていく．

図11 結び始める位置は各弁輪部のnadir（一番低い部分）からとしている．図のように金属のヘラを用いて，くつべらの要領で滑り込ませ，弁輪とsawing cuffとを圧着させる．

図12 図のように弁輪部にプレジェットが確認できることが大切である．プレジェットの姿が見えず，sawing cuffの下に埋もれているようなら何か異常が起こっている．

図13 まず3カ所のnadirの部分を順に結ぶ．それぞれヘラで滑り込ませるようにし，確実に人工弁輪と自己の弁輪を圧着させるように丁寧に落とし込む．

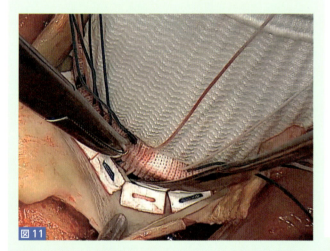
図11

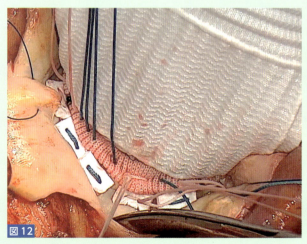
図12

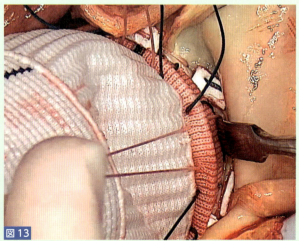
図13

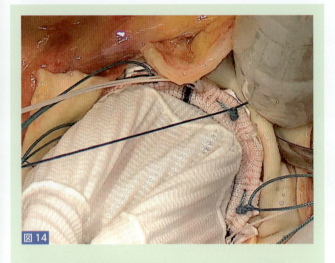

図14 最も低い3カ所を落としてしまえば，あとは順番に結んでいくことで問題なくsit downする．

　ここまでが機械弁付き人工血管（カーボシールバルサルバタイプ®）を用いたときの縫着方法である．基部に少し残された大動脈の壁を連続縫合で人工弁輪に縫いつけ止血を強化する方法があると思われるが，我々は施行していない．基部の縫着の手技はこれで終了である．

生体弁によるBentall手術

　次に生体弁を使ったときの縫着方法を示す．生体弁はsupra-annular positionで移植する．

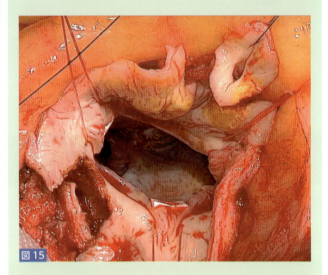

図15 上行大動脈を横断し，冠動脈ボタンを作成するまでは同じである．まず同じように交連部に3カ所プレジェットつき2-0ポリエステルブレード糸を掛ける．生体弁によるAVRのときにsupra-annularで縫着するのと同じ要領である．

　弁付き人工血管の場合と違い，生体弁を用いる場合は生体弁と人工血管のコンポジットを作成する必要がある．さまざまな方法があり，我々もいくつかの方法で行ってきたが，現在は最も簡便で手数の少ない方法に落ち着いている．

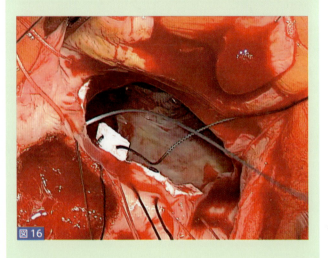

図16 弁輪部も同じようにhorizontal mattress縫合でプレジェットが左室側になるように掛けていく．各弁輪に3～4針ずつ掛けていく．

6章 大動脈基部置換（Bentall 手術）

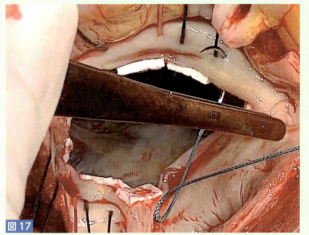
図17

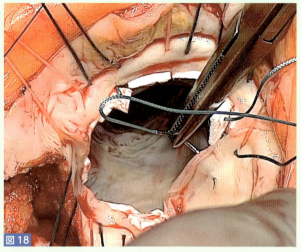
図18

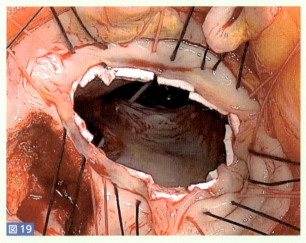
図19

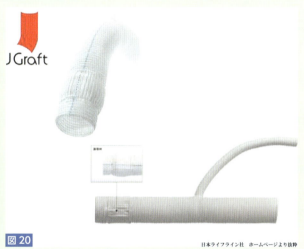
図20

日本ライフライン社　ホームページより抜粋

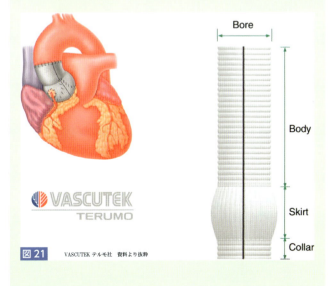
図21　VASCUTEK テルモ社　資料より抜粋

図17 弁輪にしっかりとしたバイトでかけていく．このときも糸と糸のあいだは 2～3 mm 空けている．

図18, 19 全周掛け終わったところ．

図20, 21 人工血管はバルサルバタイプのものを使用している．現在 Gelweave Valsalva™（VASCUTEK TERUMO）と J Graft SHILD NEO VALSALVA（日本ライフライン株式会社）の 2 つが使用可能である．両人工血管とも大動脈領域で実績があり，その特性は多くの外科医が周知しているものと思われる．

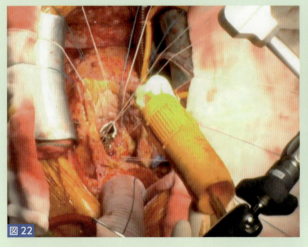

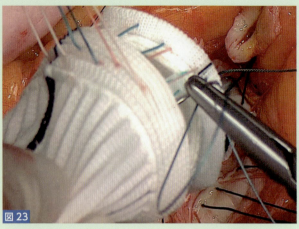

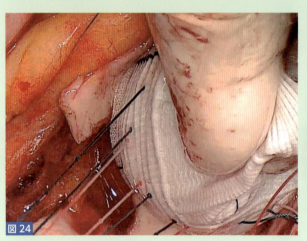

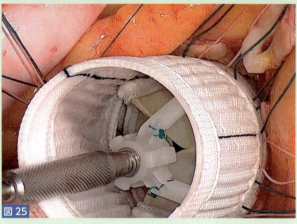

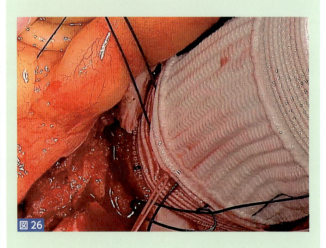

図22 生体弁をホルダーに付いたままの状態で人工血管の中に通す．生体弁の弁輪と人工血管のスカートの部分へは同時に掛けてしまう．人工弁と人工血管のサイズの関係はプラス3 mmである．つまり生体弁が25 mmであれば人工血管は28 mmにする．

図23 生体弁の弁輪にかけた後，人工血管のカラー部分に掛ける．カラー部分は図のように5 mm程度の幅をもたせる．

図24, 25 全周に糸を掛けたあと，生体弁と人工血管を降ろしていく．生体弁はsupra-annular positionになる．

図26 生体弁の場合もnadirの部分から結んでいく．左室側にプレジェットがあり，自己の弁輪―生体弁のsawing cuff―人工血管のカ

6章 大動脈基部置換（Bentall 手術）

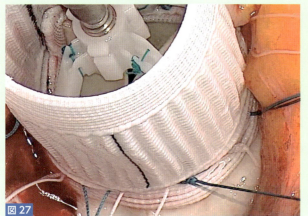

図27

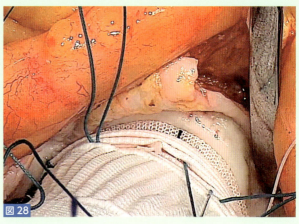

図28

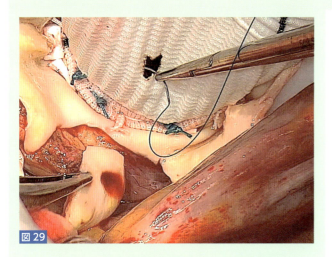

図29

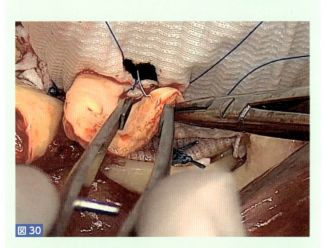

図30

ラーが重なるように結紮されることになる．

図27 3カ所の nadir 部分を結紮したあとは，順番に結紮していく．

図28 図のように人工血管カラーの下に生体弁が挟まれるように結紮されることになる．

以上が生体弁による Bentall 手術である．やはりここでも弁輪直上に残った大動脈壁を連続縫合で止血補助とするようなことはしていない．至適サイズの生体弁をきちんと逢着すれば出血の危険は少ないと考える．また，もし出血したとしても，大動脈壁を利用して追加針を掛けることは容易である．

冠動脈ボタン移植

図29, 30 いわゆる Carrel patch 法である．現在はこの方法が主流と思われる．

最初に左冠動脈から行うことがほとんどである．

この手技で気をつけることは2つである．人工血管にあける穴の位置と，移植冠動脈の向きである．体外循環を離脱した後に人工血管がどのような向きと高さになるのかを想定して，そのときに冠動脈が無理なく自然に分岐するような場所に穴を開ける．また冠動脈を吻合していくときにねじれてしまうことがしばしば起きる．そのためあらかじめボタン作成時に頂上部分にしるしをつけておくことも予防策として有

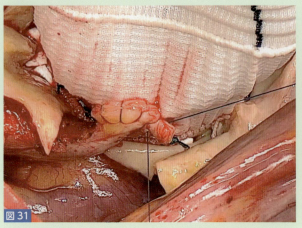
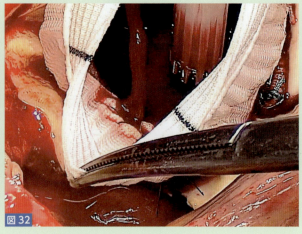
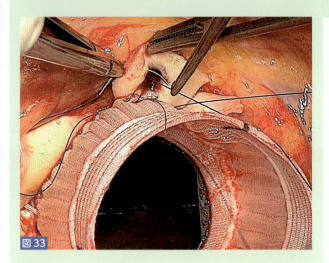

用である．
　5-0 モノフィラメント糸の連続縫合としている．フェルトは使用していない．
　図31, 32 完成図．この時点で明らかにねじれているようなら吻合し直す．また 図32 のように逆行性心筋保護を注入しバックフローを確認する．この時点でバックフローがなければ何か異常が起こっている．
　図33 右冠動脈再建．同じように 5-0 モノフィラメント糸の連続縫合である．
　図34 最後に上行大動脈と 4-0 モノフィラメント糸で連続縫合する．フェルトストリップで補強している．

〈鈴木友彰〉

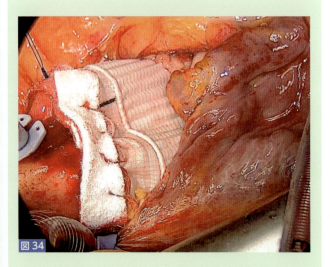

TOPIC 6
基部の止血について

　Bentall 手術の基部の止血法について述べる．
　まず弁付き人工血管で行った場合理論的には出血のメカニズムは1つである．図1のようにsawing cuffと自己弁輪との間からしか出血のルートはない．これが全周にわたりどこでも起こりえる．この出血は体外循環を離脱し左室の圧が上がらないとわからない．体外循環を離脱したあとこの部位から出血していると，冠動脈も邪魔をしてきわめて難しい．そのため事前に止血対策を講ずることが多いだろう．昔からよく行われているのは図2の左上のように基部に残っている大動脈壁を利用して1周連続縫合するものである．ほんの数分でできることであり有効である．また止血が不安な部分，図2右下のように補強するのも有効である．また実際体外循環離脱後に出血したとしても，図3のようなルートで止血の運針を行うことはそれほど難しくはない．

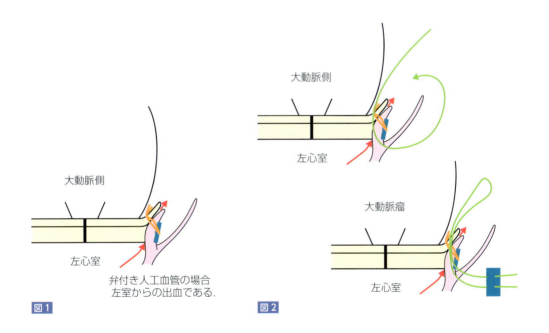

図1　弁付き人工血管の場合　左室からの出血である．

図2

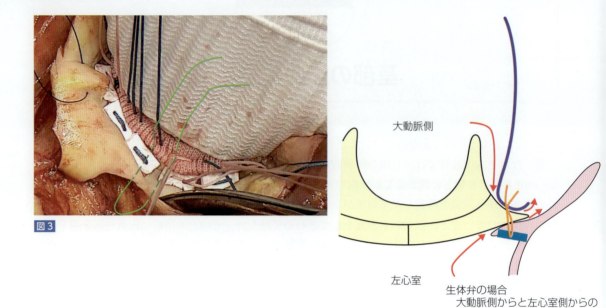

図3

図4

　生体弁による Bentall 手術の場合，出血のメカニズムは 2 種類ある．人工血管のカラー部分と生体弁の sawing cuff との隙間を通って大動脈から出血するもの．もう 1 つは弁付き人工血管と同様左心室から出てくるものである図4．同じようなところからの出血となりやはり体外循環離脱後の止血は困難である．事前の止血予防は基部に残っている大動脈壁を利用して人工血管とカラー部分と連続縫合するものである．これは弁付き人工血管のときに sawing cuff と連続縫合するパターンより確実できれいな出来上がりになる．またバイオグルー外科用接着剤（CryoLife, Inc.）はこの部分の止血も適応範囲であり有効であると思われる．

〈鈴木友彰〉

7章 大動脈基部形成（David 手術）

当科は，自己弁温存の大動脈基部置換術として Reimplantation 法（David 手術）を行っている．この術式はきわめて巧妙で，天才的な発想から生まれた美しい手術である．後付けでさまざまな理論が交わされているが，僧帽弁形成術などより標準化，定型化されており，技術的格差が結果に影響を及ぼさない．

適応などは多くの教科書に書かれているのでここでは述べない．技術的なことだけに絞って述べる．当チームでは年間 400～450 例ほどの心臓手大血管術を行っているが，本術式はそのうち数例であり全症例に占める割合は 1％未満の稀有な手術といえる．

基部の剝離，冠動脈ボタン形成

Bentall 手術のときは，外側からの基部剝離は不要であると述べたが，本手術では弁輪レベルまで外側から剝離しなければならない．とはいってもなんら難しいことではない．大動脈遮断前（心停止前）に全周にわたり剝離する術者もいると思われるが，心停止し大動脈を開けてから剝離したほうがずっと簡単である．

図1 大動脈を STJ レベルで横切断する．AAE 症例では，思いのほか RCA が高く出ていることがあり注意する．内腔を覗きながら左冠動脈も確認し，大動脈を離断していく．

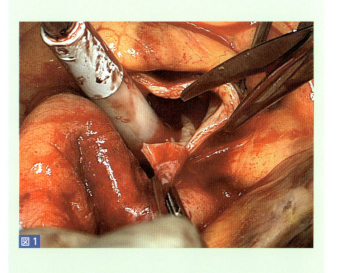
図1

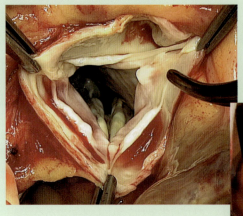
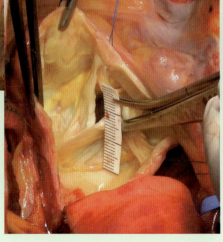

図2

図2 その後，交連の頂上レベルで高さを整える．この時点で，本当に自己弁温存術式が成り立つかどうか最終判断を下す．3弁のバランスをみたり，弁尖の計測を行ったり，逆流試験などをする．しかし，自己弁温存を断念するときのパターンはいつも決まっており，弁尖が硬く短縮して逆流が起こっているときである．弁尖が延長して逆流が出ている場合は，plicationやresuspentionといった方法を駆使して何とかなることが多い．弁が短縮して尖端が合っていない場合はどうしようもないのであきらめる．

7章　大動脈基部形成（David手術）

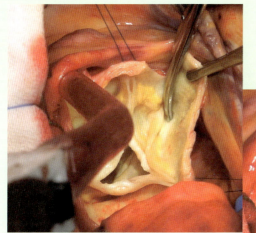
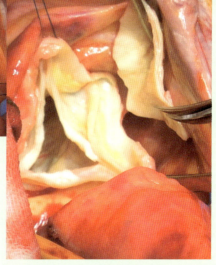

図3

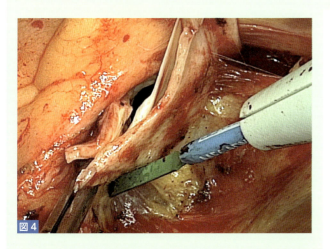

図4

図3 冠動脈をくりぬく．このとき弁輪に残る側の大動脈壁に気を使わなければならない．弁輪から5mm程度残すようにしているが，まずは十分な長さを残しておいたほうが安全である．うっかり深く切り込んでしまわないように注意する．

図4 そしてこの時点で各弁輪の外側を剝離するようにしている．左室側から刺入された糸はこの部分に出てくるわけであり，最終的に人工血管が圧着する場所になる．基部の外側を全周性に剝離していくと無冠尖からLMTが出る左冠尖あたりは深くまで簡単にいける．LMTあたりからは肺動脈との線維性連続を離しながら進める必要がある．

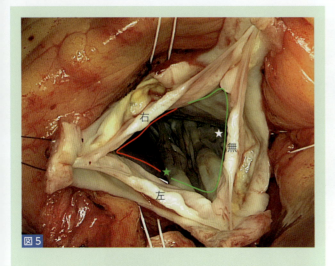

図5
図6

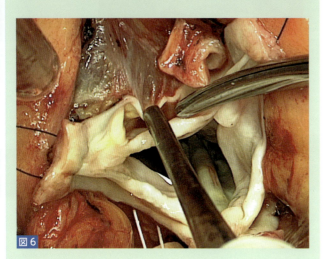

図5 ここで少し解剖学的なことを解説する．左室内側における弁輪の理解であるが，緑★印が左線維三角に相当し，そこから緑ラインに沿って進むと白★印あたりが右線維三角（central fibrous body）であり，さらに進み右冠尖中ほどまでを線維性部分と呼び全周の2/3を占める．残りの赤い部分は心室中隔などによる筋性部分である．この理解はDavid手術において重要である．AVRのときに糸を掛ける弁輪ラインと，David手術のときに掛けるラインは重なる部分と重ならない部分がある．なぜ重ならないのか，重ねられないのかを理解していなくてはならない．

図6 外側から基部を剝離していくと，無–左冠尖周囲は 図5 で示した縫合糸が出るレベルまでいくことができる．しかし主に右冠尖の部分は右室流出路の筋肉が強く付着しており剝離は不可能である．また，剝離する必要はない．この部分を，電気メスを使って無理に深くまで剝離すると，ブロックなどの刺激伝導系に異常をきたすことがあるらしく，避けたほうがよいとされている．多少筋肉が覆っていても手技上大きな問題にはならない．

7章　大動脈基部形成（David手術）

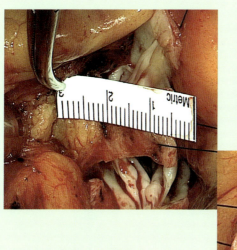

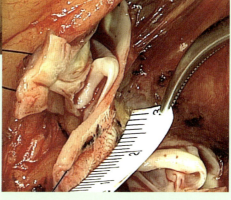

図7

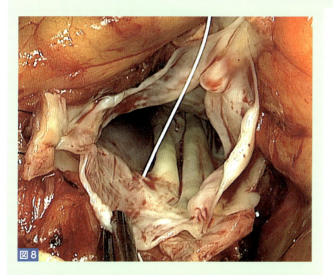

図8

図7 この後，交連の高さを測っておく．剥離した外側で，およそ糸が出てくるところから交連頂上までの距離を測っておく．これは後々の人工血管トリミングのときに役立つ．多くの症例で25〜35 mm程度である．

縫着糸の掛け方

この部分の糸は2-0 ポリエステルブレイド糸の6 mmスパ付きを用いている．

図8 まずはNadirの部分から掛けていく．左冠尖と無冠尖はまっすぐ外に突き出すだけで簡単である．

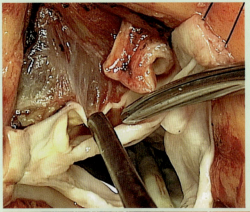

右冠尖のところは
右室の筋肉がくっついている

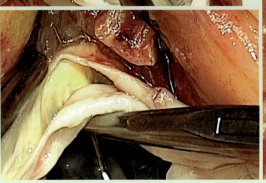
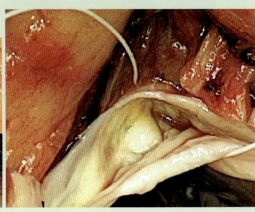

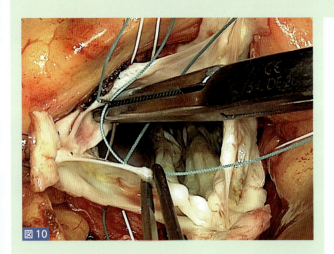

図9 右冠尖のNadir部分は先ほども述べたように外側が剝離できない．そのため左室側から外に出すときはやや斜めに右室流出路の筋肉をかすめるように出てくることになる．

図10 その後順番に掛けていく．各Nadir間に3本ずつ掛けていく．合計12本となる．この糸の間隔は多少空いているのが自然である．

ちなみにCameron[1]らはこれらの糸はNadirの3本だけでよいといっている．この糸は止血には寄与しないといっている．しかし筆者はどう考えても止血に役立っていると思う．しかも，これらの糸を結ぶことで外側の人工血管のサイズに合うように弁輪縫縮を行うことが手術の本質である．12本程度掛けたほうが，縫縮のためにも止血のためにもよいのではないかと考えている．

7章　大動脈基部形成（David手術）

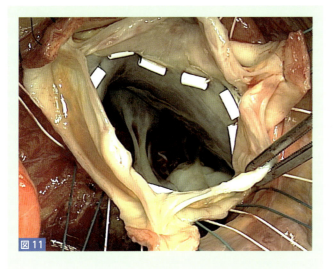
図11

図11 全周に掛かったところ．図のように糸の間隔は少し空いている．また同一平面には乗っていない．図でわかるように波を打った3次元的な面である．通常のAVRの場合，3交連を頂点とする王冠のようなラインになる．David手術の場合，Nadirのラインを基準として平面的に進むのが原則であるが，膜様部では通常のAVRと同じラインになるし，また左-右交連あたりも少し山形になるのが自然な形である．

人工血管サイズの選択，バルサルバグラフト

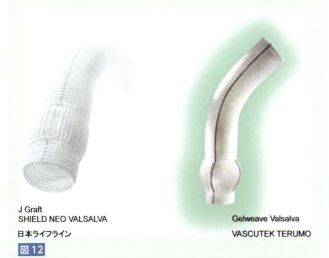
J Graft
SHIELD NEO VALSALVA
日本ライフライン
Gelweave Valsalva
VASCUTEK TERUMO
図12

図12 Bentallの章でも紹介したが，使用するグラフトはバルサルバタイプのものである．現在2種類から選ぶことができるが，どちらも図のようにカラーの部分は1cm程度である．

サイズの決定に関していろいろな計算方法が理論的に考案されているが，実際の現場ではいちいち計測し計算式にあてはめるようなことはしていないし，見当違いの値が出ることが多い．現実的には26〜30mmの3種類のうちどれかを選ぶだけの作業である．最も手ごたえの良い方法は，サイザーを左室に突っ込み引き抜いてくるときに若干の余裕をもって通過するサイズ+3mmというところだと思う．つまりサイザーが25mmなら人工血管は28mmである．そして実際我々がこれまでに使った人工血管は28mmと30mmで9割を占め，残りが26mmであった．本質的に弁輪縫縮を行う手術であるから大きすぎては意味がないし，でき上がりが不恰好である．大きすぎるとズボンのウエストを縮めるように人工血管をplicationしなくてはならないこともある．大動脈基部がやや窮屈に収まるくらいがベストではないかと考えている．

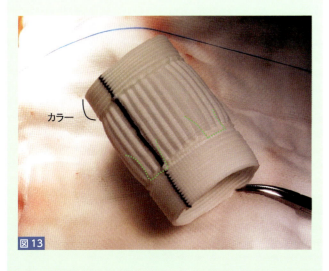
カラー
図13

図13 選択した人工血管は，一旦図のような長さに切る．5〜6cmくらいの長さになる．そして中縫いのとき，交連の一番頂上の部分は緑ラインのところにあわせることになる．人工血

管のバルサルバ部分とストレート部分のつなぎ目にあわせる．

図14, 15 次にカラー部分のトリミングである．このときに先に計測した交連の頂上までの距離が参考になる．つまりつなぎ目を基準とし，そこから計測した距離の高さでカラー側をトリミングするわけである．そうするとカラー部分がほとんどなくなってしまうことが多い．交連の頂上が縫合される部分はいつもこのつなぎ目であるため，症例ごとに違った形でカラー部分がトリミングされることになる．

図16 先に計測した交連の高さにあわせ印をつけておき，そこから糸を掛けはじめる．

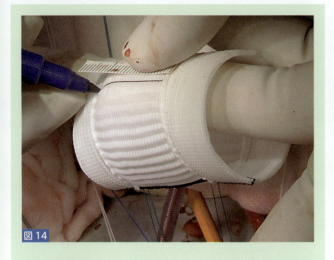

図14

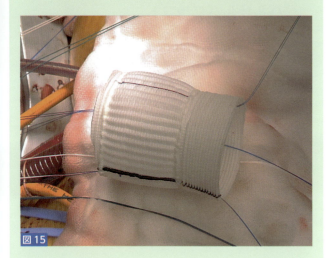

図15

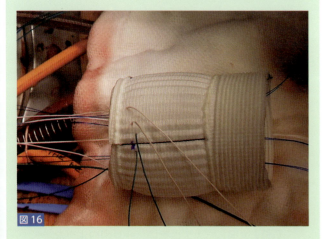

図16

7章　大動脈基部形成（David手術）

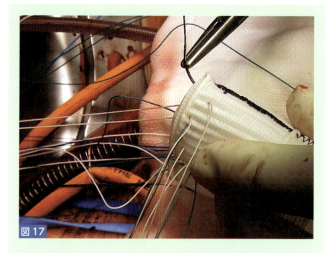

図17

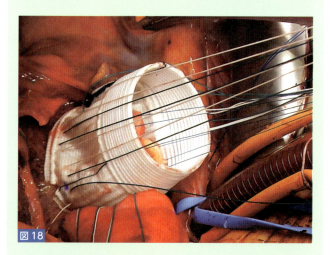

図18

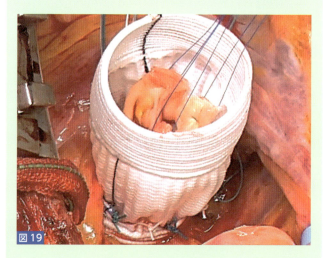

図19

図17 図のように弁輪の糸を人工血管に掛けていくわけであるが，弁輪部は3次元的なカーブを描いているので，人工血管に掛ける部分もそのラインに沿った谷山のラインとなる．自然と交連部が高く，Nadir部が低いラインとなる．

図18 糸を掛け終わり，人工血管を降ろしたところ．

図19 糸を結んでいく．ここの糸の締め具合に関して不安のある方も多いだろう．きつく締めるといくらでも締まり，図のように巾着様に縫縮される形になる．外側に固めのプレジェットを用いて縫縮しないようにすることもできる．人工弁や人工リングのように硬い枠にtie downしたほうがよいのかもしれない．我々はしっかりときつく結び，少し巾着様になるが，問題になることはない．実際の弁輪は人工血管のサイズよりも縫縮されていることになる（この手術は，この部分に関して，少し改良できるポイントかもしれないと筆者は思っている）．

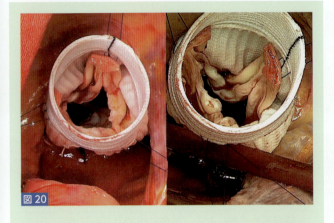

図20

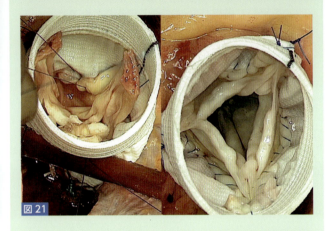

図21

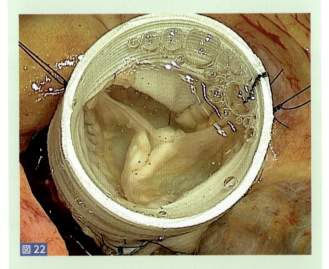

図22

人工血管縫着

● 交連部の位置決め　中縫い

図20 交連部の高さは先ほどから述べているように，バルサルバ部とストレート部のつなぎ目のところが原則である．事前に測定しておいた高さであるから大きくずれることはないが微調整は必要である．これら3交連間の距離は人工血管のサイズにより規定され，逆流を制御する重要な要素である．この部分が適正な大きさで縫縮されていなければ良好な coaptation が得られない場合がある．また通常，各弁尖，各 cusp は均等な大きさではなく，無冠尖が大きいことが多いだろう．そのため交連の位置も均等に120度ではないことが多い．術者の感覚で，高さと角度を微調整し弁尖が適正な高さで良好に coaptation する位置を探す．もし交連間の距離が適正でなかったり，人工血管サイズが大きすぎても，人工血管を外側から縫縮しサイズ調整はいくらでもできる．

図21 中縫いはどのように始めてもよいが，我々は最も低いところから交連に向かって縫い上がるようにしている．5-0 モノフィラメントの連続縫合である．David 手術の止血はここの縫合で規定されるため丁寧な手技が要求される．

図22 最終的に水試験を行い coaptation の様子を観察する．当然であるが，各弁尖が良好な高さで，ゆとりをもって，十分な面積で接合するのが理想である．よくある現象としては，この時点でどれかの弁尖が低く落ち込むことである．そのとき弁尖や，交連部周辺に少し操作を加えることがある．この状態は圧がかかっていないため本来の生理的な状態は想像するしかない．

7章 大動脈基部形成（David手術）

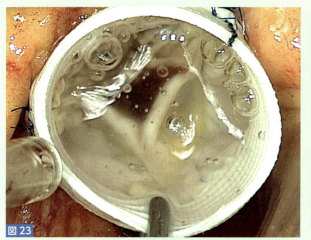
図23

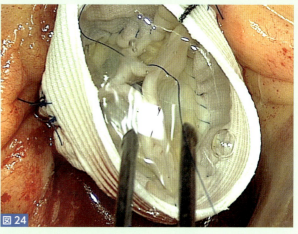
図24

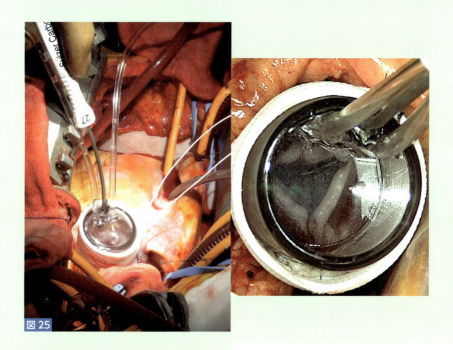
図25

図23, 24 この症例では，水試験の段階で，何度施行しても右冠尖（図の上部分）が落ち込み良好な coaptation が得られなかった．圧がかかれば良好に接合するかもしれないが不安が残った．そのため 図24 のように伸びている弁尖を少し plication することで適正な高さとなり，良好に coaptation した．

図25 圧がかかったときにどのような振る舞いをするのか知るために図のような装置を使うこともある．水を注入し圧をかけ透明のディスクから弁尖の様子が観察できる．

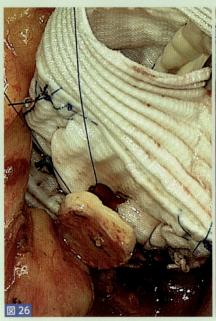
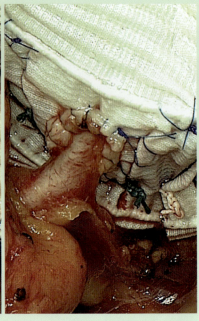

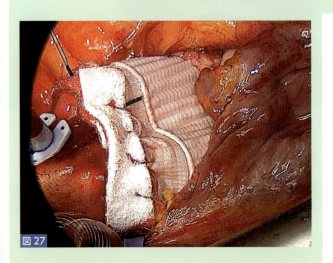

が取り巻いている状態が良いと考えている．この部分にドーナツ状のフェルト補強をする術者もいるが，我々は原則用いていない．フェルトを用いる理由は止血の補助と将来の瘤化予防（？）と思われる．針穴の止血という目的であればフェルトは全く必要ないであろう．むしろ煩雑で利点がない．将来の瘤化予防は一理あるかもしれない．我々は大動脈成分の壁に圧がかからないように針の刺入は冠動脈成分の壁に掛けるようにしている．

大動脈吻合

図27 大動脈吻合は 4-0 モノフィラメント糸の連続縫合である．フェルト補強することが多い．

冠動脈ボタン移植

図26 冠動脈移植は Bentall 手術のときに述べたことと同じである．現在は圧倒的に多いと思われるが，Carrel patch 法で移植する（5-0 モノフィラメント糸連続縫合）．図は左冠動脈を移植したところであるが，ねじれや kinking に注意する．冠動脈周囲に適度に脂肪組織

文献

1) Cameron D. Vricella L. Valve-Sparing Aortic Root Replacement with the Valsalva Graft. Operative techniques in thoracic and cardiovascular surgery. 2009. doi: 1053/j.opetechstcvs.2010.01.001, p.297-308.

〈鈴木友彰〉

TOPIC 7

David 手術における止血

　AAE に対する基部置換術で David 手術（Reimplantation 法）が好まれる理由は，安定した遠隔成績はもちろんのこと，止血の良さにあるのではないかと思われる．たしかに，David 手術の基部から出血したという経験はないし，見たこともない．

　図1 出血するならば，緑矢印のように大動脈側から隙間に入り込み，基部の外側へ抜けていくルートである．David 手術の suture line は弁輪を 1 周するマットレス縫合 12 針程度と，5-0 モノフィラメント糸による中縫い連続縫合である．この二重トラップにより止血が強固になることは容易に想像がつく．しかしそれだけが出血しない理由だろうかと少し疑問である．本文でも述べたが，Cameron らは弁輪の縫合は 3 針のみで十分であると述べている．その場合止血に寄与する縫合は中縫い連続縫合がほとんどを占めることになる．はたして 5-0 モノフィラメント糸連続縫合だけで大動脈からの出血を完璧に制御できるだろうか．

　これには次のような作用が大いに働いていると想像できる．心臓外科医なら知っていると思われるが，出生直後の心房中隔は一次中隔と二次中隔の 2 枚で構成されており，左房側にある一次中隔が左房の圧によって右房側に押し付けられ一方弁のような役割を果たしている．

　図2 同じように David 手術における基部の止血には一方弁作用が働いている．つまり大動脈あるいは左室に高い圧がかかると，大動脈基部が人工血管側に押し付けられるような力が働く．この部分は幾分小さい人工血管内に窮屈に押し込められている部分であり，圧がかかり押し付けられると一方弁のように密着する．密着している圧は，血圧と等しいわけであり，その隙間にそれ以上の力

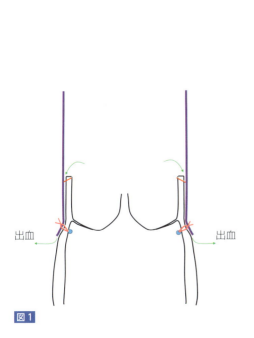

図1

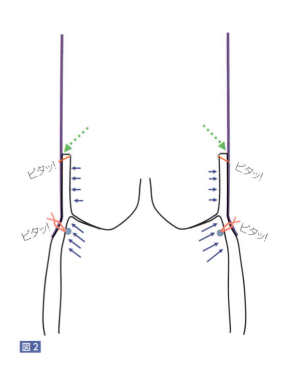

図2

で血液が入っていくことは不可能なわけである．さらに，人工血管内面と密着している面は大動脈の外膜組織である．外膜は最も止血に有利な面であるといえよう．弁輪一周の縫合と中縫い連続縫合と，この大動脈外膜面による one-way flap により David 手術の止血は確実なものにされていることが予想される．そのためできるだけしなやかに圧着されるように，いびつな形の中縫い縫合にしないことが大切である．

文献

1) Cameron D, Vricella L. Valve-sparing aortic root replacement with the Valsalva graft. Operative Technique in Thoracic and Cardiovascular Surgery. 2009; Winter. 14(4): 297-308.

〈鈴木友彰〉

8章 僧帽弁形成術

僧帽弁形成に必要な解剖知識

僧帽弁形成を行ううえで重要な解剖知識としては，まず僧帽弁と周辺構造物との位置関係を理解しておくことである．図1のように，左回旋枝は後房室間溝で僧帽弁輪周囲を横走している．冠動脈の房室結節枝や房室結節は後交連に近接して走行している．また僧帽弁前尖は大動脈弁の無冠尖と左冠尖弁輪と連結しており，大動脈弁交連部下の線維性弁下組織と連続している．

体外循環

僧帽弁形成術においては上行大動脈送血と上・下大静脈脱血にて人工心肺を確立している．大動脈弁置換などの手術ではI字の脱血管を右心耳から挿入し尖端を上大静脈に留置しているが，僧帽弁形成の際は右側左房切開の視野展開の邪魔になるため，L字型の24 Fr脱血管を直接上大静脈に挿入する．3-0ポリエステルブレイド糸の巾着縫合を上大静脈に置き脱血管を挿入する．注意点は洞結節を損傷しないようにすることである．洞結節は図2に示したように上大静脈と右房の移行部（分界溝）に位置しているため，そこから最低5 mmは距離を置いた位置に巾着縫合を置く．L字型の脱血管が挿入しにくいことがあるが，多くは巾着縫合が小さすぎることが原因であるため十分大きな巾着縫合を作成するべきである．まれに心膜翻転部と右房の分界溝の距離が短いために巾着縫合を置くスペースが狭いことがある．その際は心膜を切開して十分な縫合スペースを確保する．脱血管の挿入は巾着縫合の真ん中に11番メスに

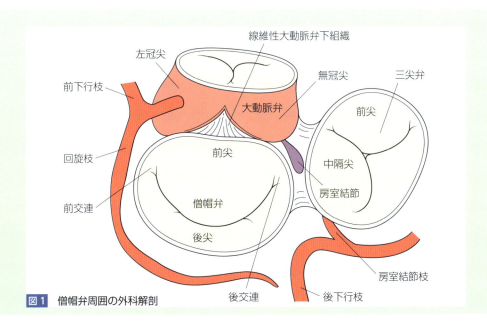

図1 僧帽弁周囲の外科解剖

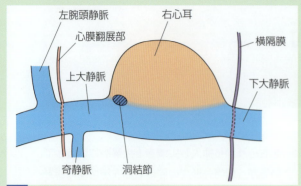

図2 洞結節と上大静脈の位置関係

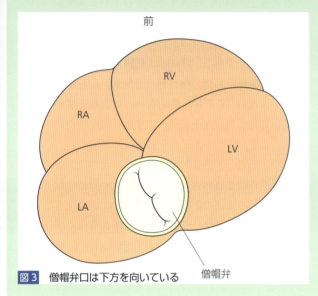

図3 僧帽弁口は下方を向いている

て穴を開けロングモスキートで軽く穴を広げたのちに行う．上行大動脈が右側に偏位して上大静脈の視野を妨げることが多々あるが，その際は上行大動脈と上大静脈の間あるいは右肺動脈と左心房の間にサクションを入れておくと視野展開の助けになることがある．心筋保護はcold blood cardioplegia の間欠的投与であり，初回は順行性と逆行性を併用，2 回目以降は逆行性のみとしている（体外循環と心筋保護の詳細は第 4 章を参照）．右側左房切開下に僧帽弁形成の視野展開をしている際の逆行性心筋保護投与における注意点としては，開胸器によって心臓が歪み圧迫された状態になっていることで保護液が心臓全体に均一に分配できない可能性がある．そのため，20〜30 分間隔の間欠的投与の際は開胸器を緩め心筋保護を完全にする．通常，2 回目以降の保護液投与は 1〜2 分で完結する．

視野展開のすべて，右側左房切開，開胸器の解説（Carpentier）

　良い弁形成に良い視野展開が重要であることは言うまでもない．図3 に示したように僧帽弁はお辞儀をしたように下方を向いている．そのため正中切開下で僧帽弁を正面視するためにはいくつかの工夫が必要であるが，視野展開に影響を与える重要な要素として，脱血管の位置，胸骨正中切開，心膜の釣り上げが挙げられる．我々は 24 Fr の L 字型脱血管を直接上大静脈に，28 Fr の I 字型脱血管を右房から下大静脈に入れている．右側左房切開にて展開する際，この 2 本の脱血管の距離が近いと窮屈になることがある．その観点からは 2 本の脱血管の距離はできるだけ離れていたほうがよい．本来，胸骨は正中にて切開されるべきであるが，仮に胸骨のやや左側で切開された場合，心臓の左側が主に開いてしまい，僧帽弁にアプローチする際により重要になる心臓の右側は窮屈になることがある 図4．心膜釣り上げは 2 号シルク 3 本に

8章 僧帽弁形成術

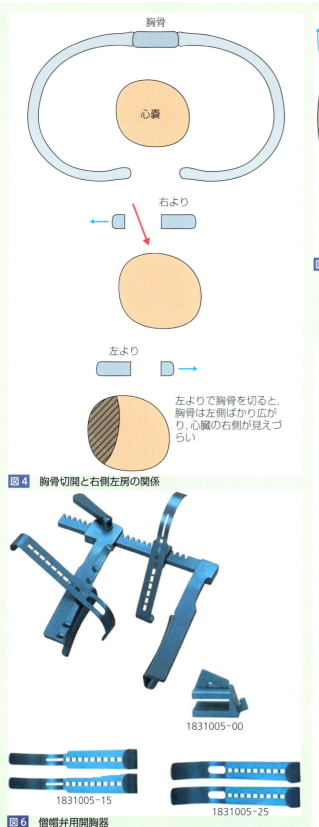

図4 胸骨切開と右側左房の関係

図6 僧帽弁用開胸器

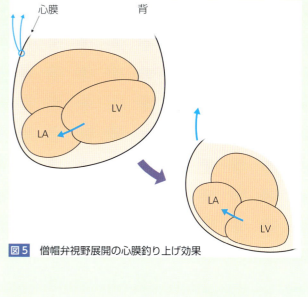

図5 僧帽弁視野展開の心膜釣り上げ効果

て行っているが，重要なのは右側心膜を十分に引き上げ，お辞儀した状態の僧帽弁をより起き上がらせることである 図5．

　我々は基本的にはCarpentier開胸器 図6 を用い右側左房切開にて僧帽弁にアプローチしている．本開胸器は2つの鉤で左房をV字に牽引することで視野展開する．開胸器は，2つの鉤が作るV字の直線状に僧帽弁がくるような位置に置くべきである 図7．

　左房切開は右上肺静脈が左房に流入する部位 図8 に＃11メスでまず2～3cm程度の切開を入れ，サクションで左房内の血液を吸引し内腔を確認し，左房の天井を攝子で持ち上げながらメスで切開を延長していく．この際に注意すべきことは以下の4点である．①メスを深く入れすぎて後壁を切開しない，②心房中隔に接近しすぎて右房を解放しない，③心臓表面の脂肪組織はできるだけ切らない，④冠静脈を損傷しない，ことである．②に関しては，第4章（体外循環と心筋保護の詳細）で述べたように，我々の通常の方法では，上下大静脈に挿入した2本の脱血管をテーピングし右房切開を置いた上で直視下に逆行性心筋保護カニューレを挿入して

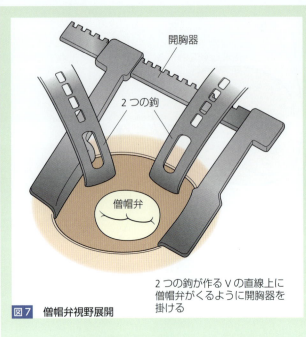

図7 僧帽弁視野展開
2つの鈎が作るVの直線上に僧帽弁がくるように開胸器を掛ける

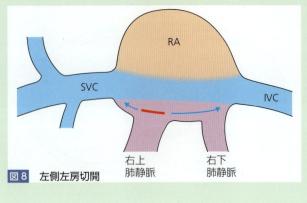

図8 左側左房切開

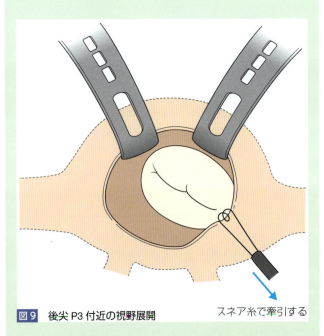

図9 後尖P3付近の視野展開
スネア糸で牽引する

の脂肪組織を避けて切開するほうがよい．③に関しては，心臓表面の脂肪組織は脆弱であるため視野展開のために鈎をかけたり，攝子で把持すれば容易に左房内に崩れ落ちる．誤って全身の塞栓子としてしまうのは論外だが，創縁に脆弱な脂肪組織があると形成後の左房閉鎖時に左房の心筋組織を的確に縫合針でとらえる妨げになることがある．④に関して，房室間溝に接近しすぎると冠静脈損傷の危険があるが，通常はそこまで切開する必要はない．損傷に気づかない可能性もあるが，心筋保護液投与の際に，逆行性であれば酸素化血液が心囊内に漏れ出ることで確認される．

　Carpentier 開胸器は2本の鈎で左房の天井を持ち上げるように展開する 図7．よい視野を得るためのポイントは，①僧帽弁に対して2本の鈎が左右対称に位置するよう（2本の鈎の延長線上に僧帽弁がくるよう），開胸器の位置を微調整する．②開胸器をいったん緩めた状態で2本の鈎を深く左房の天井にかけ，ある程度牽引した状態で，改めて開胸器を広げるようにするとうまくいく．鈎は数種類あり，症例によって使い分ける．上大静脈背側の線維組織を剝離しておくとより展開しやすくなることもある．また左房切開ラインが後尖P3付近の視野の妨げになることがあるが，その際は糸針を用いて左房切開ラインを背側に牽引することで視野が改善する 図9．形成中の無血視野の確保も大変重要である．サクションを左房内に留置してお

いるため，ほぼすべての症例で右房はあらかじめ解放された状態である．そのため右側左房切開の際に誤って右房が解放されても大きな問題にはならないが，テーピングされていない場合は誤って右房を解放してしまうと脱血管が空気を吸い込み脱血不良になる可能性があるため注意が必要である．また左房切開の際は心臓表面

8章 僧帽弁形成術

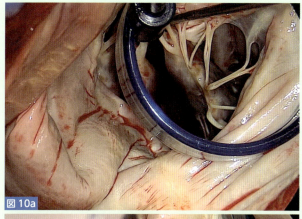
図10a

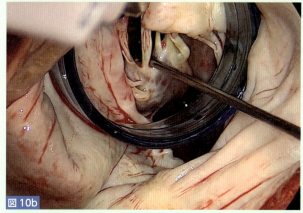
図10b

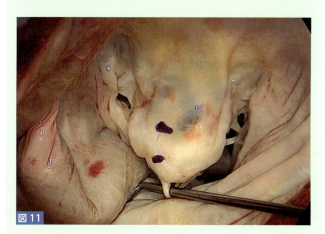
図11

くことで無血視野の確保の助けにすることができる．あるいは左房切開前に右上肺静脈からLVベントを挿入しておき，これを左房内のサクションに利用することもできる．自分が一番良いと納得できる視野が得られるまで妥協せず，上記のポイントを確認しながら何度でも繰り返す．

病変評価，計測

水テストの前に，前尖，後尖，腱索，乳頭筋，左室を含めた僧帽弁の構成要素を観察する．病変の評価には麻酔導入後に経食道エコーで観察した弁輪形態の情報も含まれる．特に弁輪拡大の程度を定量的に評価しておくことは，次の述べる弁尖の直接計測による余剰性の評価と共に弁形成を行ううえでの重要な情報となる．弁尖を評価する際は神経フックを用い弁尖の伸展・肥厚などの形態や組織の硬化の有無などの変性もみておく．同時に腱索の延長・断裂も同定し，水テストの所見も併せて逆流の機序を解明していく．左室内，乳頭筋を観察する際は，人工弁のサイザーを使って弁尖をよけることで容易に行うことができる（図10，a：後乳頭筋，b：前乳頭筋）．前乳頭筋と後乳頭筋それぞれから前尖A2あるいは後尖P2に延びる腱索を同定し，A2とP2の中央，左右対称性を把握するためにマーキングしておくと有用なことがある．形成の最終的な目的は左右対称に十分な接合面（5〜10 mm）を得ることであるので，目印のために弁尖の先端から5 mmと10 mmの位置にインクを付けマーキングしておく 図11．

我々が行っている僧帽弁形成における病変評価の特徴の1つは弁尖の高さを定量的に計測していることである．攝子あるいは神経フックで弁尖を適度に広げ，紙性の定規で弁輪付着部から腱索への移行部までの弁尖の長さを計測する（図12，a：後尖P3の測定，b：後尖P1の測定，c：前尖A2の測定）．前尖A2，後尖P1，P2，P3において測定する．これまでの経験でわかったことは，変性性僧帽弁閉鎖不全症の逸

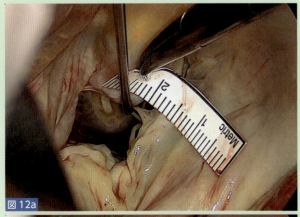

図12a

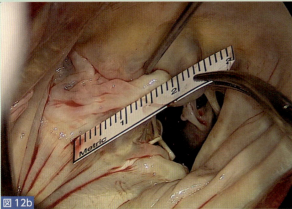

図12b

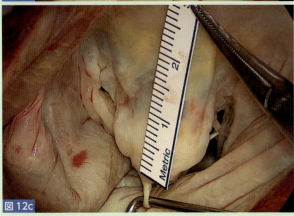

図12c

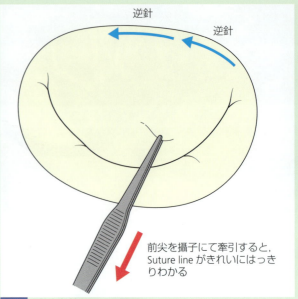

図13 前尖弁輪ラインの展開

脱弁尖に随伴する組織の伸展や肥厚の程度（余剰性）は症例により大きく異なることと，弁尖組織の余剰性を定量的に把握しておくことが形成のストラテジーを決めるうえで有用な指標になるためである．

人工弁輪縫着の実際，糸掛け，サイジング

病変の評価が一通り終われば比較的早い段階で弁輪縫着の糸掛けをする．弁輪に糸が掛かると弁輪の輪郭が明瞭になり，かつ術者側へ僧帽弁全体が牽引された状態になるため病変評価やその後の形成が行いやすくなる．まず前尖側の弁輪に２－０ポリエステルブレイド糸を反時計回りに３針掛けていく．１針目は逆針で右fibrous trigon に掛けていく．攝子で前尖組織を牽引すると針を刺入しやすくなる 図13．裏に大動脈弁があるため深すぎる刺入は禁物であるが，弁輪組織を十分にとらえていないと人工リング弁の縫着の際に組織が裂けてしまう危険がある．最初の２針は逆針で刺入する．３針目は左 fibrous trigon に掛けるが，刺入が難しい部位である．図のように攝子で心房組織を大き

8章　僧帽弁形成術

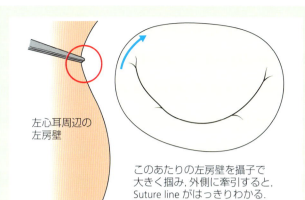

図14　3針目（前尖）

左心耳周辺の左房壁

このあたりの左房壁を攝子で大きく掴み，外側に牽引すると，Suture line がはっきりわかる．順針で掛ける．

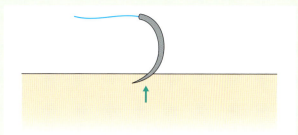

針の刺入はしっかりと角度をつける
組織をしっかりとらえる

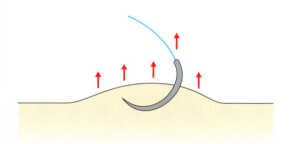

針を進めるに従って，組織を持ち上げるようにすると Suture line がわかりやすく刺出部位もわかりやすい

図15

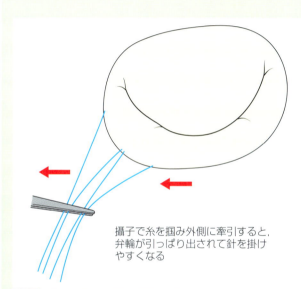

図16　後尖弁輪の糸掛け

攝子で糸を掴み外側に牽引すると，弁輪が引っぱり出されて針を掛けやすくなる

く把持し外側に牽引しながら，やや close に掴んだ順針で時計回りに刺入する 図14．組織を十分にとらえるために垂直に近い角度で刺入し，針を進めるに従って組織を持ち上げるようにすると suture line がさらに明瞭になり，針が出しやすくなる 図15．刺出の際は，針の尻の部分で組織を裂かないように針の形に沿った運針を心がける．後尖側は P1 から順に反時計回りにすべて順針で掛ける．通常は 8 針程度である．組織を裂かないように大きく組織をとらえていくが，回旋枝が近傍を走行していることを意識しておく．特に left dominant coronary artery においては回旋枝が弁輪の左房側を走っていることはよく知られている．後尖側に 1，2 針掛けた後は，攝子で糸を牽引すると P2-3 側の弁輪が手前に引き出されてくるため刺入しやすくなる 図16．

151

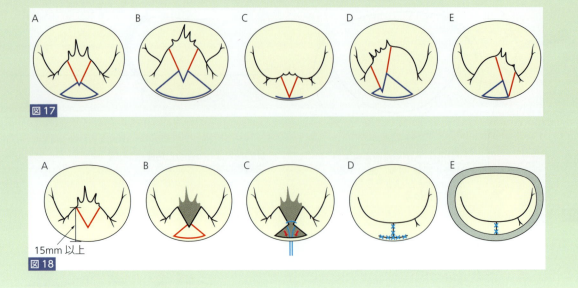

図17

図18

弁輪の糸掛けの前に，開胸器の周りに濡らした柄付ガーゼを置き，弁輪に掛けた糸はモスキート鉗子で掴み適度なテンションをかけておく．サイジングは弁形成がある程度進んだ段階で行うことが多い．大きめの直角ケリーで前尖を伸展し，前尖の大きさを基準にサイズを決定している．

後尖病変：弁尖切除縫合のいろいろ，バタフライ法を中心に

弁形成を行ううえで大切なことは，逆流のメカニズムを正確に把握したうえで，複数の形成方法の中から最適な方法を選択することである．場合によってはそれらを適切に組み合わせる．自らが得意とする方法を中心に組み立ててよいと考えるが，1つの方法に固執するべきではない．逆流の機序を正確に評価できれば，おのずと最適な方法が導き出されるものである．変性性の逸脱病変の多くは，腱索断裂や延長による単なる弁尖組織の逸脱ではなく，逸脱した弁尖そのものに縦方向や横方向に余剰組織を伴って拡大している．その余剰性は症例ごとにばらつきがあり，形成方法の選択は変性した弁尖の形態，余剰性で決定する．前述した弁尖の直接測定から得られたデータでは，逸脱のない正常な後尖の高さは平均値でP1が11 mm，P2が14 mm，P3が12〜3 mmであった．余剰組織が多く後尖の高さを減らす必要がある場合は，正常弁尖の高さを基準に切除方法を決定する．まず正常と思われる腱索に維持糸を置き軽く牽引し，逸脱した組織の全容を明らかにする．縦と横方向の余剰性を評価し，三角切除，バタフライ切除，人工腱索移植などから適切な方法を選択する．我々は逸脱弁尖の高さが15 mm以上あればバタフライ切除法を用いている．バタフライ切除法は 図17A のように2つの三角切除を組み合わせた方法であり，最大の利点は弁輪を縫縮することなく弁尖の高さと幅を自在に適正化できることである．余剰組織の程度によって2つの三角形の大きさを調整する．次に2つの三角切除の辺縁を弁輪に縫合する 図18C ．切除ラインにマーキングをしておくと正確に切除することができる．形成後の弁尖の高さは最初の三角形の辺の長さとなる． 図17B は余剰がより大きい場合， 図17D, E は逸脱病変が非対称的な場合におけるバタフライ切除であるが，2つの三角形の形と大きさ次第で様々な病変に対応できる．弁尖の縫合は5-0ポリプロピレン糸の連続縫合あるいは単結節縫合を用いる． 図17C のように逸脱弁尖に余剰組織が少ない場合は小さな三角切除か人工腱索を用いるこ

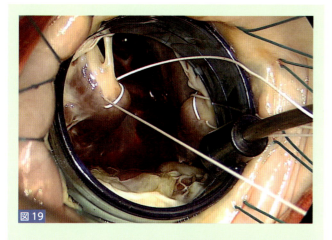

図19

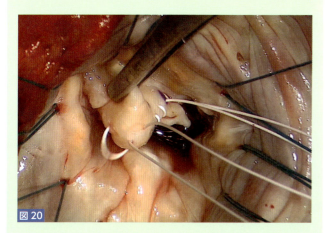

図20

とが多い．人工腱索は乳頭筋から腱索に移行するfibrousな部位に2回ほど針を通している 図19 ．プレジェットなどは使用しない．弁尖への糸掛けは，左室側から逆針で貫壁性に2回針通する 図20 ．人工腱索の長さの調整は人工リングを縫着し，左室を張らせた状態で決める．

前尖病変：弁切除，人工腱索

前尖病変の際も，前述したように逆流のメカニズムと弁尖の余剰性を評価したうえで形成方法を決める．前尖の逸脱病変で余剰組織が明らかに多い場合は三角切除や2つの三角切除を組み合わせることで適正化する．

左房閉鎖，ベント挿入

左房閉鎖は3-0ポリプロピレンSH針2本のover and over縫合にて行っている．左房閉鎖は頭側の左房切開線末端から始める．1針目は切開線末端よりもさらに奥の組織をとらえアンカーとする．針糸の反対側はラバー付きペアンで掴み，とらえた組織を手前に牽引するように糸のテンションを保っておく．助手は刺出点から針までの糸の長さを10割とした場合，4割の位置で糸を保持する．術者が定めた糸の方向，テンションを決して変えないよう集中する．助手が適切に糸を裁くことができれば，縫合線が適度に牽引され，きわめて運針がやりやすくなる．切開線の半分まできたところで（通常は右上肺静脈流入部の付近），スネアリングし1本目は終了する．この時点で縫合ラインに隙間を作り，左室ベントを挿入する．2本目の3-0ポリプロピレンSH針のover and over縫合も同様に行う．左房閉鎖で意識していることは，組織を愛護的に扱い，決して裂かないようにすること（特に針を抜くとき），組織は大きくとらえ，少ない針数でバランスよく大きく進むことである．肺静脈付近では容易に後壁をとらえ，肺静脈狭窄をきたす危険があるため特に注意が必要である．

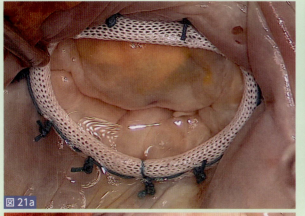

図21a

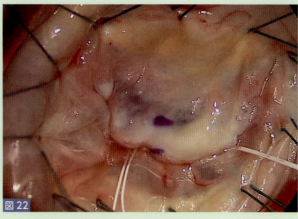

図22

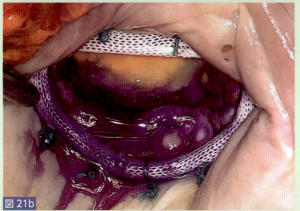

図21b

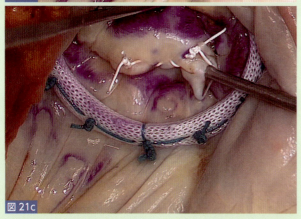

図21c

形成直後の逆流評価，セカンドランについて

　形成後の逆流評価は基本的に水テストとインクテストで行う．その際，知っておくべきことがいくつかある．まず心停止下，特に拡張期心停止の状態は，もともと逆流が生じていた心拍動の収縮期の状態を必ずしも反映していない点である．最終的に人工心肺から離脱するまで形成がうまくいったかどうかわからない．また鈎が深く掛かり左房の天井が強く牽引された状態では特に前尖 A3 付近が歪み引き上げられるために水テストで逆流が生じることがある．できるだけ鈎を緩め自然な状態で水テストを行うと逆流が消失することも多い．インクテストは，前尖と後尖の接合が適切に得られているかどうか評価するために行う．左室を生理食塩水で適度に満たし弁尖に圧がかかった状態で前尖と後尖にインクを付ける 図21a, b．左室の生理食塩水を除去し，弁尖を観察すると，インクが付いている部分と付いていない部分が鮮明に区別される 図21c．インクが付いていない部分は接合に関与している部分と考えることができ，形成の良し悪しの判断材料となる．形成後の接合の状態を評価する方法としては，形成前にあらかじめつけておいたインクドットマーキングがどれくらい左室側に沈み込むか観察することで確認することもできる 図22．

SAM について

僧帽弁の収縮期前方運動（SAM: systolic anterior motion）は形成後の懸念事項の1つである．SAM の誘発因子は以下のようになる．1〜4 は形成の方法や弁輪縫縮リングの選択によってある程度はコントロールすることが可能である．8〜10 は薬剤や補液により調整可能である．

1. 高い後尖（特に P1，P2）
2. 接合距離が長い前尖
3. 小さい弁輪（特に前後方向）
4. 接合点と心室中隔の距離が短い
5. 左室流出路が狭い
6. 大動脈弁と僧帽弁の角度
7. 乳頭筋の位置
8. 頻脈
9. 血管内脱水
10. 左室の過収縮

〈木下 武〉

TOPIC 8

人工弁輪について

　僧帽弁形成における人工弁輪の選択に関して，各施設においてどのように行っているだろうか．筆者の想像であるが，各施設おそらく限られた種類の製品が在庫として納入されており，その中から選んでいるにすぎないのではないだろうか．各症例に応じた適切な人工弁輪を選択できる環境は整っていないと思われる．

　どういった病態にどの人工弁輪が最もフィットするのかといった研究は盛んに行われているが，学術的に明確な答えは得られていないと思われる．多くの因子が複雑に絡み合っており人工弁輪の特性のみで解決しようとすること自体に無理があるだろう．

　以下ではこれから手術を学ぼうとしている若手外科医に向けた大まかな基礎知識を述べることとする．以下のようなことを頭において今後の勉強に役立てていただきたいと思う．

■人工弁輪を選択するときに考慮する事項■

1. 僧帽弁サイドから

- 弁輪自体の成形が必要かどうか：極端な例を挙げると，正常の僧帽弁が突然裂けて massive MR となった場合，弁輪自体は変形していないはずである．その場合裂け目の修復に加え Native 弁輪と同じ形と大きさの人工弁輪を入れてやれば解決する．しかし，多くの慢性僧帽弁閉鎖不全ではさまざまな程度で弁輪の拡大変形があり人工弁輪による強制的な成形が必要である．拡張型心筋症や，一部の機能的僧帽弁閉鎖不全や虚血性僧帽弁閉鎖において，後尖弁輪の強制的縫縮は左室リモデリングにも寄与することが示された．Bolling ら[1]によるこの reduction annuloplasty のコンセプトはすべての僧帽弁閉鎖不全に当てはまるわけではない．本来は，残された弁尖の大きさや，左室拡張の程度，左心機能などを考慮し，最もフィットする人工弁輪のタイプとサイズが選択されるべきである．

- SAM の危険が高いかどうか：SAM は僧帽弁形成術に常に付きまとう問題である．形成術後の SAM の患者側危険因子は，過剰な弁尖，特に高い後尖，左室過収縮，中隔の張り出し，短い C-sep（coaptation point から septum までの minimum diameter），小さい AV-MV 角，容量不足などが挙げられる[2]．このなかで外科医が操作しうる要素は弁尖を切除形成することで残存弁腹の量を調整することくらいである．一方，外科手技に関わる SAM 危険因子は，硬く小さい人工弁輪，弁輪縫着糸の位置不良，歪んだ人工弁輪逢着位置，過剰な弁腹の切除あるいは過剰な残存量（特に後尖）などである．つまり形成術後に新たに出現する SAM の多くは外科医側の問題で引き起こされている．術前の検討で SAM が懸念される場合，手技に関する危険要素は最小限にするよう心がける．人工弁輪選択に関しては，小さすぎずかつ flexible な製品が好ましいといえる．

- 前後径を固定すべきかどうか：僧帽弁輪の前後径をしっかりと固定したい場合は，rigid から semi-rigid の人工弁輪が選択されるべきである．では，前後径を固定すべき病態とはどういったものだろうか．この点は議論が多く明確には示せないが，将来的に，逆流の以外の要素が原因で弁輪が拡大することが予想される病態といえる．つまり虚血性や心筋症，機能的

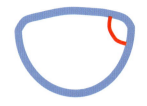 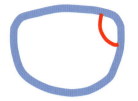

図1　人工弁輪の交連部角

CG Future annuloplasty system: Medtronic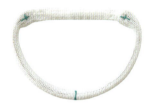

Rigid saddle ring :SJM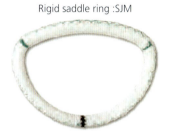

Carpentier-Edwards Physio II: Edwards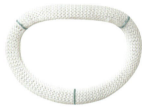

MEMO 3D :Sorin(日本ライフライン)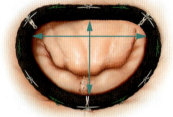

各社資料より抜粋

図2　代表的な complete ring の写真．前尖から交連，後尖にかけてのカーブがそれぞれ違っていることがわかる．交連部分をしっかりと鋭角に締めたいときは角度が急峻なリングを選択すべきである．

僧帽弁逆流が当てはまる．しかし，これらの病態には著明な低心機能症例がしばしば含まれており，左室基部の後尖側を rigid に固定してしまうことで左室の動きを制限してしまうという報告[3]もあり，難しいところである．

　もう1つ筆者が気にしている人工弁輪の特性に 図1 のようなことがある．サイズや前後径は同じであるが，製品によって赤の部分の角度が違うことがある．要するに交連部位をしっかりと鋭角に締めたい場合は左図のような峡角タイプが望ましい．図1右のようなタイプの人工弁輪を使用し，かつ大きいサイズを選択したときに弁中央の coaptation は良好であるが，交連付近が逆に拡大され coaptation が不良になってしまう症例を経験した．弁輪拡大の病態を理解し，かつ人工弁輪の特性を十分理解しておく必要がある．図2 に代表的な人工弁輪の写真を提示する．線維三角部に相当する部分から後尖部にかけてのカーブは各社違っているのがわかる．マーカーに合わせて線維三角を固定すると想定した場合，一旦膨らむようにして後尖部に移行するタイプと，直角以上に急峻に移行していくタイプがあるのがわかるだろう．糸の掛け方でこの部分の縫縮の形式はある程度コントロールできることも理解できよう．自分の施設で使っている人工弁輪がどういったタイプなのか知っておく必要がある．

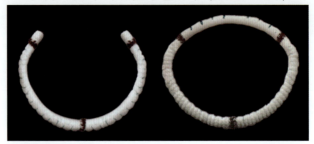

図3 代表的な flexible 人工弁輪．バンドタイプとフルリングタイプがある．しなやかで形状が自由に変化する．

2. 人工弁輪サイドから

- Flexible か semi- flexible か rigid か：正常の僧帽弁輪は同一平面ではなく 3 次元的に波を打っていることはいまや常識である．3D エコーの進歩とともに研究が進められ，拡張収縮における形態の変化は前後左右とも非対称な構造であることがわかっている[4]．弁輪の生理的な動きに追従する目的でさまざまな柔軟性を持たせた人工弁輪が開発されている．図3 は代表的な flexible 弁輪である．形状は C 字あるいはリングであるが，文字通りくにゃくにゃであり縫縮されたあとでも自己弁輪の動きは保たれるためより生理的といえる．しかし前後径を一定に固定したいときなどは不向きである．また弁輪形成の結紮糸を締めすぎると人工弁輪自体も縫縮されるため糸の締め具合に注意が必要である．現在は rigid と flexible の利点を併せ持つ semi-rigid/flexible タイプでかつ生理的な鞍型（saddle shape）3 次元構造のものが主流であろう．

多くの僧帽弁輪縫縮術において flexible と semi-rigid/flexible の間に大きな臨床成績の差はないようである．しかし SAM が心配されるときは flexible が有利だとか，拡張型心筋症，虚血性心筋症などの場合前後径をしっかりと固定保持するタイプが有利である，などいくつかの特性と適応がわかってきており，それぞれの症例に応じて使い分けるのが正しいのだろうと思われる．

文献

1) Bolling SF, Deeb GM, Bach DS. Mitral valve reconstruction in elderly, ischemic patients. Chest. 1996; 109: 35-40.
2) Grossi EA, Galloway AC, Parich MA, et al. Experience with twenty-eight cases of systolic anterior motion after mitral valve reconstruction by the Carpentier ring. J Thorac Cardiovasc Surg. 1992; 103: 466-70.
3) Okada Y, Nasu M, Takahashi Y, et al. Late results of mitral valve repair for mitral regurgitation. Jpn J Thorac Cardiovasc Surg. 2003; 51: 282-8.
4) Levine RA, Handschumacher MD, Sanfilippo AJ, et al. Three-dimensional echocardiographic reconstruction of the mitral valve, with implication for the diagnosis of mitral valve prolapse. Circulation. 1989; 80; 589-98.

〈鈴木友彰〉

連合手術　大動脈弁＋僧帽弁手術の手順

　大動脈弁と僧帽弁の両弁置換のときに手順はどのようにすべきか．これに関しては各施設各術者によって異なるのではないだろうか．手順はいく通りも考えられるが，最も手技を容易にし，かつスムースに進められる方法がベストである．「大動脈弁位に人工弁が入ると僧帽弁の視野が悪くなる」，「先に僧帽弁に人工弁輪や人工弁が入ると大動脈弁位に満足のいく大きさの人工弁を入れることが難しくなる」などさまざまなことがいわれているであろう．「左房はいつ閉じるのか」，「大動脈切開部はいつ閉じるのか」などいろいろな要素がある．手術手技の教科書を見ると，大動脈弁位に至適サイズの人工弁が入らなくなる事態を回避する方法がいくつか示されている．それによると，左房と大動脈は常に同時に開放されており，両方から確認し糸の結紮順を工夫すべきであると書かれていることが多い．しかし実際の手術において，レトラクターをかけ一旦良好に確保された僧帽弁視野を解除し，大動脈弁の視野を整え手技を行い，再び僧帽弁の視野をセットし，両方から観察しながら行うなど，術者にとってとてもストレスであり，余計なトラブル（糸のもつれなど）を起こしてしまう．

■当施設での手順■

　当施設ではいたってシンプルな考え方である．大原則の考え方として，縫合手技などは最も深くて見えにくいところから手前に向かって進めるのが理にかなっている．奥深くの場所に人工血管を吻合する場合，手前から開始して奥に向かって進める術者はいないであろう．手前の人工血管が邪魔になり奥の難しい吻合をより難しくするだけである．この大原則にのっとり，我々は，連合弁膜症手術やCABG併施手術などは，最も奥の部位から完結していくことにしている．

1. 大動脈弁置換＋僧帽弁置換術の手順

　通常の僧帽弁手術のように，左室ベントは挿入せず大動脈遮断を行い，まず右側左房を切開する．その後僧帽弁のレトラクターをかけ視野を整える．弁を切除し僧帽弁置換を完結する．通常通り左房を閉鎖し，ベントは左房内に入れておく．次に大動脈基部を切開し大動脈弁の視野を確保する．大動脈弁置換を行い，大動脈を閉鎖する．このようにいたってシンプルに奥の手技から順番に完結していくだけである．先に僧帽弁が入っているときに十分な大きさの大動脈弁が入らないという懸念はない．大動脈弁置換の章で示したような視野で行えば問題にはならない．

　逆に大動脈弁置換を先行した後に僧帽弁を行っても視野的には問題ない．しかし，1つだけ懸念がある．僧帽弁の視野は，各施設好みのレトラクターを用いて行っていると思うが，良好な視野を出すためにかなりの力で展開することが多いだろう．そのときに大動脈弁位に硬い人工弁が入っていると大動脈壁や左房壁などがレトラクターと人工弁に挟まれ挫滅させてしまうことがある．左房切開部から弁輪近くまで深くかけたレトラクターは大動脈弁輪をかなりの力で押し上げる状態になっている．移植したての人工弁を強い力でストレスをかけるのは危険である．

2．冠動脈バイパス術併施の場合

　冠動脈バイパスを同時に行うときも考え方は同じである．つまり心表面の手技である冠動脈バイパスは最後となる．弓部置換術など，冷却時間があるときに先に冠動脈バイパスの末梢吻合を行うことはあるが，まれである．たとえば僧帽弁手術＋内胸動脈と静脈による3枝バイパスを行う場合，僧帽弁手術を完結させたあと，静脈グラフトの末梢吻合2カ所を行い，内胸動脈の吻合を行い，最後に静脈と上行大動脈の中枢吻合を行う．常に奥から手前に向かって進めることが手技をスムースに簡便にさせる大原則だと考えている．

　以上のように連合弁膜症＋バイパスなど複雑な手術はスムースな手順がトラブルを少なくするコツである．深いところから順番に手技を完結していくという考え方は，手順に頭を悩ませることなく，シンプルで安全な方法だと思われる．

〈鈴木友彰〉

感染性心内膜炎に対する外科手術

　感染性心内膜炎は現代の心臓外科において最も困難な病態の1つであり，1年以内の死亡率は30％に及び，活動期の25〜50％に外科手術が要求されるという．手術は高度な技術を要求されるだけでなく，感染や心不全による多臓器不全を合併しており多くのリスクを伴う．手術適応に関して2008年の日本循環器学会のガイドラインを提示した〔表1：感染性心内膜炎の予防と治療に関するガイドライン（2008年改訂版）〕．注意すべき点は強固なエビデンスに基づく指針ではないことである．感染性心内膜炎患者の病態の多様性からランダム化試験を行うことは困難である．多くの研究者が予後予測因子や至適手術時期の同定を試みているが，対象となった患者集団や評価項目が研究ごとに異なるために解釈には注意を要する．単一施設由来の後ろ向きデザインに伴う患者選択バイアスにより，手術が患者の予後に与える真のインパクトを評価することは容易ではない．一般的には心機能の破綻や多臓器不全の進行をきたす前の早期手術が良好な予後をもたらすと考えられ，手術時期を逸することのないよう注意深く診察することが肝要である．

1．弁機能障害による急性心不全

　重度の大動脈弁あるいは僧帽弁逆流を原因とし，左室拡張末期圧上昇や肺高血圧を伴う心不全はClass Iの手術適応である．人工弁の離脱による逆流や，まれであるが弁閉塞による心不全も手術適応と考える．感染性心内膜炎に伴う合併症のうち，うっ血性心不全は予後に最も大きな影響力をも

表1　感染性心内膜炎の手術適応
（循環器病の診断と治療に関するガイドライン（2007年度合同研究班報告），感染性心内膜炎の予防と治療に関するガイドライン（2008年改訂版））

○自己弁および人工弁心内膜炎に共通する病態
　Class I
　　1．弁機能障害による心不全の発現
　　2．肺高血圧（左室拡張末期圧や左房圧の上昇）を伴う急性弁逆流
　　3．真菌や高度耐性菌による感染
　　4．弁輪膿瘍や仮性大動脈瘤形成および房室伝導障害の出現
　　5．適切かつ十分な抗生剤投与後も7〜10日以上持続ないし再発する感染症状
　Class IIa
　　1．可動性のある10 mm以上の疣腫の増大傾向
　　2．塞栓症発症後も可動性のある10 mm以上の疣腫が観察される場合
　Class IIb
　　1．弁形成の可能性がある早期僧帽弁感染
　Class III
　　上記のいずれにも当てはまらない疣腫

○人工弁心内膜炎における病態
　Class I
　　1．急速に進行する人工弁周囲逆流の出現
　Class IIa
　　1．弁置換後2カ月以内の早期人工弁感染抗菌薬抵抗性のブドウ球菌，グラム陰性菌による感染
　　2．適切かつ十分な抗菌薬投与後も持続する菌血症で他に感染源がない場合

つ[1,2]．逆にうっ血性心不全を脱した患者に対する外科治療は死亡率を有意に減少する[3,4]．急性の重度の逆流によりきわめて急速に心不全を呈する症例は緊急手術の判断に迷うことはないが，潜行性に進行を呈する症例は初期の内科的治療の反応をみることで適切な手術時期を逸し手術リスクを高めてしまう可能性があるため注意が必要である[5]．

2．弁周囲への感染拡大：弁周囲での膿瘍形成や穿孔

感染の弁輪周囲への波及は自己弁感染性心内膜炎の10〜40％にみられるという[6]．大動脈弁に多く，膜性中隔や房室結節に波及すれば房室ブロックを呈する．疑わなければ診断は難しい．新規の房室ブロックやPR間隔の延長は弁輪外への感染の波及を示唆する．経食道エコーが有用である．

3．全身性の塞栓症：適切な抗生剤治療にかかわらず繰り返す塞栓症，10 mm以上の疣贅

感染性心内膜炎の22〜50％に全身性塞栓が見られ，中枢神経系がその65％を占めるという[7]．塞栓を起こした患者の25％程度は臨床的に無症状であるともいわれる[8]．塞栓症の予測因子として，疣贅の大きさ・可動性，僧帽弁位の疣贅，抗生剤投与中の疣贅の拡大，塞栓の既往，などが挙げられている[9]．最も塞栓源となる危険が高いのは，黄色ブドウ球菌が関与した僧帽弁位の可動性の高い巨大疣贅（10〜15 mm）である．

4．脳血管合併症

20〜40％で発症，最多は黄色ブドウ球菌である．脳合併症を有したIE患者が緊急で手術適応がある場合に手術時期をどうすべきか．人工心肺使用に伴う抗凝固療法を原因とした神経症状の増悪や梗塞部の出血に対する懸念が存在するが，無症候性脳塞栓や一過性脳虚血発作の場合は遅延なく心臓手術を行える[8]．同様に，脳CTで出血や昏睡を呈するほどの大きな脳梗塞がないことが確認できていれば，心臓手術は禁忌ではなく，神経症状の回復も見込めると報告がある[10]．

5．敗血症が持続

適切な抗生剤治療にかかわらず発熱や血液培養陽性が数日間（7日間）持続する場合は手術を考慮すべきである．初期の抗生剤治療で良好な経過を得ていた症例で感染が再燃した場合は，抗生剤の感受性やカテーテル感染などの可能性を考慮する必要がある．

6．人工弁感染

人工弁感染は感染性心内膜炎の10〜20％を占める[11]．手術から1年以内に発症した人工弁感染を早期感染，以降を晩期感染とする．大動脈弁位の人工弁がより感染しやすい．生体弁と機械弁で感染リスクは同等である．早期感染は術後2カ月をピークとし，コアグラーゼ陰性ブドウ球菌と黄色ブドウ球菌が原因菌であることが多い．人工弁を超えて周囲組織に感染が波及することが多く，膿瘍形成や人工弁離開などによる逆流が見られる．晩期感染は自己弁の感染に準ずるが，黄色ブドウ球菌に関連した場合は予後が悪い[12]．

文献

1) Hasbun R, Vikram HR, Barakat LA, et al. Complicated left-sided native valve endocarditis in adults: risk classification for mortality. JAMA. 2003; 289: 1933-40.
2) Vikram HR, Buenconsejo J, Hasbun R, et al. Impact of valve surgery on 6-month mortality in adults with complicated left sided native valve infective endocarditis: a propensity analysis. JAMA. 2003; 290: 3207-14.
3) Remadi JP, Habib G, Nadji G, et al. Predictors of death and impact of surgery in *Staphylococcus aureus* infective endocarditis. Ann Thorac Surg. 2007; 83: 1295-302.
4) Aksoy O, Sexton DJ, Wang A, et al. Early surgery in patients with infective endocarditis: a propensity score analysis. Clin Infect Dis. 2007; 44: 364-72.
5) Middlemost S, Wisenbaugh T, Meyerowitz C, et al. A case for early surgery in native left-sided endocarditis complicated by heart failure: results in 203 patients. J Am Coll Cardiol. 1991; 18: 663-67.
6) David TE, Regesta T, Gavra G, et al. Surgical treatment of paravalvular abscess. Eur J Cardiothorac Surg. 2007; 31: 43-8.
7) Thuny F, Disalvo G, Belliard O, et al. Risk of embolism and death in infective endocarditis: prognostic value of echocardiography: a prospective multicenter study. Circulation. 2005; 112: 69-75.
8) Thuny F, Avierinos JF, Tribouilloy C, et al. Impact of cerebrovascular complications on mortality and neurologic outcome during infective endocarditis: a prospective multicenter study. Eur Heart J. 2007; 28: 1155-61.
9) Vilacosta I, Graupner C, San Román JA, et al. Risk of embolization after institution of antibiotic therapy for infective endocarditis. J Am Coll Cardiol. 2002; 39: 1489-95.
10) Ruttmann E, Willeit J, Ulmer H, et al. Neurological outcome of septic cardioembolic stroke after infective endocarditis. Stroke. 2006; 37: 2094-9.
11) Piper C, Körfer R, Horstkotte D. Prosthetic valve endocarditis. Heart. 2001; 85: 590-3.
12) Tornos P, Almirante B, Olona M, et al. Clinical outcome and long-term prognosis of late prosthetic valve endocarditis: a 20 year experience. Clin Infect Dis. 1997; 24: 381-6.

〈木下　武〉

9章 三尖弁形成術

適応　エコー所見　エビデンス

　一般に，三尖弁逆流 tricupid regurgitation（TR）は三尖弁自体に障害をもつ原発性 TR と三尖弁に障害をもたない二次性（機能性）TR とに分類され，そのほとんどは二次性 TR である．原発性 TR はリウマチ，Ebstein 奇形，粘液変性，カルチノイド，感染性心内膜炎，逸脱，外傷ペースメーカーリードなどの弁の一次的障害により出現する．一方，二次性 TR は右室の圧負荷（肺高血圧や肺動脈弁狭窄など），容量負荷（心房中隔欠損症など短絡性心疾患），あるいは右室機能低下（拡張型心筋症，右室梗塞，不整脈源性右室心筋症）による二次的な形態変化によって引き起こされる．臨床的に問題になる頻度が高いのは左心系弁疾患（大動脈弁疾患，僧帽弁疾患）を原因とする肺高血圧（PH）と PH に連続して起こる右室拡大，右室機能低下に伴う二次性 TR である．

　三尖弁逆流の重症度や進行度を規定する因子としては，三尖弁輪の拡大，右室拡大，右室機能低下，三尖弁 tethering が挙げられ，これらの因子の複合的な変化として捉えることが重要である．なかでも三尖弁輪の拡大は弁尖の収縮期閉鎖あるいは接合を障害し，三尖弁逆流の逆流口を増大させ，その重症度を進行させると考えられる．弁輪拡大の程度は一様に拡大するのではなく，周囲の解剖学的構造，病因によって異なる．二次性 TR の場合後尖弁輪の拡大が最も著しく，正常の 80% 以上も拡大する場合がある．それに対して前尖弁輪の拡大は正常弁輪の 40% 程度の拡大率である．中隔尖弁輪の拡大に関しては軽度にとどまる．その理由は中隔尖弁輪が心室中隔と強固に連結しているためである 図1．断層心エコー図において三尖弁の観察は心尖四腔断面像あるいは右室流入路断面により行う．TR の診断はカラードプラ法により収縮期に三尖弁から右房へ逆流するジェットに

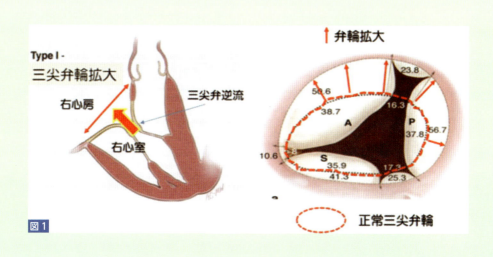

図1

表1 三尖弁閉鎖不全症に対する手術の推奨（三尖弁狭窄症は除く）

2012　日本循環器学会ガイドライン
クラスI
1. 高度TRで，僧帽弁との同時初回手術としての三尖弁輪形成術
2. 高度の一次性TRで症状を伴う場合（強い右室不全がないとき）

クラスIIa
1. 高度TRで，弁輪形成が不可能であり，三尖弁置換術が必要な場合
2. 感染性心内膜炎によるTRで，大きな疣贅，治療困難な感染・右心不全を伴う場合
3. 中等度TRで，弁輪拡大，肺高血圧，右心不全を伴う場合
4. 中等度TRで，僧帽弁との同時再手術としての三尖弁輪形成術
5. 左心系の弁手術後の高度TRで症状がある場合．ただし左心不全や右室不全がないとき

2014　AHA/ACCガイドライン
Class I
- 高度TRで，左心系の手術を行う場合の，三尖弁手術

Class IIa
- 三尖弁輪拡大もしくは右心不全の既往のある，軽度，中等度以上の二次性TRで，左心系の手術を行う場合の，併施三尖弁形成術
- 薬物治療に反応しない，原発性の高度TRで，症状を有する患者に対する三尖弁手術

2012　ESC/EACTSガイドライン
Class I
- 左心系弁膜症手術を行う場合の，原発性もしくは二次性の高度TR
- 重度の右心不全を認めない原発性の高度TRで有症状の患者に対する三尖弁手術

Class IIa
- 左心系弁膜症手術を行う際の，原発性の中等度TR
- 左心系弁膜症手術を行う際の，軽度もしくは中等度の二次性TRで弁輪拡大（≧40 mmもしくは＞21 mm/m^2）を認めるもの
- 症状のある単独の原発性高度TRで右室拡大の進行もしくは右心機能低下を認めるもの
- 左心系弁膜症の術後で有症状もしくは右心拡大，右心機能低下を認める高度TRで，かつ，左心系弁膜症機能不全，左右心不全，肺血管病変がないもの

よりなされる．中等度以上の二次性TRの場合には，三尖弁輪拡大や三尖弁尖の収縮期離開を認める．収縮期三尖弁尖の離解を認める場合に，カラードプラで右房内に深度の深い，幅の広い逆流ジェットが観察され中等度から高度の三尖弁逆流と判断される．重症度の評価にはカラードプラ法による半定量評価法が一般的に用いられている．日常的によく用いられる方法として，右房を3等分し，逆流ジェットの到達度によって重症度を評価するものである．逆流ジェットが右房内三尖弁側1/3以内にある場合を軽度，2/3までを中等度，それ以上を高度とする．心尖四腔断面像において三尖弁輪径が40 mm以上あれば弁輪拡大とする．Ton-Nuらは三次元心エコーを用いた検討で，三尖弁輪の形態を検討し，正常の三尖弁輪は前尖-後尖で高く，中隔-側壁で低い位置にあり，双極性の逆馬鞍型の構造を示し，二次性TRの進行により弁輪拡大するにつれて，双極性の弁輪はより水平に，より円形となることを明らかにした[1]．

三尖弁閉鎖不全症に対する手術の代表的な指針は，日本循環器学会学術委員会合同研究班のガイドライン[2]，2014 AHA/ACCガイドライン[3]，2012 ESC/EACTSガイドラインがある[4] 表1．二次性の高度TRは，予後に関して独立危険因子であることが知られており，いずれのガイドラインにおいても併施TAPを行うことが推奨（Class I）されている．二次性TRに対する併施TAPに関してはTopicsの項で詳しく述べる．

9章 三尖弁形成術

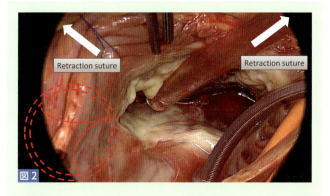
図2

三尖弁手術に必要な解剖知識, 刺激伝導系 図2-11

　右房を切開し三尖弁を展開したら，続いて，右房内腔，心房-弁接合部（the atrio-valvular junction），三尖弁尖，弁下組織の様子を素早く確実に把握する必要がある．

　三尖弁はその名のごとく前尖，後尖，中隔尖の3つの弁尖よりなる．弁尖は僧帽弁と異なり，非常に薄くできており，弁輪も弁輪としてはっきりと捉えることが困難なものもある．弁尖を支持する弁下組織には腱索，乳頭筋があり，これによって各弁尖は右室壁とつながっている．これらの働きによって，収縮期には弁尖が右房側に落ち込むことを防ぎ，拡張期には弁尖が開口するのを助けている．乳頭筋には収縮性があり，通常は Anterior papillary muscle, Posterior papillary musucle, Septal group of papillary muscles からなっている．Anterior papillary muscle は右室の心尖部近くの前壁から出ており，最も長く，大きく，いくつかに分かれている場合もある．Posterior papillary musucle は1本もしくは2本ある．Septal group of papillary muscles は複数の小さな乳頭筋郡が心室中隔から出ている．

　三尖弁手術を行うにあたって，三尖弁自体の解剖のほかに，三尖弁周囲の構造物も熟知しておく必要がある．主な三尖弁周囲の構造物は刺

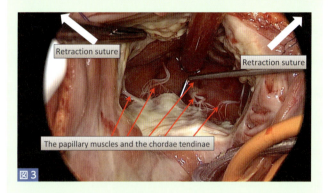
図3

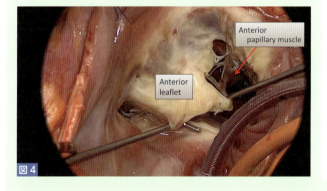
図4

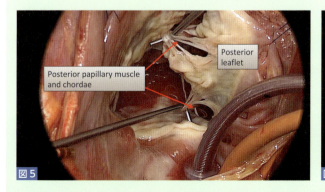
図5

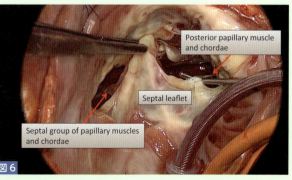
図6

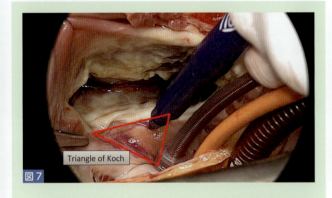

図7

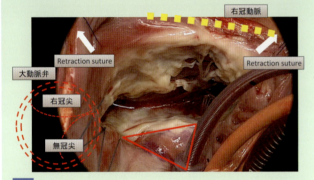

図8

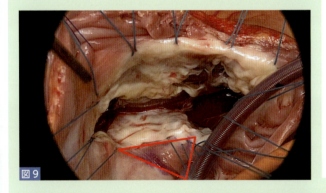

図9

激伝導系, 大動脈弁, 右冠動脈である. 中隔尖と後尖の交連部から少し下大静脈寄りに冠静脈の右房への開口部があり, Thebesian valveと呼ばれる弁様のひだで覆われている. またその近傍には下大静脈の前方を覆うEustachian valveが存在する. どちらのひだも大きさはさまざまであり, 認められない場合もある. The tendon of Todaro（Todaro索）は, Thebesian valveとEustachian valveから延びる線維性の索状構造物である. このTodaro索（tendon of Todaro）, 冠静脈の右房への開口部, 三尖弁中隔尖の弁輪線で囲まれる三角をKochの三角と呼ぶ. 前尖と中隔尖の交連部の右房側には心房内膜性中隔がある. またこの部位で右房は右-無冠尖の交連部あたりの大動脈壁と接している. Kochの三角は三尖弁手術を行ううえで必ず熟知しておかなければならない. なぜなら, この三角で囲まれた部分には刺激伝導系のなかの2つの重要な構成成分が存在するからである. それは, 房室結節とHis束である. 房室結節はKochの三角内の心房内膜性中隔に隣接するように存在している. His束はKochの三角の頂点に向かって走行しており, 前尖-中隔尖交連部から約5 mm離れた中隔尖弁輪を横切ってここで膜性中隔を貫通し左脚を分枝する. 以上に述べた三尖弁周囲の解剖により三尖弁手術のリスクとして, 刺激伝導系障害, 大動脈弁逆流, 大動脈損傷, 右冠動脈狭窄,

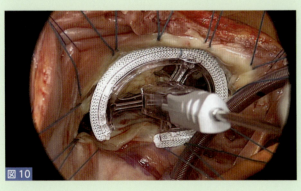

図10

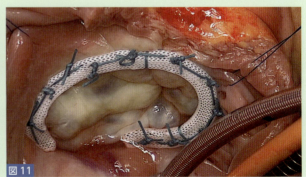

図11

閉塞が挙げられ，これらを回避するように手術を行わなければならない．次項で具体的な手術の方法を述べる．

縫着糸の掛け方 図9-11

三尖弁形成術は Kay 法，De Vega 法に代表される suture annuloplasty と人工弁輪を縫着する ring annuloplasty に大別される．当院では ring annuloplasty を採用しており，以下当院での方法について述べる．

①まず三尖弁の展開の仕方であるが，特別なセルフリトラクターは使用せず 10 時方向と 2 時方向の弁輪より 1 cm ほど離れた位置に 4-0 ポリプロピレンで Z 縫合を掛けこれを適度に引っ張って，視野展開を行う 図2．

②糸針は 2-0 ポリエステルブレイド糸を使用し，弁輪に水平マットレス縫合を行う．計 10 針くらい掛かるようなバイトで糸を掛けていく．

③糸掛けの順番は前尖-中隔尖交連部から開始し，前尖，後尖，中隔尖の順に掛けていく．できるだけフォアハンドで糸を掛ける．コッホの三角を意識しながら，当院では 1 針目はかなり中隔尖寄りから始めている．また中隔尖へ糸掛けは中隔尖弁輪の半分以上掛からないようにする．前尖弁輪へ深く糸を掛けすぎると大動脈弁右冠尖や無冠尖まで糸が掛かり，大動脈弁逆流を引き起こす可能性がある．大動脈壁を針糸で損傷すると大動脈基部からの大出血を招くおそれもある．右冠動脈が引きつれ，狭窄，閉塞を起こし右冠動脈領域の虚血や心筋梗塞を惹起することがあり得る．Koch の三角には刺激伝導系が存在するため中隔尖弁輪への糸掛けは注意しなければならない 図8, 9．

④糸針の運針は，弁輪に十分に深く掛けることが大切であり，弁尖をとらえないようにする．弁尖をとらえると，結紮する際弁尖をカッティングし逆流の原因となりうる．

⑤なるべく隣り合う糸の刺入部と刺出部は同じ針孔にならないように 1 mm ほどあけるようにする．

⑥三尖弁輪は非常に脆弱なので刺入，刺出ともに針の弯曲にそって素直に行い，決して無理な方向に引っ張り針孔を裂かないようにする．

⑦また強く糸を引っ張ると弁輪が裂けてしまい，リークの原因となることがあるので細心の注意が必要である．当科では，掛けた糸はそれぞれモスキートで把持し，重力にまかせて牽引している．

人工弁輪の種類，縫着

三尖弁輪形成用の人工弁輪には，大きく分けて 2 種類ある．柔軟な性状でバンド状の flexible ring (band) と硬い材質で弁輪の形状を保つ rigid ring がある．現在国内で使用されている代表的な製品は flexible ring の Cosgrove-Edwards リング（Edwards Life Sciences 社製）と St. Jude Medical Tailor リング（St. Jude Medical 社製）と，3 次元構造をもつ rigid ring の MC^3（Edwards Life Sciences 社製）や Contour 3D リング（Medtronic 社製）などがある．現在，当施設では MC^3 と Contour 3D リングを使用している．三尖弁輪形成用リングの多くは中隔尖弁輪の前尖側半分が欠損した形状になっており，刺激伝導系に糸が掛かり損傷しないように作られている．人工弁輪をホルダーから外して，縫着していく際に，前尖側の人工弁輪が弁輪から浮いてしまうことが多い．それを防ぐため，前尖側の糸を結ぶ際には前尖側の人工弁輪の端をロングモスキートで掴んで弁輪に押し当てるようにして結ぶ．これにより結ぶ際に弁輪組織を傷めずに縫着することができる 図10, 11．

文献

1) Ton-Nu T-T, et al. Geometric determinants of functional tricuspid regurgitation: insight from 3-dimentional echocardiography. Circulation. 2006; 114: 143-9.
2) 循環器病の診断と治療に関するガイドライン（2011年度合同研究班報告）．弁膜疾患の非薬物治療に関するガイドライン（2012年改訂版）．日本循環器学会，日本胸部外科学会，日本心臓血管外科学会，日本心臓病学会. http://www.j-circ.or.jp/guideline/pdf/JCS2012_ookita_h.pdf（2016年5月閲覧）
3) Nishimura RA, Otto CM, Bonow RO, et al. 2014 AHA/ACC Guideline for Management of Patients With Valvular Heart Disease: a report of the American College of Cardiology/American Heart Association Task Force Guidelines. Circulation. 2014; 129: e521-643.
4) Vahanian A, Alfieri O, Andreotti F, et al. Guidelines on the management of valvular heart disease (version 2012): the Joint Task Force on the Management of Valvular Heart Disease of European Society of Cardiology (ESC) and the European Association for Cardio-Thoracic Surgery (EACTS). Eur J Cardiothorac Surg. 2012; 42: S1-44.

〈坂倉玲欧〉

TOPIC 11

併施三尖弁輪縫縮はどこまで必要か

　二次性TRの多くは弁輪拡大やそれに伴う弁輪の接合不全により生じる．左心系弁膜症（僧帽弁，大動脈弁）に合併することが多く，三尖弁手術の多くが大動脈弁，僧帽弁の手術との同時手術で行われる．左心系弁膜症，特に僧帽弁閉鎖不全症，僧帽弁狭窄症に二次性TRを合併する場合，僧帽弁手術と同時に二次性TRに対してどの程度の逆流まで三尖弁形成術（TAP）を施行するかどうかについてはいまだ議論されている．

　近年，二次性TRに対する外科的介入を積極的に行う傾向にある．Chikwe[1]らは僧帽弁形成術を施行された645人をレトロスペクティブに解析した結果，65％に併施TAPを施行したと報告している．またTAPを受けたグループの術前TR gradeの内訳は，NoneもしくはTraceが30.5％，Mildが52.3％，Moderateが15％，Severeが2.1％となっており，約80％以上の患者がMild以下のTRに対してTAPを施行されている．さらに，多変量解析ではTAPはmoderate以上のTR再発回避の独立した因子であるとしている．TAPの適応については，術前エコーのみでなく，術中の経食道心エコー所見に加え，術中の直接評価の重要性についても述べている[2]．

　一方で，TAPに消極的な報告もあり，Yilmaz[3]らは僧帽弁形成術全体の7％のみにしか併施TAPを施行していない．彼らの研究では，5年間のフォローアップの中でTAPを行わなくてもTRの悪化は1度程度にとどまっていたとしている．しかし，術前moderate以上のTRの割合が16％であったのに対し，5年間で約30％程度まで増加している．併施TAPに積極的な意見を支持する理由としては，①僧帽弁手術のみでは比較的高頻度でTRの増悪を認める，②TRは長期の死亡率，合併症率を増大させる，③TR増悪による再手術でTAPを行うより，初回手術のTAPは安全で効果的である，などが挙げられる．

　日本循環器学会のガイドラインでは「中等度TRで，弁輪拡大，肺高血圧，右心不全を伴う場合」に対するTAPはクラスⅡaで，「軽度TRで弁輪拡大，肺高血圧を伴う場合」はクラスⅡbである．AHA/ACCガイドラインでは「三尖弁輪拡大もしくは右心不全の既往のある，軽度，中等度の二次性TRに対する併施TAP」はClassⅡaとなっている 9章表1．ESC/EACTSガイドラインにおいては，「軽度もしくは中等度の二次性TRで弁輪拡大（≧40 mmもしくは>21 mm/m²）を認めるもの」をClassⅡaで推奨している 9章表1．

　いずれのガイドラインにおいても軽度から中等度のTRに対する併施TAPを考慮するうえでの判断基準として弁輪拡大，肺高血圧，右心不全を重要視しており，中等度の二次性TRに関しては，各ガイドラインに多少の違いはあるものの，いずれも積極的介入が推奨されClassⅡaとなっている．

　我々の施設では，経胸壁心エコーで弁輪拡大≧40 mm，右室収縮期圧上昇≧40 mmHgや右心不全症状（下腿浮腫の有無など）を参考にして中等度以上の二次性TRに対してほぼ全例にTAPを行っている．軽度TRに関しては状況に応じて行っているといった状況である．

文献

1) Chikwe J, Itagaki S, Anyanwu A, et al. Impact of concomitant tricuspid annuloplasty on tricupid regurgitation, right ventricular functin, and pulmonary artery hypertension after repair of mitral valve prolapse. J Am Coll Cardiol. 2015; 12; 65(18): 1931-8.
2) Sagie A. et al. Determinants of functional tricuspid regurgitation in incomplate tricuspid valve closure: Doppler color flow study of 109 patients. J Am Coll Cardiol. 1994; 24: 446-53.
3) Yilmaz O, Suri RM, Dearani JA, et al. Functional tricuspid regurgitation at the time of mitral valve repair for degenerative leaftet prolapse: the case for a selective approach. J Thorac Cardiovasc Surg. 2011; 142: 608-13.

〈坂倉玲欧〉

10章 冠動脈バイパス術 (Off-pump CABG)

消毒からドレーピング

図1 体位は通常の仰臥位．膝直上の大腿部裏に横長の枕を置き，両下肢はfrog leg positionとする．このときSVG採取ラインがしっかりと上に向くように外旋させる．我々は，橈骨動脈は使用していないので腕は体側位としている．その状態で全身の消毒を行う．頸部からくるぶしを越えるあたりまで十分に行う．このとき下肢を挙上し裏面まで消毒する必要はない．

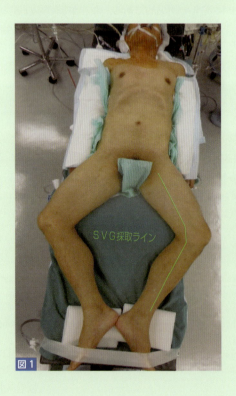
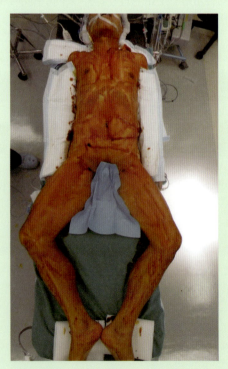

10章 冠動脈バイパス術（Off-pump CABG）

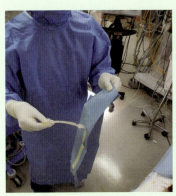

図2

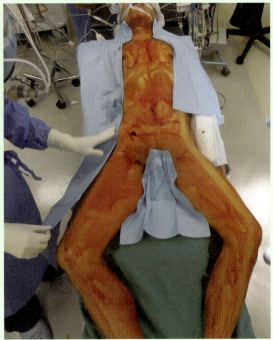

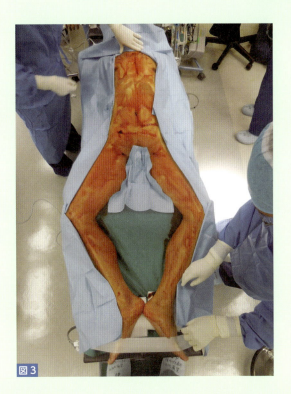

図3

図2, 3 粘着テープつきの小シーツ．
粘着テープ付き小シーツを体側ラインに沿って貼っていく．

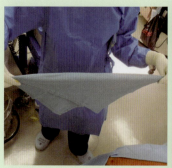

図4

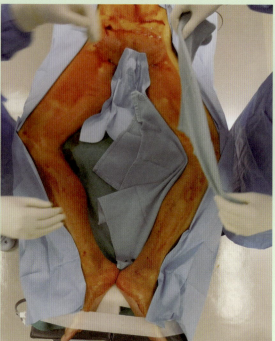

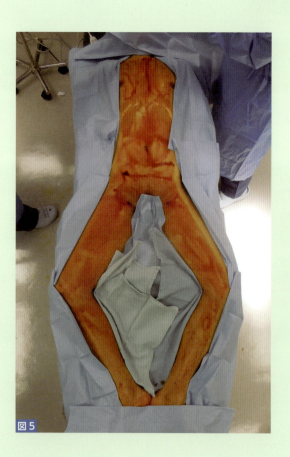

図5

図4, 5 タオルシーツ.
　両下肢の間のスペースは三角に折ったタオルシーツを敷く.

10章　冠動脈バイパス術（Off-pump CABG）

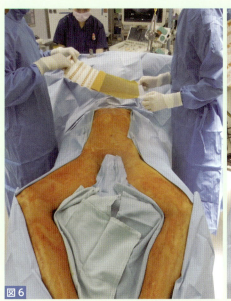
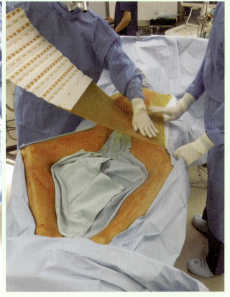
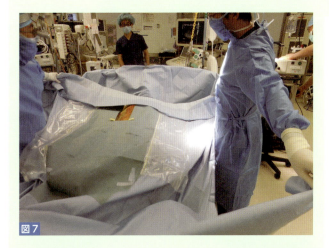
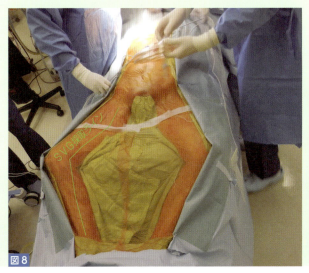

図6　ドレーピング
図7　ドレーピングを行ったあと，専用の大シーツをかける．
図8　完成図．くるぶしまで十分露出するように縦に切開し，側部は何箇所か糸で固定する．前胸部から腹部，鼠径部にかけて全面的に視野を得る．また下肢はSVGが採取できる最低限の露出としている．
図9　冠動脈バイパス術の手術器具．器械台に乗せる手術器具は少ないほうが望ましい．特にOff-pump CABGの場合，細かい材料が多く，紛失のトラブルに気をつける．

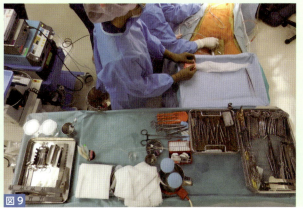

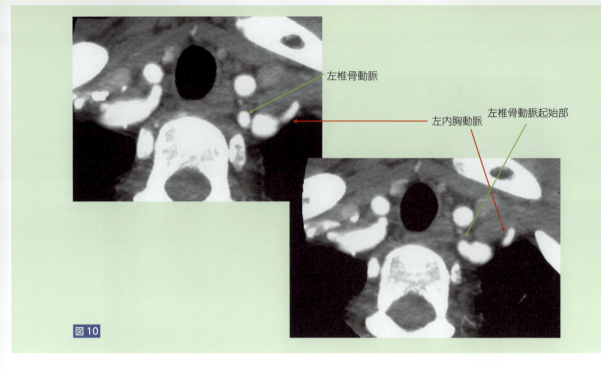

図10

グラフト採取

1. 内胸動脈

　現代において内胸動脈を使用した冠動脈バイパスは，標準的という以上に絶対的である．内胸動脈のエビデンスに関してここで述べるまでもない．左右2本の内胸動脈の力を最大限に引き出すバイパスデザインを知っておかなければならない．

解剖

　内胸動脈は弾性動脈に分類される．つまり中膜に弾性繊維が多く含まれ，平滑筋細胞に富む筋性動脈に比べ，筋収縮による攣縮が起きにくい．筋性動脈の多くが，さまざまな内的外的ストレスにより平滑筋を収縮させることで血流調整を行っているのに比べ，弾性動脈である内胸動脈は，そういった血流調整を行う必要がない環境に分布しているということである．

　図10 内胸動脈は鎖骨下動脈から分岐する．ほぼ同じレベルの対側から椎骨動脈が出ることが多い．

　図11 第1肋骨レベルの高い位置で心膜横隔動脈が内背側に分岐し，これは横隔神経と併走する（心膜横隔動脈は，内胸動脈の中ほどから出ることもある）．中枢部分への剝離の理想は，横隔神経を確認できるところまで行うことである．横隔神経が内胸動脈の下方（背側）に降りていっているのが確認できるレベルまで剝離できていれば，ほぼすべての枝を処理できていると考えてよい．

心膜横隔動脈は内胸動脈の高いレベルで分岐し横隔神経と伴走しながら背側に降りる

図11

10章 冠動脈バイパス術（Off-pump CABG）

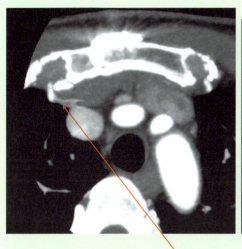
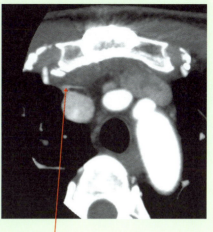

縦隔枝あるいは胸腺枝

図12

図12 心膜横隔動脈分岐のすぐ末梢から同じように数本の縦隔枝，胸腺枝と呼ばれる枝が出ていることが多い．この胸腺枝，縦隔枝は確実に処理する．特に右内胸動脈の剝離では，この数本の枝を処理できるかどうかで有効長が1〜2cm長くなり，より良いバイパスに寄与する．

図13 内胸動脈の中盤で処理すべき枝は，正中に向かう胸骨枝，胸骨の縁を貫いて表面に向かう穿通枝，それと外側に向かう前肋間枝である．これらの枝は同じレベルで各方向に分岐していることもあり，処理時には注意が必要である．女性では乳腺に向かう穿通枝様の特に発達した枝をみることがあり，別に乳腺枝と呼ぶ．

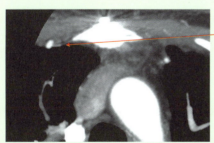
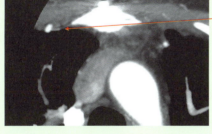

内側に向かう胸骨枝

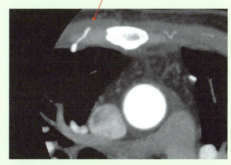

胸骨縁を貫く穿通枝（貫通枝）

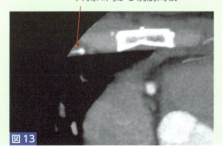

外側に向かう前肋間枝

図13

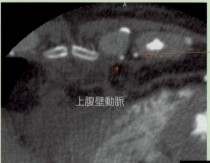
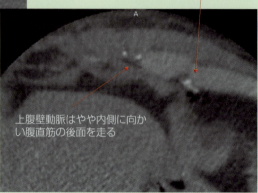

図14 穿通枝，胸骨枝，肋間枝を順に処理していくといわゆるBifurcationと呼ばれる上腹壁動脈と筋横隔動脈の分岐に達する．このBifurcationは第6肋骨レベルのことが多く，上腹壁動脈は横隔膜の胸骨部と肋骨部の胸肋三角と呼ばれる間隙を通り，上腹部に向かい腹直筋後面を走る．筋横隔動脈は肋骨弓後面を斜め外側向かい横隔膜と胸壁外側に達する．

10章 冠動脈バイパス術（Off-pump CABG）

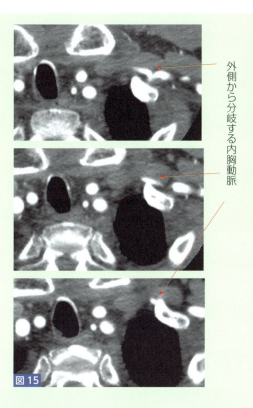

外側から分岐する内胸動脈

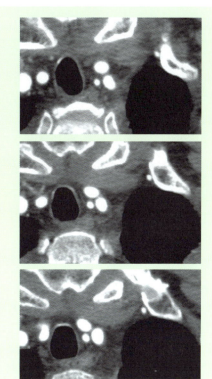

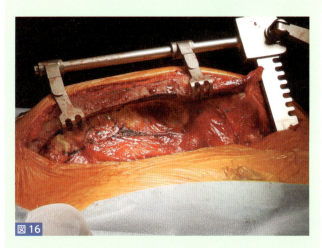

図15 時に遭遇する anomaly

内胸動脈は鎖骨下動脈の第1分枝として，胸骨上端の内側から胸骨傍を走行するが，時に遠位の鎖骨下動脈から起始し，かなり外側から胸骨に向かって走行する anomaly がある．これは左右ともに見られることがある．右内胸動脈の場合，通常通り剥離すれば，直線的に心囊内に入り問題となることはない．しかし，左内胸動脈の場合，かなり外側から走行し，肺の縁で大きく内側にまわりこんでから心囊内に入る．通常のように肺に隠れるように壁側胸膜と肺の間を走行することは不可能である．これは左内胸動脈-前下行枝バイパスのときでも肺縁によって走行が制限され，場合によっては長さが足りないことがある．無理に吻合すると肺の膨張収縮によって内胸動脈に張力がかかり問題となることがある．どうしても肺が妨げになったため，肺の一部に切開処理を加え走路を確保したこともある．

内胸動脈採取について 図16

内胸動脈の採取は，樋上先生が考案したハーモニックスカルペルを用いた Skeletonization 法で行っている．詳しい採取法に関しては優れた手術書があり詳細は省くが，我々が感じている難しいポイントと対処法について述べる．

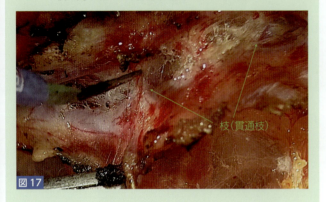

枝の間のルーズな部分を電気メスの先で落とす

枝（貫通枝）

図17

開始

まず endothoracic fascia を切開することから始まる．出発点は，どこからでよいと思われるが，原則的に最も安全に入れるところから始める．第2肋間あたりから中枢は fascia が不明瞭になり，その縁を突破口として末梢に向かって切開していく方法が1つ．内胸動静脈が fascia 越しに透見でき，かつ fascia と胸壁が比較的離れてルーズな場所はおおよそ第4肋間前後であり，そこから始めるのがもう1つの一般的な方法である．

切開は静脈から十分離れる

Endothoracic fascia の切開は電気メスで行っている．静脈より1cm程度内側を切開する．この切開が静脈に近いと静脈を破ってしまうことがある．また，この fascia の切開縁を鑷子で把持しながら手前に引いたり奥に押したりしながら剥離を進めることが1つのコツである．筆者はあらかじめ fascia を全長にわたり切開し，内胸動脈の全貌のオリエンテーションをつけるようにしている．

まずは末梢へ

まず最初に，どこか安全に処理できる部分の枝を切離すると正しい剥離層に入ることができる．静脈と動脈を離す操作を行っていくが，このときは電気メスの尖端をヘラのように使いながら行うことが多い 図17．枝を確認しつつ，枝と枝の間のルーズに付着している部分を橋桁状に落としていく（もちろんこのときハーモニックスカルペルを用いてもよい）．そして枝はハーモニックスカルペルを用いて凝固切離する 図18．このセットを2〜3回行えば，もう終末部分に達する．

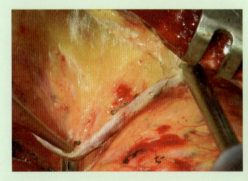
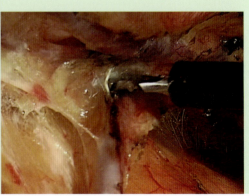

図18

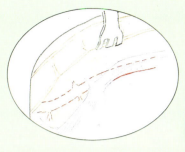
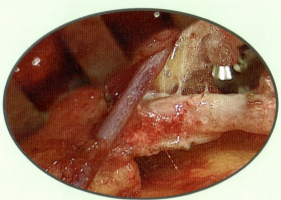

図19

末梢部分

末梢に向かうと fascia は胸横筋へと連なる．この筋肉を切開することで末梢部分が見えてくる．末梢部分の内胸動脈は静脈と複雑に絡み合い，きれいに skeletonization することが難しいことがある．慣れないうちは，skeletonization にこだわるあまりグラフトを痛めつけてしまうことがある．難しいと判断したら，いわゆる pedicle 剝離（semiskeletonized）の層で一旦静脈をつけたまま胸壁から落としてしまうと安全である．末梢部分には穿通している枝はほとんどなく，手のひら状に平面的に枝が出ているだけであり，容易に静脈ごと離すことができる．いわゆる bifurcation 部を確認するまで剝離しておく．

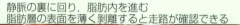
静脈の裏に回り，脂肪内を進む
脂肪層の表面を薄く剝離すると走路が確認できる

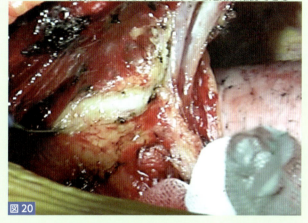
図20

動脈と静脈は容易に分かれる
静脈はクリップをかけ切離することが多い

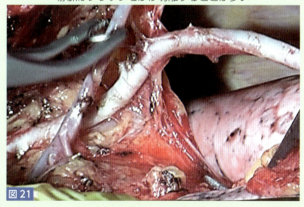
図21

中枢部分

中枢に向かうと静脈の裏に回りこむように交差し脂肪の中に入っていくことが多い．多くの場合が 図19 のようになっており，脂肪の中を突き進んでいる．脂肪の表面を薄く電気メスで剝離すると容易に太い中枢部分の血管肌が確認できる 図20．静脈と動脈は容易に分かれる 図21．特に右内胸静脈は切離することが多い 図22．

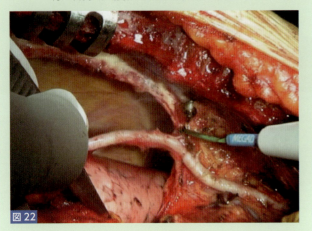
特に右側で，静脈は交差する部分で切離することが多い

第2肋間あたりの大きな枝

　誰しもが難しいと感じたことがあると思うが，動脈と静脈が交差する少し手前の第2肋間あたりに大きな貫通枝が出ていることがある．ここは，胸郭がドーム状に膨らんでいる部分であり，それに引きつられるように内胸動脈もつりあがっている．そして必ずその頂点から枝が出ている．さらにその部位は手前の静脈で完全に隠れている．この部分の枝を処理しようとして大出血させてしまった経験があるだろう．このとき無理に見上げて覗き込むような視野になると思われるが意外に単純なことで解決することがある．助手にその部分を外側から押してもらうだけでずいぶんと視野がよくなる 図23 ．枝が出ている頂点の部分は骨や軟骨部分ではなく，肋間の柔らかいところであり外側から押すことで容易に内側にへこみ，処理が安全になる．またこの部分で静脈が視野を妨げるようならば躊躇なく切離することを勧める．

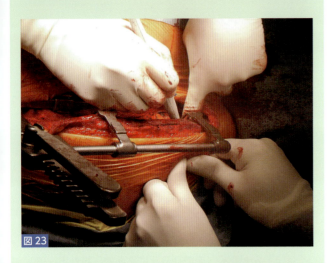

最大血管拡張

　内胸動脈切離後に，5倍希釈のミルリーラを注入し，最大拡張を目指す 図24 ．その後パパベリン浸ガーゼで包んでおく．血管拡張に最も即効性があるのは，お湯をかけることである．最大拡張させた状態で吻合することを遵守しなければならない．少しでも収縮した状態で吻合してしまうと，吻合ののちに最大拡張した場合，巾着様の吻合部狭窄を作ってしまうことがある．

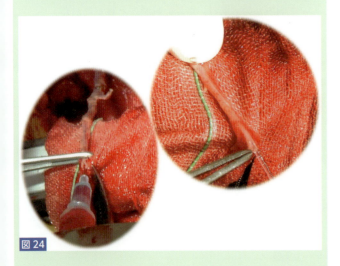

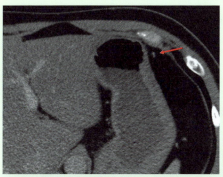
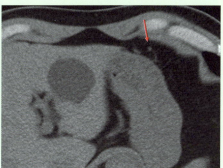

- 胃大湾側前面の脂肪層に確認できる胃大網動脈
- この部分はかなり末梢であり吻合部となる
- この部分で図のような大きさで確認できればサイズとしては十分である

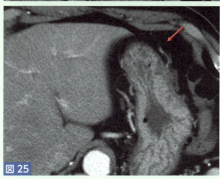

図25

2．右胃大網動脈

　我々は右胃大網動脈を積極的に使っている．ここでは知っておくべき解剖と術前評価，採取法について述べる．

　右胃大網動脈を術前にCTで評価する．

　右胃大網動脈は，術前の単純CTで必ず確認でき，性情の良し悪しもほぼ評価できる．

　図25 まずCT画像でいうと左肋骨弓直下あたりの，胃大湾側の表面に，図のように脂肪層に浮いているのが確認できる．ここで確認できる胃大網動脈は，すでにかなり末梢部分であり，吻合部あたりに相当する．そしてこの部分で，図に見られる程度の大きさであれば，グラフトとして十分なサイズの胃大網動脈であるといえる．

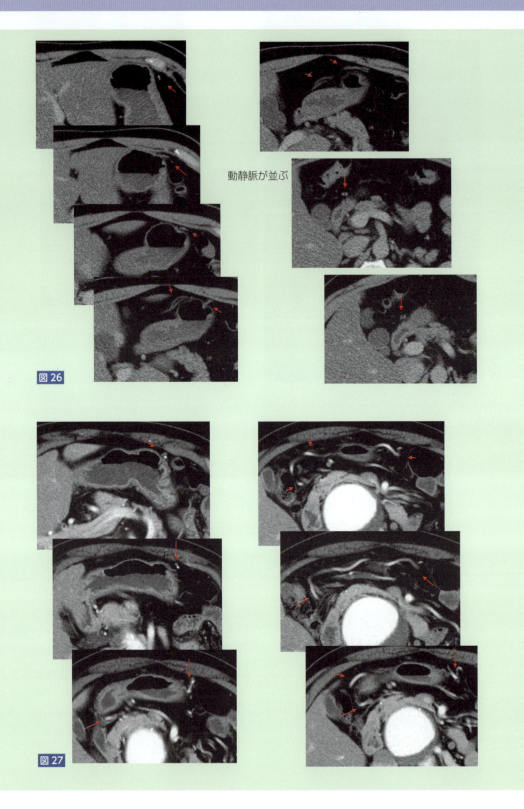

動静脈が並ぶ

図26

図27

図26, 27 CTで胃大網動脈の走行を追う．
右胃大網動脈は全長にわたり追うことができる．左胃大網動脈と吻合するあたりから中枢に向かって追うと，途中横走する部分があり，静脈と併走しているのがわかる．大きく見えるほうが静脈であることが多い．その後，右背側に

10章 冠動脈バイパス術（Off-pump CABG）

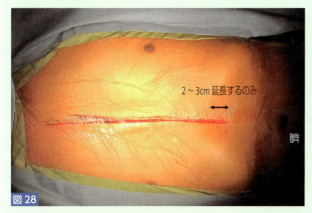
図28

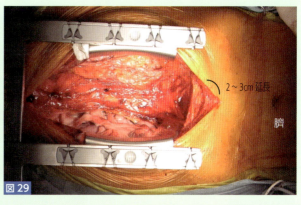
図29

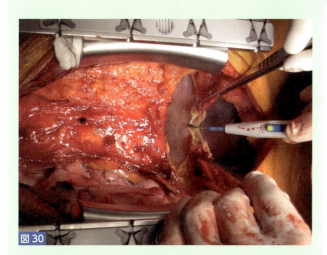
図30

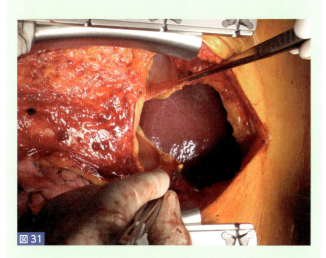
図31

下りていき幽門あたりで併走している動静脈が輪切りで見える．内側の大きいほうが静脈である．その後幽門の下を回りこみ胃十二指腸動脈に合流する．

右胃大網動脈の採取について

　図28，29 腹部への皮膚切開は通常の胸部正中切開に2〜3 cm程度追加するにとどめる．皮膚切開を必要以上に大きくしても胃大網動脈が採取しやすくなることはない．我々は左右内胸動脈採取後に，右胃大網動脈を採取している．内胸動脈採取と同時に行うことはしていない．

　図30，31 横隔膜は正中で縦に大きく切開する．心膜を横に開き，腹膜を縦に開く．その後横隔膜を垂直に切開していく．この手技で胃大網動脈採取に十分な視野が確保できる．肝臓との腹膜翻転部手前まで切開する．この翻転部あたりには時に大きな静脈があり出血させてしまうことがある．あまり深く切り込まないよう注意を要する．

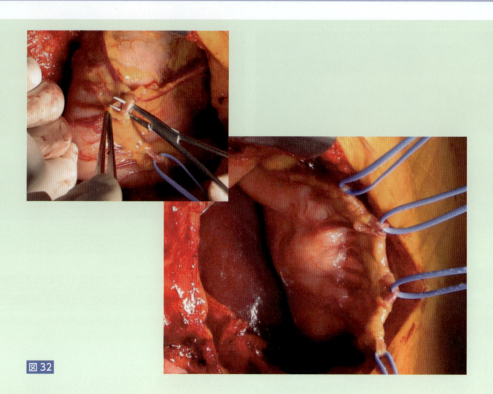

図32

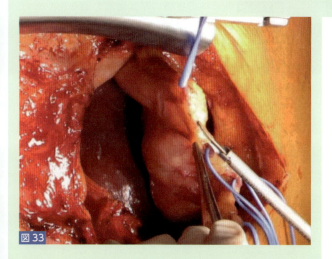

図33

まず末梢へ

図32, 33 助手に軽く胃を引き上げてもらう．全長の胃大網動脈を触診し，石灰化などがなく使用可能なことを確認する．まず図のように約5 cm幅で，動脈だけにシリコンループをかけていく．そしてブレードを動脈と表層の脂肪との間に入れunroofしていく．

10章 冠動脈バイパス術（Off-pump CABG）

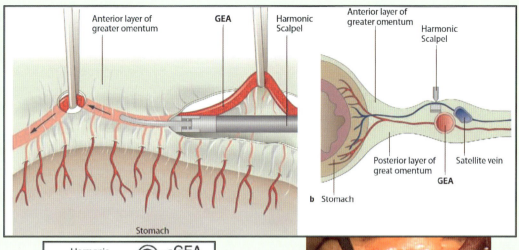

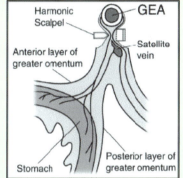

図34

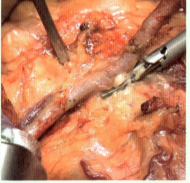

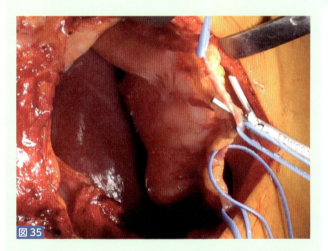

図35

図34, 35 シリコンループをかけた部位から
ハーモニックスカルペルのブレードを挿入し，
ループを吊り上げながら，動脈の下でブレード
をはさみ凝固切開していく．この操作を末梢に
向かい2～3回繰り返せば，十分なところまで
いける．

中枢へ

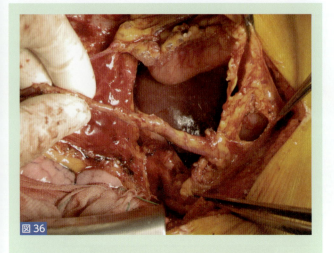

図36 胃大網動脈中枢は幽門に向かい，外側斜めに背側に降りてゆく．幽門あたりでは可動性が少なく，そこで固定される形になるため，中枢に向かいいくら剝離を行っても長さの確保にはつながらない．可動性を妨げる周囲組織や静脈から剝離すれば十分である．中枢部分では大きな静脈が伴走しており，時にその静脈をクリップし切離することもある．また中枢部分の大きな枝には注意が必要である．奥で出血している場合，腹腔内にたまっていき出血に気がつかないことがある．

長さの調整

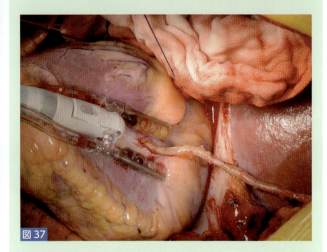

図37, 38 胃大網動脈の取り扱いで気を使うことの1つに長さの調整がある．決して短くなってはいけない．長さが短かったために，引きちぎられ出血したり，あるいは胃の幽門側あたりを圧迫したりすることがある．胃大網動脈は多くの場合，長さには十分なゆとりがある．後下行枝にバイパスするために心臓を垂直に立てたときに，ゆるんだ状態でまっすぐに到達する長さがベストである．心配なときは少し長めにする．少々長くても腹腔内でゆとりをもたせることでいくらでも長さの調節は可能である．

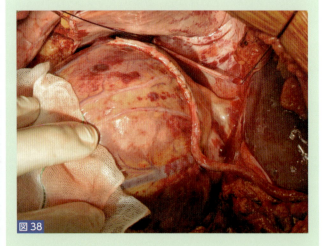

10章　冠動脈バイパス術（Off-pump CABG）

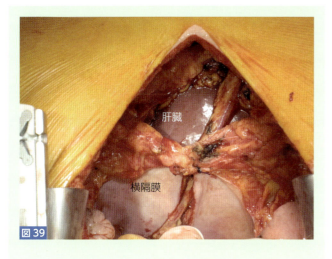
図39

行にはならない．これはsequential吻合を行った場合でも問題とはならない．腹腔内からストレートに無理なく心嚢内に到達することがほとんどであるが，時に横隔膜の切開縁でkinkingすることがある．この場合kinkingしている部分の横隔膜に横切開を入れることで問題は解決する．横隔膜には縦の大きな裂隙ができるが，それが原因で横隔膜ヘルニアのように，腹腔内臓器が心嚢内に逸脱したことはない．

3．大伏在静脈

　我々のバイパスデザインは，両側の内胸動脈と右胃大網動脈をベースに構築している．橈骨動脈は使用していない．この３つの動脈の使用条件が整わないときは大伏在静脈が大きな役割を担う．

採取

　大伏在静脈採取に関しては，もはや多言は不要であろう．しかし，心臓外科医を目指す者にとって，心臓外科医らしい最初の手技が大伏在静脈採取である．心臓外科手技としての基本がすべて含まれている手技であり，奥が深く，こだわりをもって望むべきである．我々がいくつか注意しているポイントを述べる．

術前エコー評価

　どの部分の大伏在静脈が最もいい状態であるかを術前に評価することは重要である．まず視診，触診で多くのことがわかる．そして現在ではエコー評価が必須である．均等な太さで，できるだけ長い距離が採取できる部分を選択する．太い枝が出た後に急激に細くなることがあり，エコーではそれがよくわかる．また大腿部をエコーでみることで，大伏在静脈が走っている層がわかる．時に大腿部の大伏在静脈の剝離では，見つけにくく見失ってしまうことがある．このときは間違った層を探していることが多い．エコー評価を繰り返すことで大伏在静脈の正しい層の理解が深まる．

横隔膜閉鎖，腹腔内から心嚢内へ

　図39　横隔膜の閉鎖は上端を閉じるだけにとどめる．縦のスリット上の進入口を形成する．多くの場合，肝臓の表面を走り心嚢内に入る．このとき横隔膜の縦切開部から入るわけである．胃大網動脈は，後下行枝から後側壁枝あたりがターゲットとなるため，心嚢内に入ったあとストレートにターゲットに向かい，無理な走

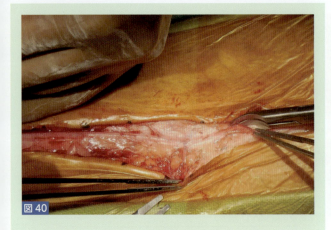

図40

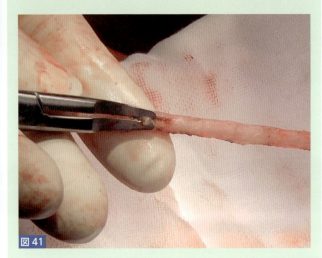

図41

枝の処理

図40 枝の処理は血管クリップを使って行っている．4-0か3-0絹糸を用いて結紮する方法もよいと思われる．手技が簡単でスピーディーに採取できるため血管クリップを使っている．血管クリップで処理する場合注意すべき点は以下のことである．

- 採取時の1回目のクリップは根元から1mm以上離す

  採取時は，大伏在静脈をヘパリン入生理食塩水で膨らませながら枝を処理していく．このとき枝を見つけながらクリップを掛けていく．根元から1mm以上はなれた部位にクリップを掛ける．これは1回目のクリップであり，あとでやり直しがきくように，まずは安全に枝を残して行う．根元に近すぎると，その部位で引きつれてしまう．

- クリップは長軸方向に二重に掛ける

  図41 クリップは必ず長軸方向に二重に掛ける．横向きに掛けると引きつれが起こりやすく，屈曲させるような形になることがある．それと，吻合終了後心囊内に大伏在静脈が収まるわけであるが，横向きに掛かっていると周囲組織の心膜や脂肪組織などに引っかかってしまい，kinkingや枝抜けによる出血などを起こすことがある．縦向きにジャストの部位でクリッピングできれば周囲組織に引っかかることはない．

10章　冠動脈バイパス術（Off-pump CABG）

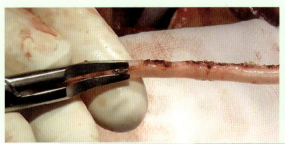
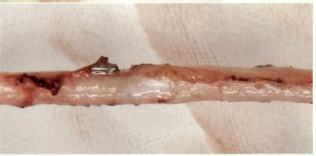

図42

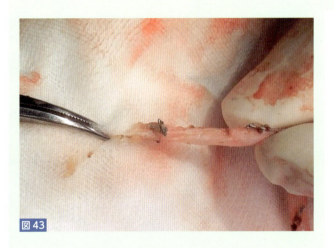

図43

図42 縦方向に二重に掛ける．多くは1回目のクリップのすぐ中枢に掛けることで引きつれもなくきれいに掛けることができる．枝周囲の脂肪組織や繊維組織はきれいに除去しておくことが引きつれを予防する．

図43 血管クリップは横向きに掛けてはいけない．横向きクリップは周囲組織に引っかかり，枝抜けから出血することがある．縦向きにジャストでクリッピングすればそのようなことはない．

動脈グラフトより静脈グラフトのほうが有利な場面

　冠動脈バイパスに求められる大きな役割は遠隔期成績が優れることである．早期成績を損なうことなく遠隔期成績を最大限に引き上げるバイパスデザインを確立させなければいけない．多くの場合，動脈グラフトをうまく使い合わせることでその目的は達せられる．しかし，静脈グラフトのほうが有利な症例がある．IABPが挿入されているようなACS症例で，心機能が悪く，多量の心作動薬を使っても血圧が低いような重症症例では，吻合直後のグラフトパフォーマンスは，動脈グラフトより静脈グラフトのほうが安定する．そういった症例は術後の低血圧が持続することが多く，動脈グラフトが供給できる血流は，スパスムなども影響し不安定である．その点ACバイパスでスパスムの心配のない静脈グラフトは，術後急性期では有利に働く．そのため我々は虚血性心筋症のような，心機能が悪く，術前から血圧が低い症例は，遠隔期成績よりも早期成績を優先し，静脈グラフトを選択することが多い．

心膜切開，視野展開

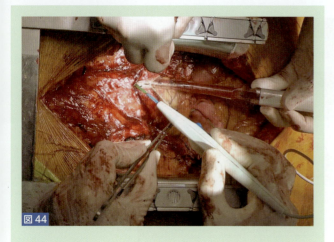

図44 Off Pump CABG（OPCAB）術野
開胸器はハンドルとレールが頭側になるように掛ける．OPCAB に関しては，このように掛けるほうが快適に施行できる．

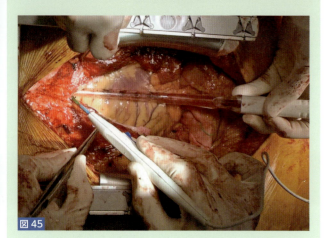

図45 心膜の切開は，図のように正中より左側を切開し，斜めに横隔膜に向かうようにしている．OPCAB 時に操作する部分は，すべてが心臓の左半分であり，左側を切開したほうが視野展開に有利である．またほとんどの場合，上行大動脈を触ることがないため，上行大動脈周囲の心膜を剝離する必要はない．

10章 冠動脈バイパス術（Off-pump CABG）

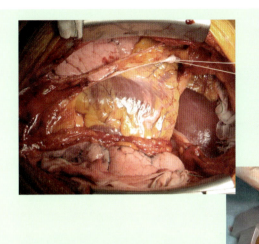

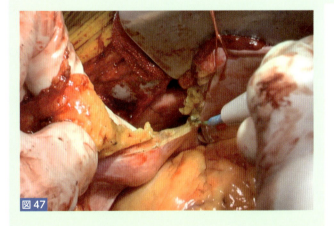

図46 左側心膜を2カ所吊り上げる．2号絹糸で吊り上げ，それを開胸器に引っかける．

図47 左内胸動脈の走路を作成する．左心耳のレベルで縦に切開する．横隔神経に注意し十分開いておく．多くの場合左内胸動脈は回旋枝に向かうため，この心膜の切開縁で屈曲しないようにする．場合によっては，この縦切開に加え横切開もおき逆T時切開にすることもある．

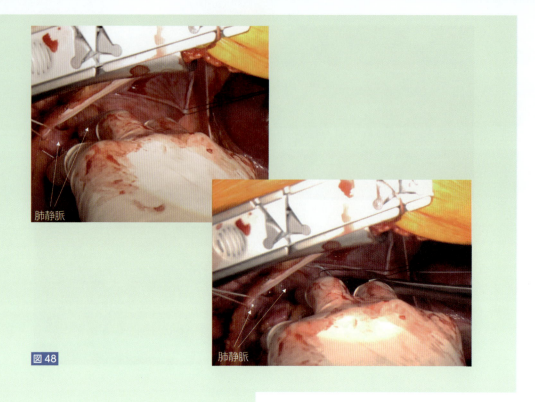

図48 深部心膜牽引糸の掛け方はいくつか推奨される方法があると思われる．我々は最もオーソドックスな2カ所に掛けている．心臓を左手で包み込み持ち上げる．そして心嚢内に見える，下大静脈と左下肺静脈を結ぶラインに2カ所置く．下大静脈と左下肺静脈のすぐ横に薄く掛ける．このライン上の2カ所を吊り上げることで，心膜がハンモックのような役割を果たし，さらに詰め込む4枚ガーゼの厚みを変化させることで自由なレベルに心臓を持ち上げることができる．

注意1

深部心膜の牽引糸は，決して深く掛けすぎない．2～3cmの幅で薄く掛けることが重要である．深く掛けるとその裏にある小動脈や心膜自体を走っている動脈から出血し，後縦隔に血腫を作ることがある．OPCABの創生期にはそういったトラブルがよく報告された．よく見て薄く掛けることが重要であり，また牽引糸を抜いたあとに出血がないか一度確認する習慣を身につけることが大切である．

深部心膜の牽引糸（Lima Stich）は2カ所

Off-Pump CABGの視野展開において最も重要で，有効な本法が深部心膜の牽引法である．我々は視野展開時に，吸引型の心臓固定脱転器具（ハートポジショナー）などは用いていない．できるだけシンプルな方法で行うことを心がけており，深部心膜の牽引を工夫することですべての症例に対処している．

10章　冠動脈バイパス術（Off-pump CABG）

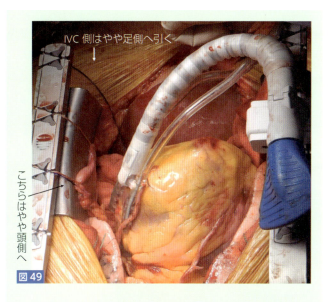

図49　後側壁領域の視野展開．

心膜切開縁を吊り上げた絹糸2本は開胸に引っかけている．深部心膜の下大静脈側の1本は足側に引き下げるように引っ張り，もう一方はやや頭側に引き上げるようにする．さらに心臓と2本の牽引糸の間に厚ガーゼを詰めることで，厚みのあるハンモックのようになり，心臓を好みのレベルまで引き上げることができる．

冠動脈エコー

冠動脈エコーはいくつかの有用な情報を術者に与えてくれる．高価であるが非常に簡便であり，準備や操作にわずらわしさがなく，一連の手技の流れを止めずに施行できるため我々は頻用している．

図50　プローブは図のように小さく扱いやすい．表面にエコー用ゼリーをつけて直接心表面に当てる．

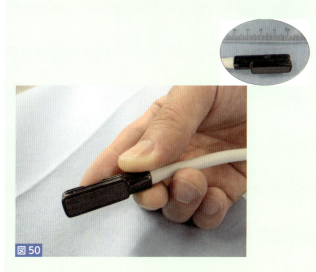

ターゲット選択

心表面に出てきている部位の冠動脈がバイパスターゲットとなる．しかし見えている部分が全長にわたり高度の動脈硬化や石灰化があり，安全に吻合できるのかどうかわからないことがある．特に前下行枝でそういった事態に遭遇する．しかし，前下行枝には必ずバイパスを置かなければならず，術者は困難に襲われる．そのとき冠動脈エコーが有用な情報を与えてくれることがある．触診や視診では同じように見える硬い動脈硬化病変でも，エコーを当てると性状の違いがわかることがある．つまり，①針が通らないような石灰化なのか，あるいは少しやわらかいプラークなのか　②動脈硬化病変の内腔への突出度合いや，内腔がどれくらい開いているのか　③冠動脈の底の部分の性状，などである．このような表面から見ているだけではわからない情報を与えてくれるので術者の判断材料は格段に増える．

注意2

深部心膜牽引糸と心臓の間には必ず厚ガーゼを挟む．ガーゼをあてがう前に牽引してしまうと，その糸で心臓表面が糸ノコ切れを起こしてしまう．左心耳や左房が被害に遭いやすく，肺静脈側の糸を扱うときは注意する．このトラブルもよく報告されたものであり，いまや基本中の基本である．

ガーゼを詰め込む前に糸を牽引することは決してしてはいけない．

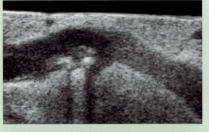

埋没冠動脈
・どのくらいの深さで，どのように走行しているのかよくわかる
・埋没している部分の石灰化の様子が音響陰影からわかる

動脈より浅い層に静脈が走っている

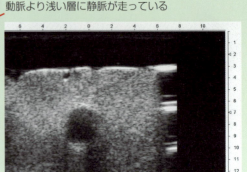

図51

Mobile mass detected ECUS at the anastomotic site

ITA
LAD

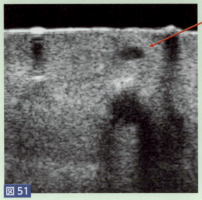

図52

埋没冠動脈，心嚢内癒着症例，再手術症例

　エコーが最も威力を発揮するのが埋没冠動脈に遭遇したときである．図51 は埋没冠動脈のエコー画像である．バイパスが必要な血管が埋もれているとき，従来は表面から見える情報から，経験に基づいて剝離し探していたと思われる．エコーを使うと，どのくらいの深さで，どのように走っているのかよくわかる．どのくらい剝離すれば到達するのか，剝離の方向は正しいのかなど，埋没冠動脈をターゲットとして捜すときはエコーが道標となる．

　そのほか，心嚢内が癒着している症例や再手術症例などは，心表面に癒着組織が1層被っており，冠動脈が見えていないことが多い，そのときもエコーは非常に有用である．

吻合部の形態評価

　図52 は実際に経験した事例である．良好な内胸動脈を，良好なターゲットの前下行枝につないだが，思いのほかバイパスフローが悪かった．しばらく時間を置いてもフローが悪く，グラフトの走行や吻合形態など確認しても問題は見つからなかった．しかしエコーで確認すると吻合部内腔に可動性のあるやわらかい物体が付着していることがわかった．開けてみると，吻合糸に巻き込まれたと思われる組織片にフィブリンがまとわりついている状態であった．再吻合するとフローは劇的に改善した．

10章 冠動脈バイパス術（Off-pump CABG）

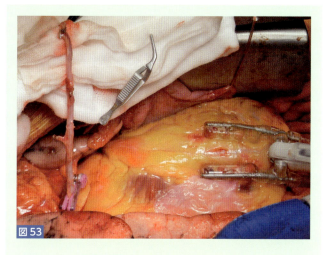

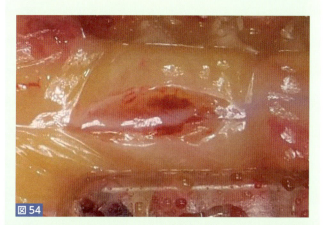

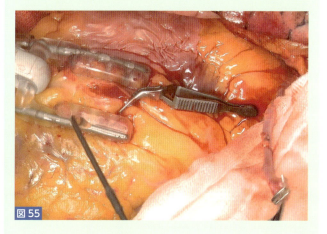

固定，剝離，切開，シャントチューブ挿入

図53 右内胸動脈-前下行枝バイパス．術者視野

サクションンタイプのスタビライザーを用いている．図のような位置に内胸動脈をセットする．濡れた4枚ガーゼにモスキート鉗子で把持して固定している．

図54 冠動脈表面の剝離は最小限にすべきである．理想は長軸方向に吻合に必要なだけ剝離することである．心外膜の薄い層が周囲に残っていることが吻合部の安定化に寄与する．両サイドを剝離しすぎると，冠動脈がつり橋のように不安定な状態になり，吻合の難易度が上がってしまう．

図55 冠動脈を切開するときは，マイクロの血管鉗子で中枢を遮断している．狭窄が強い部位や完全閉塞例では遮断は必要としないことが多い．

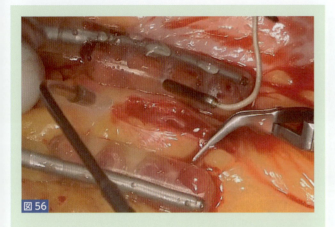

図56 冠動脈に適切な切開を加えたあと，血管プローブで内腔を確認している．図は1.5 mmのプローブである．サイズを確認することと，内腔の性状や走行を確認するのが目的である．

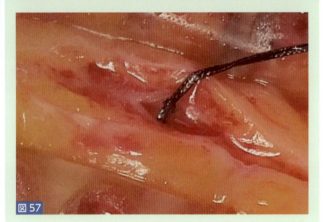

図57 プローブでサイズを確認し，適切なサイズの内シャントチューブを挿入する．原則としてすべての部位で内シャントは挿入するようにしている．それは，末梢への血流を保つのはもちろんのこと，シャントを入れることで吻合ミスが減り，吻合のしやすさもアップするからである．

吻合手順：通常の吻合，sequential 吻合，ダイアモンド吻合

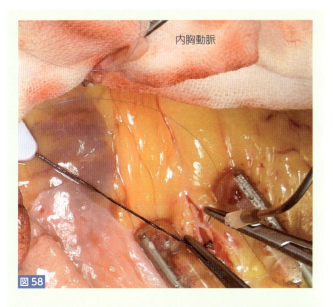

図58 右内胸動脈-前下行枝バイパス図

内胸動脈-前下行枝に限らず，どの領域でもグラフトとターゲットの位置関係は同じになるようにする．常に同じセットアップで展開することが吻合の精度を上げる．我々は，どの領域でも図のような位置関係にしている．適度な距離と適度な角度を自分なりに身に付ける．糸の端を置く場所や，縫合糸を引く方向などを一定にする．

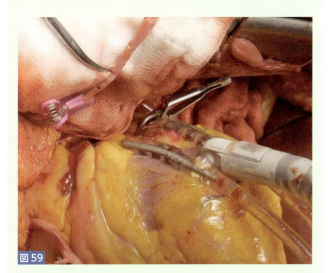

図59 左内胸動脈-回旋枝側々吻合図

我々は常に 術者から見てターゲットのやや右斜め上にグラフトを置くようにしている．我々の吻合形式では，このセットアップが術者助手ともにどの領域でも同じ動きになる．

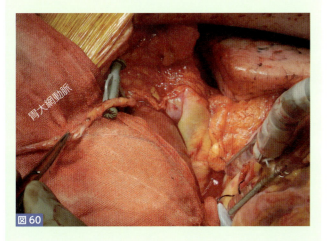

図60 胃大網動脈-右冠動脈後下行枝吻合図

この場合も，術者から見てターゲットの右斜め上にグラフトを置く．距離，角度などどの領域でも同じように配置する．

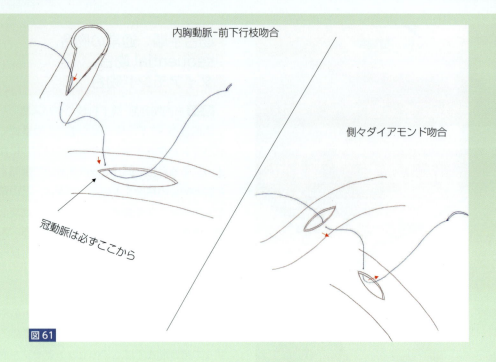

図61

図61 吻合も，どの領域でも同じ運針手順としている．必ずグラフトを内-外と掛けるところから始める．冠動脈は図のように1時の場所から外-内と掛けるところからスタートする．ダイアモンド側々吻合の場合，グラフトの開始ポイントが変わるだけである．

フロー測定，評価

バイパスフローは吻合終了後すぐに1回目の確認を行う．トランジットタイム血流計（TTFM）を用いて行っている．バイパスフローを確認することの究極の目的は，再吻合が必要かどうか判断するためである．以下にフローが悪いときの原因となるものを挙げる．

- グラフトのスパスム：胃大網動脈でよく起こる．内胸動脈でも起こることがあり，全長にわたり温水をかけたり，血管拡張剤をかけたりして，少し時間をおくことで改善することがある．
- グラフトの解離：採取時や，操作中の遮断などにより解離が起こることがある．Skeletonizedされたグラフトでは容易に気がつくが，skeletonizedされていない場合どこで解離しているのかわからないことが多い．このときも解離の発見にエコーが有用である．
- グラフト中枢が牽引されている：意外に知られていない現象として，開胸器の開けすぎにより，内胸動脈の中枢部分がkinkingしていることがある．特に右内胸動脈で起こりやすい．
- グラフトのねじれ：全長にわたりどこでもねじれが起こるが，最も多いのが吻合部の直前である．これは注意深く観察すれば気がつくことのできるトラブルである．
- 吻合部の問題：これは基本的な外科スキルの問題であり，必ずクリアしなければいけないトラブルである．
- 血流の競合：この現象は避けて通れない．どのグラフトでも起こる．診断は，吻合部より中枢の冠動脈を遮断することである．
- 冠動脈血管床の問題：グラフトや吻合に問題がなくても，流れていく先に問題があればフローは悪くなる．冠動脈の，狭窄と狭窄の間に吻合してしまった場合などは改善の余地がある．

〈鈴木友彰〉

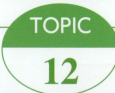

胸骨切開，内胸動脈採取で胸骨の血流はどれくらい落ちるのか

内胸動脈採取に関する議論として，外科医が永遠に懸念し続けることは胸骨血流障害に起因する胸骨感染である．では，胸骨切開を行い，片側あるいは両側の内胸動脈を採取することでどのくらい胸骨の血流は低下するのだろうか．これまで核医学の手法を用いて定量的に評価した報告がいくつかみられる．それらを参考に述べる．

胸骨正中切開だけを行った群（静脈グラフトのみ，あるいは弁手術），片側内胸動脈を採取した群，両側を採取した群を比較した報告がある．これによると胸骨切開をしただけで1週間後には約4％の血流低下があり，片側採取では13％，両側では24％の血流低下がみられた．そしてこれは糖尿病症例でも非糖尿病症例でもほぼ同等であった．さらにそれらは1カ月経過すると2％程度の低下にまで改善している[1]．採取法による差を比較した報告もある．片側内胸動脈を skeletonization 法で採取した群，pedicled で採取した群，semi-skeletonization 法で採取した群を比較すると，skeletonization あるいは semiskeletonization で採取した群は10％程度の血流低下にとどまっているが，pedicled で採取した群は30％以上の血流低下がみられた[2]．また skeletonization 法で採取することが血流温存という観点においていかに有利であるかということを初めて証明した論文が Cohen ら[3]によるものであり，心臓外科医は勇気づけられ，skeletonization 法が一気に広まるきっかけとなった．それによると pedicled で採取すると血流は約40％低下し，skeletonization では15％程度にとどまる．

これらの定量的に評価された血流低下の程度が，果たして臨床的にどのような影響を与えるかははっきりとわかっていない．つまりどの程度血流低下があると胸骨感染のリスクが有意に上がるのか，ということまではわかっていない．いくつかの論文で，skeletonization 法で採取すれば，たとえ糖尿病症例であっても胸骨感染のリスクは増加しないといった報告が多くみられている[4,5]．

文献

1) Carrier M, Gregoire J, Tronc F, et al. Effect of internal mammary artery dissection on sternal vascularization. Ann Thorac Surg. 1992; 53: 115-9.
2) Lorberboym M, Medalion B, Bder O, et al. 99mTc-MDP bone SPECT for the evaluation of sternal ischaemia following internal mammary artery dissection. Nuclear Medicine Communications. 2002; 23: 47-52.
3) Cohen AJ, Lockman J, Loberboym M, et al. Assessment of sternal vascularity with single photon emission computed tomography after harvesting of the internal thoracic artery. J Thorac Cardiovasc Surg. 1999; 118: 496-502.
4) Saso S, Lames D, Vecht JA. Effect of skeletonization of the internal thoracic artery for coronary revsculariztion on the incidence of sternal wound infection. Ann Thorac Surg. 2010; 89: 661-70.
5) Deo SV, Shah IK, Dunlay SM, et al. Bilateral internal thoracic artery harvest and deep sternal wound infection in diabetic patients. Ann Thorac Surg. 2013; 95: 862-9.

〈鈴木友彰〉

TOPIC 13

動脈グラフトのエビデンス

現在我が国の循環器学会のガイドラインから動脈グラフトに関する記載を抜粋する[1].

☐ ITAの前下行枝（LAD）へのバイパスは長期開存性に優れ，これにより，遠隔生存率や心事故回避率を向上させる． 【Class Ⅰ, evidence level B】

☐ BITAの使用は，SITA使用例との比較において，遠隔成績を改善する．
【Class Ⅱa, evidence level B】

☐ 動脈グラフトのみによる血行再建は，静脈グラフト併用例との比較において，遠隔成績を改善する． 【Class Ⅱa, evidence level B】

☐ 左前下行枝に，右内胸動脈を用いた場合，左内胸動脈と同様の遠隔期開存率が期待できる．
【Class Ⅰ, evidence level B】

☐ 左前下行枝に内胸動脈を用いた場合，もう1本の内胸動脈は右冠状動脈よりも回旋枝に用いるべきである． 【Class Ⅱa, evidence level B】

☐ 右胃大網動脈は右冠状動脈領域に対する動脈グラフトとして，他の動脈グラフトの成績と比較して概ね遜色はなく，有用である． 【Class Ⅱa, evidence level B】

次に欧州心臓病学会のガイドラインから抜粋する[2].

☐ Arterial grafting with IMA to the LAD system is recommended. 【Class Ⅰ, evidence level B】
☐ Bilateral IMA grafting should be considered in patients＜70 years of age.
【Class Ⅱa, evidence level B】
☐ Total arterial revascularization is recommended in patients with poor vein quality independently of age.
【Class Ⅰ, evidence level C】
☐ Total arterial revascularization should be considered in patients with reasonable life expectancy.
【Class Ⅱa, evidence level B】

　AHAのガイドラインでも同じような推奨であり，いまや両側の内胸動脈を使用することはもちろん，全動脈グラフト再建がエビデンスをもって有利であることは異論がない．しかし，現実的には両側内胸動脈の使用は欧州で12％，米国でも4％程度にとどまっている．この理由に関して検証されているが科学的な答え示されていない．しかし，実は理由は明白である．"動脈グラフトを扱うことは難しい"からである．

　PCIの驚異的な発展と進歩のため，CABGの存在価値は，PCI不能例に対する万能な血行再建法，多枝重症症例における遠隔成績の優位性，の2点において明確になっている．したがって外科医は遠隔成績をoptimalさせるような手法を模索しなければならない．しかし残念ながらCABGの遠隔成績を規定する主要因子の中に外科医が操作できる因子はない．つまり遠隔成績はほとんどが，糖尿病，腎機能，心機能，年齢など患者のバックグラウンドで規定されてしまうのである．そういった環境において，動脈グラフトを多用しうまく使うことがわずかではあるが遠隔成績改善に寄与することが科学的に証明されているのである．外科医がその点に関して最大限努力しないことは言語

道断であり，もはや科学者であるとはいえない．ガイドラインに書かれていることを守らず，1本の内胸動脈と複数の静脈で漫然とOn-pump CABGを行っている外科医の無法を許してはいけない．

両側内胸動脈の優位性を示した歴史的な論文として1998年のBuxton[3]と1999年のLytle[4]らの報告がある．その後両側内胸動脈に関する多くの報告がなされ，ほとんどの報告で両側内胸動脈使用が臨床的に遠隔成績を改善するというもので，それらの結果がガイドラインに盛り込まれているのである．しかし，いずれもretrospectiveな報告ばかりでrandomized studyは存在しなかった．現在Taggartが中心となり両側内胸動脈に関するART trial (arterial revascularization trail)[5]というrandomized studyが進行中である．これは無作為に

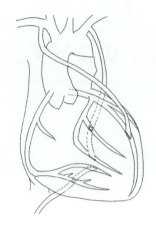

図1

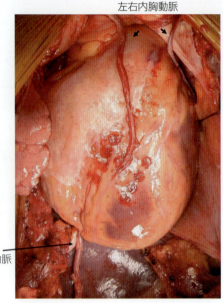

左右内胸動脈

胃大網動脈

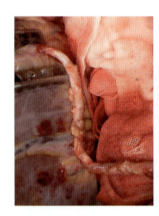

図2

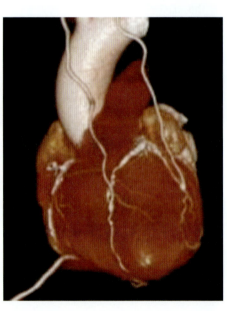

1,554人のsingle IMA群と1,548人のbilateral IMA群を比較し10年経過を追うものであり2017年で全症例のフォローが終了する予定である．

現在，我が国における冠動脈バイパスの50％以上が糖尿病を合併している．糖尿病症例は遠隔成績が劣ることがわかっている[6,7]．糖尿病症例の遠隔成績を改善させることは心臓外科医にとって大きなテーマである．Off-pumpテクニックが糖尿病例における早期成績を改善することが報告されている[8,9]．また遠隔成績に与える糖尿病の影響を最小限にするのは両側内胸動脈を中心とした全動脈グラフト再建であることが最近になり盛んに報告されている[10-12]．

我々は常に両側内胸動脈と胃大網動脈を中心にデザインを考えている 図1, 2．それは，当然ながら遠隔期成績を見据えてのことであり，ガイドラインに従っているまでのことである．しかし，す

べての症例でこの3本の動脈グラフトが常に成り立つわけではなく，静脈グラフトも補完的に多用している．

文献

1) 落　雅美, 浅井　徹, 天野　篤, 他. 虚血性心疾患に対するバイパスグラフトと手術術式の選択ガイドライン（2011年改訂版）. 循環器病の診断と治療に関するガイドライン. 2010年度合同研究班報告.
2) Windecker S, Kolh P, Alfonso F, et al. 2014 ESC/EACTS Guidelines on myocardial revascularization. The Task Force on Myocardial Revascularization of the European Society of Cardiology (ESC) and the European Associationfor Cardio-Thoracic Surgery (EACTS). Developed with the specialcontribution of the European Association of Percutaneous Cardiovascular Interventions (EAPCI). Eur Heart J. 2014; 35: 2541-619.
3) Buxton BF, Komeda M, Fuller JA, Gordon I. Bilateral internal thoracic artery grafting may improve outcomes of coronary artery surgery, risk-adjusted survival. Circulation. 1998; 98: II-1-6.
4) Lytle BW, Blackstone EH, Loop FD, et al. Two internal thoracic artery grafts are better than one. J Thorac Cardiovasc Surg. 1999; 117: 855-72.
5) Taggart DP, Altman DG, Gray AM, et al. Randomized trial to compare bilateral vs. single internal mammary coronary artery bypass grafting: 1-year results of the Arterial Revascularisation Trial (ART). Euro Heart. 2010; 31: 2470-81.
6) Leavitt BJ, Sheppard L, Maloney C, et al. Effect of diabetes and associated conditions on long-term survival after coronary artery bypass graft surgery. Circulation. 2004; 110 (11Suppl I): II-41-4.
7) Alserius T, Hammar N, Nordqvist T, et al. Improved survival after coronary artery bypass grafting has not influenced the mortality disadvantage in patients with diabetes mellitus. J Thorac Cardiovasc Surg. 2009; 138: 1115-22.
8) Emmert MY, Salzberg SP, Seifert B, et al. Is off-pump superior to conventional coronary artery bypass grafting in diabetic patients with multi-vessel disease. Eur J Cardiothorac Surg. 2011; 40: 233-9.
9) Renner A, Zittermenn A, Aboud A, et al. Coronary revascularization in diabetic patients: off-pump versus on-pump surgery. Ann Thorac Surg. 2013; 96: 528-34.
10) Dorman MJ, Kurlansky PA, Traad EA, et al. Bilateral internal mammary artery grafting enhances survival in diabetic patients: a 30-year follow-up of propensity score-matched cohorts. Circulation. 2012; 126: 2935-42.
11) Hwang HY, Choi JS, Kim KB. Diabetes does not affect long-term results after total arterial off-pump coronary revascularization. Ann Thorac Surg. 2010; 90: 1180-6.
12) Suzuki T, Asai T, Nota H, et al. Similar outcome in Insulin-dependent and noninsulin-dependent diabetics patients after off-pump coronary artery bypass grafting with multiple skeletonized arterial conduits. Ann Thorac Surg. 2015; 99: 1562-7.

〈鈴木友彰〉

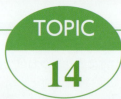

右胃大網動脈は過小評価されている

　右胃大網動脈〔right gastroepiploic artery（GEA）〕は，我が国の須磨先生[1]，Pym[2]らによって 1986年以降に報告された．左右内胸動脈（IMA）につぐ第三の in-situ 動脈グラフトでありその特性は明らかにされている．Off-pump CABG での aorta non-touch technique の発展とともに in-situ conduit である GEA は再び注目されることになった．

GEA の評価

　我が国において GEA の使用頻度は高くない．むしろ一時期より減少している．一定期間使用した施設が，結果が思わしくないため使用を控えるようになった．それは次のような理由が考えられる．GEA はスパスムを起こしやすく，flow capacity が劣る．つまり甘い狭窄につなぐと string を起こしスパスムも関係し競合に弱い．さらに SVG と比較されることが多い．SVG は，外科医にとって扱いが慣れており，一定レベルの術者であれば得られる結果がほぼ予想できる．しかし GEA の特性を理解しないまま使用してしまったために，予想できない悪い結果が招かれ敬遠されたのであろう．現在 GEA の特性はほぼ知られている．狭窄が強く（>75％），run-off がよければ ITA よりずっと多くの血流を供給できる[3]．ITA に比べ，解剖学的により遠位分枝であり血流時相が異なり，拡張期圧は ITA より低い．また血管径の個体差が大きい．サイズの問題で ITA が使用できないことはほぼ経験しないが，まれに GEA は細すぎて使えないことがある．しかし，吻合となる部位では，総じて ITA より太く壁は厚く，吻合時の扱いやすさは ITA に勝る．10 章の本文中にも示したが，そのサイズは術前 CT で評価可能である．

GEA 使用の侵襲

　ほかに敬遠される理由として開腹操作を要することであろう．図1, 2 に繰り返し示すが皮切は通常の胸骨正中切開のときとほとんど変わらない．我々の感覚としては 2～3 cm 延長するだけである．また，横隔膜を切開し，胸腔と腹腔が両方開放されてしまうことは得も言われぬ侵襲増大感があると思われる．心嚢の底を形成する横隔膜部分を切開しても呼吸筋としての機能に全く影響は及ぼさない．下肢あるいは前腕を切開し伏在静脈や橈骨動脈を採取し，さらに上行大動脈に操作を加えることと比較し，どちらの侵襲が大きいかということである．胃大網動脈を採取することで臨床的に問題となるような胃十二指腸の障害はほとんどない．唯一発生するのは将来胃切除の手術が必要になったときである．しかし，それを理由に CABG を必要とするような重症虚血心疾患の重要な手術方針が左右されるべきではない．

GEA の上手な使い方

最大血管拡張

　GEA は最大拡張させた状態で使用すべきである．方法はどのようなものでもかまわないと考える．拡張剤を注入したり周りにパパベリンを振りかけたりすることが多い．しかし，現実は，吻合するまでの間，お湯でもかけて放置しておけば容易に拡張する．採取前からは想像できないほど太

Topic ⑭

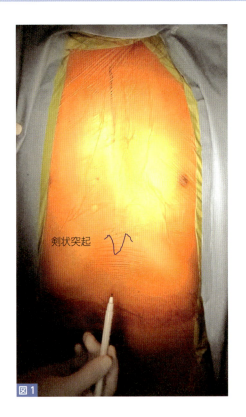
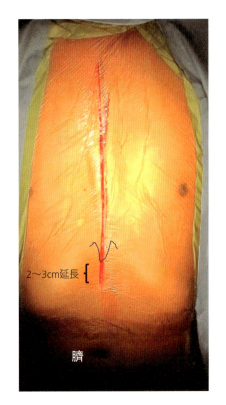
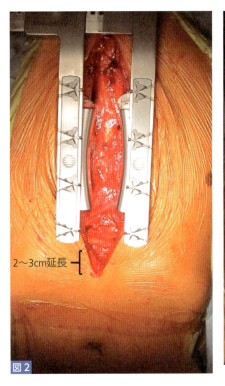
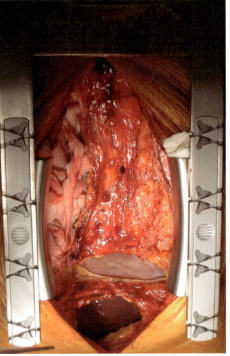

図1

図2

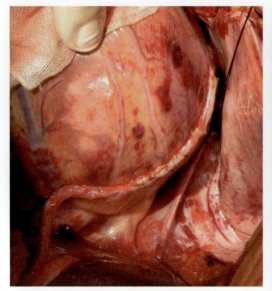
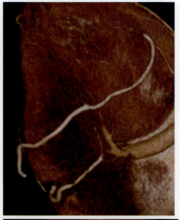
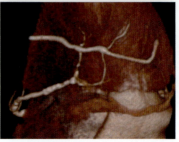

図3

く，良好な拍動の力強いGEAとなる．吻合部位となるGEAが2 mm以下になることなどほとんど経験しない．落先生[4)]らは吻合部において2 mm以上の大きさが望ましいと推奨している．周囲組織により締め付けられ拡張していない部分があれば，妥協なく解除する．

吻合

吻合のしやすさは優れたグラフトである．壁はITAより厚くRA，SVGよりは薄く，冠動脈とのマッチングは良好である．太さと壁の厚さ，長さなどからみてもダイアモンド型のsequential吻合に適する 図3．

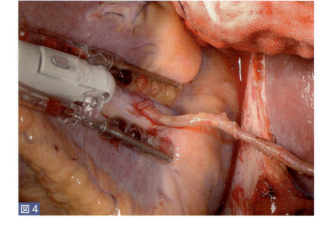

図4

長さと通過ルート

GEAは幽門あたりから，一部肝臓の表面を通過し，横隔膜を貫き，心嚢内に入り，下壁から後側壁の冠動脈に至る．横隔膜は，ほぼ正中で縦に切開し，肝臓との境界まで十分に開く．OPCABでの至適な長さの決定は，スタビライザーでほぼ垂直になった後下行枝にゆるく届けば十分な長さである 図4．この長さを基準に考えれば短くなることはない．時に単独で回旋枝のPL枝に吻合するときも，一旦後下行枝までの距離をとり，そこからPLまでの距離を確保するほうが安全である．心臓が立った状態でPLまでの直線距離としてしまうと短くなることがある．通過ルートであるが，

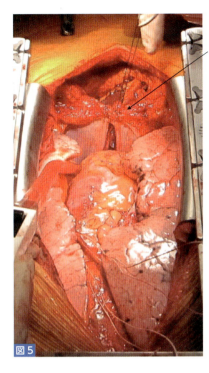 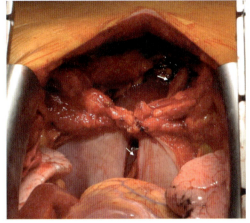

横隔膜は上端だけ閉鎖
スリット状の通過口を残す

腹腔内から肝表面を通り
横隔膜を貫き心嚢内へ

図5

横隔膜は最も腹側部分を縫合するだけとし，大きなスリット状の通過口を残しておく 図5．上記の方法による長さ決定と，スリット状横隔膜を通過するルート確保であれば，横隔膜通過部分でkinkingすることはほとんど経験しない．心嚢に落としたとき横隔膜部分でのkinkingの心配があれば，適宜横切開などを加え，安全を図る．

GEA の長所

胃大網動脈（GEA）の最大の特徴は in-situ graft として使用できることである．質の高い，低侵襲なCABGモデルは，off-pumpの全動脈グラフト再建かつ上行大動脈を触らないことである．ITAでは下壁や後壁領域には届かず，橈骨動脈（RA）を使っても上行大動脈を触るか，Y composite graftにしないと完全血行再建はできない．その点GEAは in-situ graft として，十分な長さと太さがあり，sequential 吻合に適しており，右冠動脈領域から，時には回旋枝領域まで十分カバーできる．

過小評価されている GEA

かなり実力のあるグラフトであるが，注意すべきポイントも多く敬遠され，過小評価されている感がある．筆者は積極的にGEAを使用している[5]が，開腹歴など使用不可能な場合も含めて，適応を順守するとおおよそ全CABGの6〜7割がGEAの適応となる．適正に使用した場合の開存率は8年で90%以上が期待できる[6]．今一度外科医は質の高いCABGのためにGEAの特性を深く理解し，適正に使用してもらいたいと思っている．

文献

1) Suma H, Isomura T, Horii T, et al. Late angiographic result of using the right gastroepiploic artery as a graft. J Thorac Cardiovasc Surg. 2000; 120: 496-8.
2) Pym J, Brown P, Pearson M, et al. Right gastroepiploic-to-coronary artery bypass. The first decade of use. Circulation. 1995; 92 (9 suppl): II 45-9.
3) Shimizu T, Suesada H, Cho M, et al. Flow capacity of gastroepiploic artery versus vein grafts for intermediate coronary artery stenosis. Ann Thorac Surg. 2005; 80: 124-30.
4) Ochi M, Hatori N, Fujii M, et al. Limited flow capacity of the right gastroepiploic artery graft: postoperative echocardiographic and angiographic evaluation. Ann Thorac Surg. 2001; 71: 1210-4.
5) Suzuki T, Asai T, Matsubayashi K, et al. In off-pump surgery, skeletonized gastroepiploic artery graft is superior to saphenous vein graft in patients with bilateral internal thoracic artery grafting. Ann Thorac Surg. 2011; 91: 1159-64.
6) Suzuki T, Asai T, Nota H, et al. Early and long-term patency of in situ skeletonized gastroepiploic artery after off-pump coronary artery bypass graft surgery. Ann Thorac Surg. 2013; 96: 90-5.

〈鈴木友彰〉

11章 心室中隔穿孔に対する右室アプローチダブルパッチ法

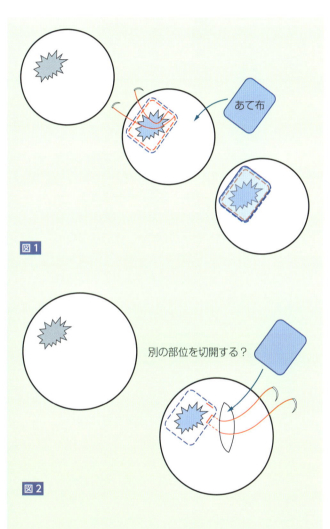

図1

図2

右室アプローチダブルパッチ法

心筋梗塞後の心室中隔穿孔（ventricular septal perforation: VSP）に対する手術は，米田正始先生が考案したKomeda-David法（infarct exclusion technique）が広く認識された第一選択であり，この疾患の手術成績を著しく改善させた．"梗塞部をexclusionする"という効果が非常に理にかなっており，外科医に広く受け入れられた．米田先生の手術に関しては優れた手術書がある．今回，我々はinfarct exclusionというコンセプトはそのままに，手技的にもう少し簡単な（筆者は簡単だと思っている）術式を紹介する[1,2]．米田先生の手術を，未熟で理解が浅い外科医が施行すると，パッチ縫着部での心筋カッティングや，リーク残存といった技術的な問題に起因する不具合が起こる．ここで述べる右室アプローチ法は，外科医の技術的問題を最小限にする方法である．つまり，誰が施行しても同じような形に完成させることが可能である．右室アプローチ法と二重パッチ法のコンセプトはもともと存在するものであるが[3,4]，我々は少し改良を加えておりそれらを詳細に提示する．

1. 右室アプローチ法：左室をひとつの球体とみなす

たとえば 図1 のようにボールが破れて穴が開いたとする．その場合，おそらく普通は，破れた穴の部分から操作し，あて布を内側と外側に二重に挟み込んで補強するであろう．右室アプローチによるダブルパッチ法はこれと同じで単純な発想から出てきている．単一の球体を補修する場合，図2 のように破れた部分とは別の

ところを切開し操作するという発想は，おそらく出てこないであろう．左室を1つの球体と捉えた場合 Komeda-David 法は 図2 のようなことを行っていることになる．これは左室という球体の横に右室がくっついているために出てきた発想である 図3．右室アプローチ法は，シンプルな考えに基づき穿孔部から修復しようとするものである 図4．

2. ダブルパッチ 図5

米田術式では，左室の内面にパッチが当たる形になる．そして原法によると，縫着していく糸は心筋内に partial thickness でかかっていく（米田先生は手技の改良として貫壁性の縫合も追加することを提言している）．一方提示している方法では，内側と外側から梗塞部をパッチで挟み込み，さらに縫合糸は貫壁性の結節縫合となる．やはり後者のほうが，心筋 cutting の懸念が少なく，二重パッチであるためリークが起こりにくく，縫着も容易であることは理解できるであろう．

前壁側心室中隔穿孔

1. 体外循環

VSP の手術は緊急あるいは準緊急に行われることが多い．通常の正中切開でアプローチし上行大動脈送血，上下大静脈2本脱血で行う．シャント量が多く右室右房が緊満し血行動態不良の重症例では，大腿動脈送血あるいは腋窩動脈送血＋大腿静脈脱血で，まず体外循環を確立することもある．必要に応じてバイパスグラフトを採取する．左室ベント挿入，心筋保護は逆行性のみで行う．上行大動脈遮断後心筋保護を注入し心停止を得る．

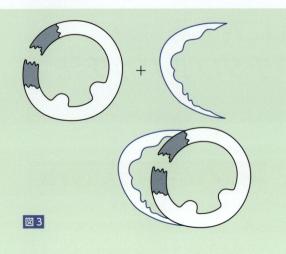

図3

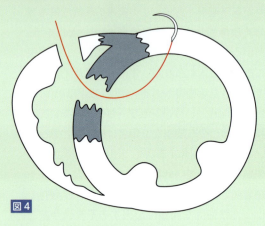

穿孔部からアプローチするために直近の右室を切開する

図4

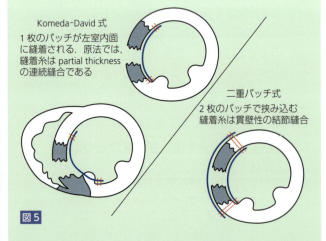

Komeda-David 式
1枚のパッチが左室内面に縫着される．原法では，縫着糸は partial thickness の連続縫合である

二重パッチ式
2枚のパッチで挟み込む
縫着糸は貫壁性の結節縫合

図5

2. 右室切開部

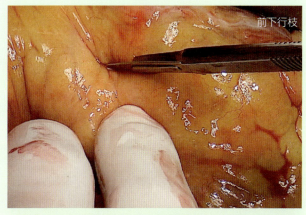

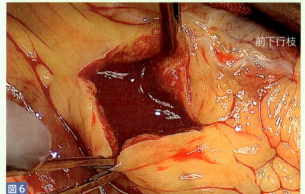

図6 右室切開部は前下行枝（LAD）から1〜2 cm離れたところを縦に切開する．LADがはっきりと確認できる場合，切開部は容易に決定できる．上方に向かっての切開は必要以上に延長しない．LADが同定しにくく，右室切開部の決定に苦慮する場合は，右房切開部より指を入れて右室壁を触診し切開部を決定することができる．筆者は必ず右室に指を入れ内腔から安全に切開できる部位を確認している．

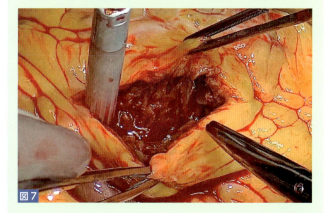

図7 内腔に入ったら，中を確認しながら切開を広げる．前壁側VSPの場合，心尖部あたりまで切開することが多い．肉柱が邪魔をするが一部切除しなければならない．躊躇せずに切開し視野を確保する．この部分に三尖弁機能を規定するような主要な乳頭筋はない．

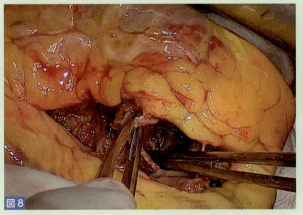
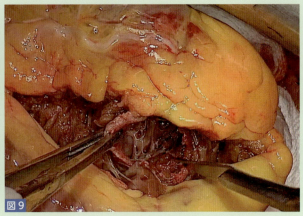
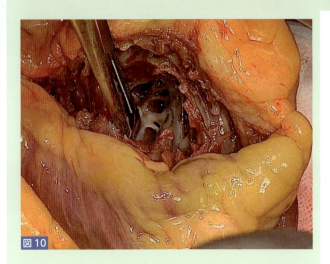
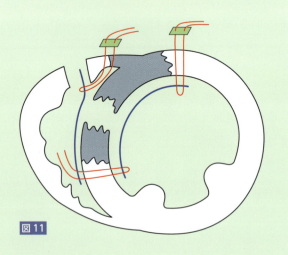

図8 穿孔部を確認する．穿孔部は容易にみつかるが，単純にくりぬいたように穴が開いていることは少ない．中隔壁内が複雑に破壊され，右室への出口と左室からの入口部が対面にあるとは限らない．中隔内を斜めに貫いたり，心室瘤のように中隔内にポケット状の腔を形成したりすることもある．

図9 穿孔部周囲の中隔心筋はかなりダメージを受け破壊が激しい．穿孔部から左室内腔を確認しながら，穴を整え大きくする．これにより中隔心筋が原型をとどめていないところと比較的保たれているところをはっきりさせる．中隔心筋が全層にわたり比較的温存されている部分までトリミングし穴の形を整えるほうがよいであろう．穴を大きくすることでパッチ縫着などの左室内操作がしやすくなる．

図10 穿孔部周囲を切除し，穴を大きくしたところ．この穴からパッチ縫着の糸を左室内に掛けることになる．十分大きくすることで，左室内での針の刺入部を直視できるようになる．

3. パッチの縫着

図11 2枚のパッチの縫着イメージは図の通りである．Komeda-David 法と同じように梗塞部を exclusion することが基本である．肉眼的に梗塞となっている範囲を囲むようにマットレスで縫着していく．

11章 心室中隔穿孔に対する右室アプローチダブルパッチ法

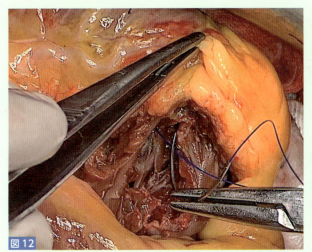
図12

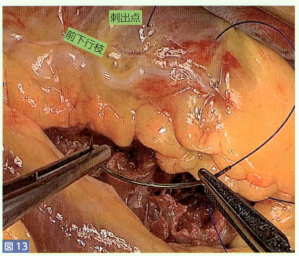
図13

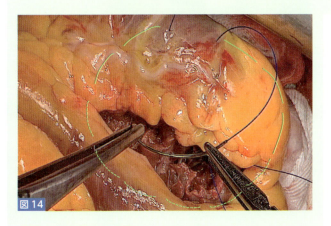
図14

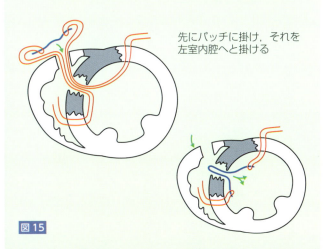
図15

先にパッチに掛け，それを左室内腔へと掛ける

図12, 13 先にパッチにマットレス縫合を掛ける．パッチに掛けたその糸針をVSP越しに左室内腔の刺入部を視認しながら掛けていく．縫合糸は3-0 モノフィラメントのMH針を使用している．梗塞部を超えて刺通していくため前下行枝よりかなり離れた左室自由壁に針が出ることになる．

図14 図のようにパッチ縫着に必要な針数は10針程度で，多くても12針である．およそ半分が外側の左室自由壁に刺出され，半分が右室内の中隔に刺出されることになる．左室を単独の球体として扱うので，左室自由壁から中隔に移行する部位は右室がないものとして滑らかな連続性をもって，間を空けずに掛けていく．

図15 小児VSDのパッチを縫着する要領と同じでパラシュート方式で降ろしていく．図のようにパッチを折りたたみVSP経由で左室内腔に誘導する．

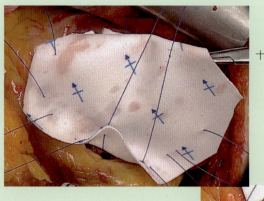

十分な大きさのパッチとする

図16

図16 パッチは梗塞部をすべて覆う必要があるため思い切って大きくする．右下図はパッチを折りたたみVSPを通過させ左室内腔に誘導するところ．助手に縫合糸をすべて引っ張ってもらいながら左室内にパッチを誘導する．合計20～24本の糸がVSPを密集して通過している．すべての糸を均一に引っ張り糸が絡まないように気をつける．糸が緩んでパッチに引っかかっていたりすると左室内でパッチがきれいに広がらないことがある．

注意

パッチは十分な大きさにする．少し余るくらい大きめのパッチが望ましい．小さすぎると左室が充満し拍動し始めたときに縫合部にテンションがかかる．縫合部周辺は，心筋梗塞直後の非常に脆弱な状態であり，引っ張られる力で容易に裂けてしまう．余裕をもって梗塞部をカバーできるくらい大きいパッチにしておくことが重要である．

11章　心室中隔穿孔に対する右室アプローチダブルパッチ法

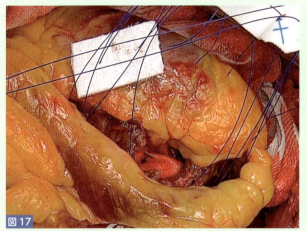
図17

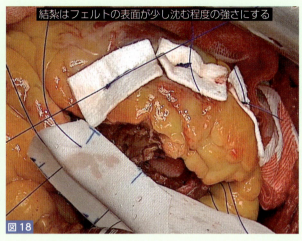
結紮はフェルトの表面が少し沈む程度の強さにする
図18

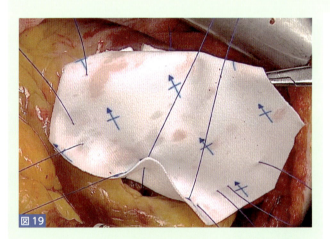
図19

図17, 18　パッチが左室内に入ったところ．VSP越しにパッチの一部が見えている．このあと左室自由壁に出た糸を順次結んでいく．この部分はフェルトをあてて補強する．結紮で気をつけることは絞めすぎないことである．パッチとフェルトで1 cm程度の厚さの心筋を挟み込むことになるが，強く結紮すると心筋は容易にちぎれ挫滅する．フェルトの表面が軽く沈むくらいの強さで十分である．外側に出た糸はこの時点で結紮するが，右室内腔に出された糸は結ばずに，それを2枚目の右室側パッチの縫着に利用する．

図19　図では，右室内腔に出された5対のマットレス縫合を2枚目の右室側パッチの下半分に掛けている．

図20　右室側パッチの下半分を結紮．この部分もパッチとパッチで心室中隔を挟み込むような形になる．絞め過ぎないことが重要である．

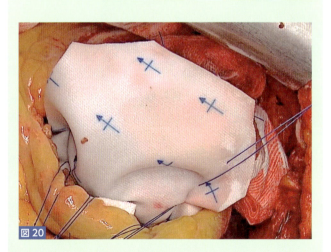
図20

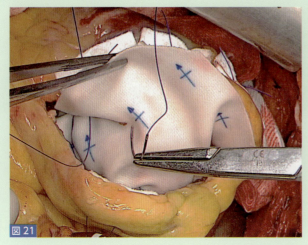

図21

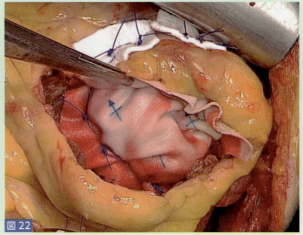

図22

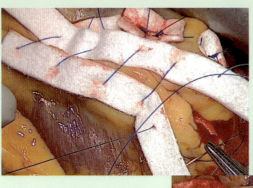

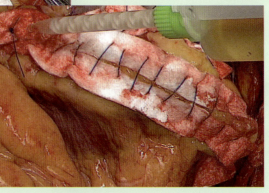

図23

図21 右室側パッチの上半分は図のように左室自由壁に向かってマットレスで掛けていく．大きく掛ければ，図にみえている左室自由壁のフェルトまで届きしっかりと縫着できる．

図22 二重パッチ縫着写真．これにより肉眼的な梗塞部位はすべて縫着糸で囲まれている．左室を独立した球体とみなしており，左室自由壁の縫合糸から右室内腔への縫合糸は円を描くように滑らかに連続している．

図23 最後に右室切開部にフェルトをあて二重連続縫合で閉鎖する．このときも3-0モノフィラメントのMH針で行っている．心室縫合面に対しバイオグルー外科用接着剤（Cryo-Life, Inc.）は適応承認されており，止血補強目的で使用している．

なお，前壁側タイプの場合，前下行枝はパッ

11章　心室中隔穿孔に対する右室アプローチダブルパッチ法

チ縫着の糸に巻き込まれ閉塞することが多い．

図24 右室アプローチ二重パッチ法完成図．VSPを含む梗塞心筋はすべて高圧帯からexcludeされ，さらに二重パッチで閉鎖しているため残存リークが起こりにくい．

後壁側心室中隔穿孔

VSPの約40％が後壁側タイプである．右冠動脈あるいは回旋枝が責任冠動脈である．前壁側タイプに比べより重篤であることが多い．それは，右室梗塞による右心不全が強い，ブロックなど脈の問題が多い，乳頭筋が巻き込まれていることが多い，などである．

後壁側VSPの手術はより難しい

外科的修復に関しても後壁側タイプは前壁側タイプに比べ難しい．その理由は，後壁側タイプでは，穿孔部がより基部に近いことが多く，内側の乳頭筋が手術操作領域に入ってくるからである．Komeda-David法で解説されるように，後下行枝に沿った左室下壁を実際に切開してみると乳頭筋をうまくよけて内腔に入るのが不可能なことがある．現実的には，より心尖部近くで乳頭筋のない部分を切開してみて，内腔を確認しながら下壁を切開していかないと乳頭筋を確実によけることはできない．また，そのように行っても解剖学的に乳頭筋をよけることがどうしても不可能なことがあり，一時的に乳頭筋をはずし，あとで移植し直すといった手技が必要なことがある．その点我々が行っている右室アプローチ法では，左室の乳頭筋問題はほぼ回避できる．

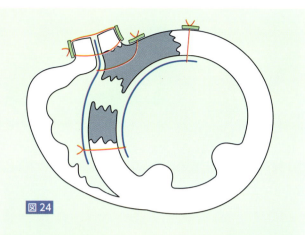

図24

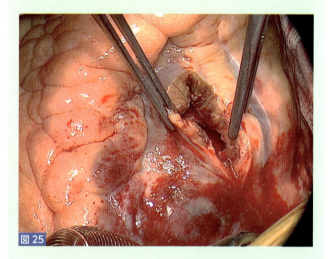

図25

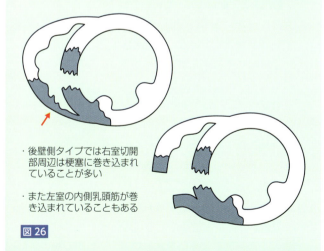

・後壁側タイプでは右室切開部周辺は梗塞に巻き込まれていることが多い
・また左室の内側乳頭筋が巻き込まれていることもある

図26

1. 右室切開部

図25 右室切開は図のように後下行枝から2～3 cm離して平行に入れる．最初の切開部は下壁の中ほどがよい．このときも右房切開部から指を入れ安全に切開できるところを確認している．

図26 前壁側タイプの場合は正常の右室壁を

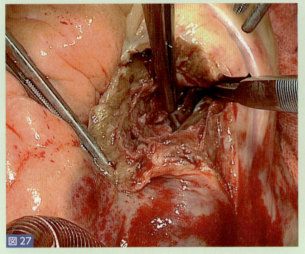

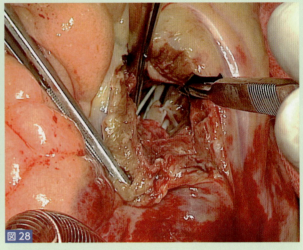

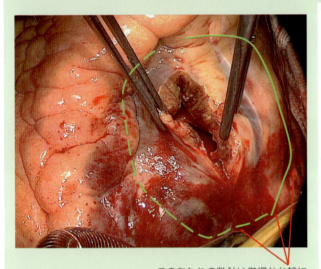

このあたりの数針は僧帽弁弁輪に掛けることもある

切開することになるが，後壁側タイプの右室切開部位は，図でもわかるように梗塞に巻きこまれていることがほとんどであり，より脆弱である．

図27 右室内腔を見ながら切開していく．このとき右室の乳頭筋に遭遇するが，視野確保に必要なだけ切除してもよい．前壁側タイプでの右室切開と違い，このあたりには三尖弁の腱索に遭遇することがあり，それらは温存しておく．

図28 この症例では，切開部の直下にVSPが見つかった．図ではVSP越しに左室内の腱索や乳頭筋が見えている．後壁側タイプでは基部に近いところに穿孔することが多い．この症例はむしろ中ほどに穿孔部が見られた．

後壁タイプでは穿孔部の形態がより複雑なことがある．筆者が経験した例では，心基部の僧帽弁輪に接するように穿孔していた例や，穿孔しているというよりは，中隔の下壁への付着部が長軸方向にはずれて長いスリット状のVSPを作っているような例もあった．

図29 ここでも左室を1つの球体ととらえ梗塞部を取り囲むように運針していく．半周くらいが左室の外側に出るようになり（実線），半分くらいが右室の中の中隔部分に出ることになる（破線）．なお，図で示した基部近くの糸針は僧帽弁の弁輪に掛けることもある．

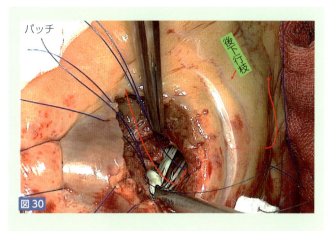

図30 パッチに掛けた糸をVSPから左室の外側に抜いている．VSP越しに左室の内腔はよく見える．左室内面の刺入点を確認しながら針を通す．乳頭筋や腱索を巻き込まないようにする．梗塞部を越えて後下行枝より外側に出すことが多い．

図31 全周に掛けて針を通したあとパッチをパラシュート式に降ろしていく．およそ10～12対の糸がVSPを通過し左室内に入っていく．そのためVSP部分には20～24本の糸が密集して通過することになる．

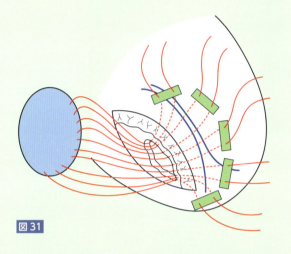

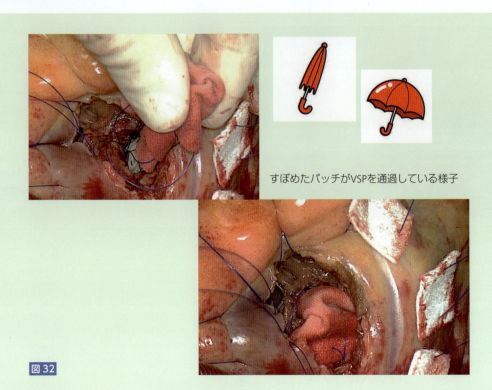

すぼめたパッチがVSPを通過している様子

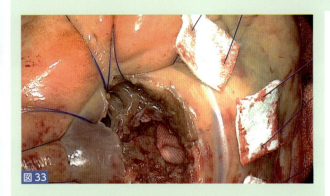

図32 パッチは傘がすぼまるような形にしてパラシュート方式で左室内に押し込むように誘導する．このときすべての糸を助手にしっかりと引っ張らせて落とし込むことが重要である．緩んだ状態でおろしていくと，糸が絡まり，パッチに不規則に引っかかりパッチが左室内でうまく広がらないため注意する．

図33 パッチが完全に左室内に入った状態．このとき左室内腔を確認しパッチがきちんと広がっているか，糸が絡まっていないか，などをチェックする．

11章 心室中隔穿孔に対する右室アプローチダブルパッチ法

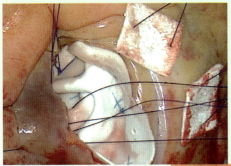

2枚目の右室側パッチ縫着

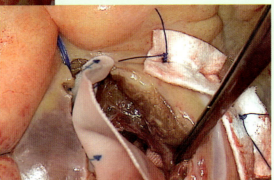

・二重パッチポケットの口を閉鎖する
・この糸は外側のフェルトを利用する

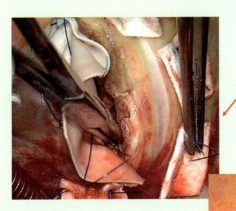

・左室の外側で結紮することでVSPは
　パッチで二重に挟みこまれ閉鎖される

図34 左室自由壁に出た糸にはフェルトを通し補強する．前壁側タイプのときと同じように，中隔右室内に出た糸は2枚目のパッチの下半分に掛ける．すべての糸を結紮すると図の右下のように左室側のパッチと右室側のパッチでポケットのようになる．

図35 最後にポケットの口の部分を4〜5針のマットレス縫合をかければVSPは完全に二

重パッチで閉鎖される．これらの糸は左室自由壁の先ほどのフェルトに通してやるくらいがちょうどよい形になる．

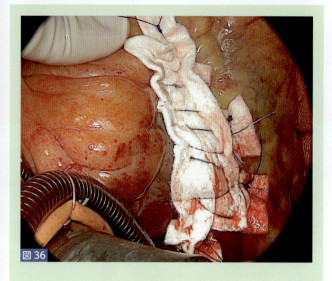

図36 最後は右室切開部をフェルトで補強し連続に二重縫合で閉鎖する．後壁側タイプの場合，後下行枝は巻き込まれ閉塞することが多い．

図37 後壁側タイプVSD　右室アプローチ二重パッチ法図

後壁側タイプでは，内側乳頭筋の近くに糸を通さなければならないことが多い．腱索を巻き込んだり，乳頭筋を大きく変位させてしまうと僧帽弁逆流が問題になるため注意を要する．

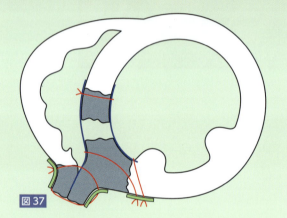

術後右室不全について

右室不全は両タイプともにおいて予後を左右する主要な因子である．その右室不全を助長させるような右室アプローチによるVSP閉鎖術式は好ましくないとの批判を受ける．右室切開を加えるわけであり，多少なりとも右室機能障害は起こるであろう．ほとんど問題にならないような経過をたどる症例から重篤なものまでさまざまな例を経験する．右室不全が本来の心筋梗塞という病態に起因しているものか，右室を切開したために余分に起こっているものかを判断するのは難しい．

VSP閉鎖の術後管理では数日の間IABPを入れてくことが多い．そして数日後には多くの例で右室不全は問題とならない程度に回復する．我々はVSP術後の右心機能をエコーで評価し，そのことを証明している．日にちとともに右心機能は回復し，術後数週間経つと，解析した10例全例で正常レベルにまで回復していた[1]．

まとめ

右室切開アプローチは，特に後壁側タイプのVSPにおいてアドバンテージがあると考えている．前壁側タイプのVSPではほとんど問題とならないが，後壁側タイプに対しKomeda-David法を行うと，うまく完遂できずかなり試行錯誤しているのが現実であろう．乳頭筋を越えるところにマットレスの貫壁縫合を追加した

りして乳頭筋の立ち上がりの段差からのリークを防ぐのに苦労していると思われる．VSPの手術自体，1人の術者が経験する症例は多くて年間数例であろう．しかも各症例によって穿孔形態がまちまちであり，その時々で判断し微妙に術式を変化させていると思われる．しかし，今回示した右室アプローチによる二重パッチ閉鎖は，単純な方法であり，誰が行ってもほぼ同じような形で完成させることができ，一般化させやすい方法であると考える．

文献

1) Hosoba S, Asai T, Suzuki T, et al. Mid-term results for the use of the extended sandwich patch technique through right ventriculotomy for postinfarction ventricular septal defects. Eur J Cardiothorac Surg. 2015; 47: 990-4.
2) Asai T. Postinfarction ventricular septal rupture: can we improve clinical outcome of surgical repair? Gen Thorac Cardiovasc Surg. 2016; 64: 12-30.
3) Isoda S, Imoto K, Uchida K, et al. Sandwich technique via right ventricle incision to repair postinfarction ventricularseptal defect. J Card Surg. 2000; 19: 149-50.
4) Caimmi PP, Grossini E, Kapetanakis EI, et al. Double patch repair through a single ventriculotomy for ischemic ventricular septal defects. Ann Thorac Surg. 2010; 89: 1679-81.

〈鈴木友彰〉

12章 急性A型大動脈解離手術

表1 60歳台　女性　急性A型大動脈解離

0:30	救急車で病院到着
0:38	CTで急性解離であることを確認
0:40	ICU入室　意識清明　バイタルサイン問題なし
	点滴ライン挿入，家族に説明
1:20	意識レベル低下，呼吸停止，心停止
	心臓マッサージしながら手術室に急行
1:50	手術室入室
2:15	左大腿動静脈から体外循環開始
2:25	胸骨正中切開
2:37	心膜腔内多量出血あり，循環動態保てず
6:30	心肺停止

（70分のタイムロス）

表2 直接入室した急性大動脈解離A　緊急手術連続15例

症例		救急外来到着時間	執刀開始時間	所要時間（分）
77歳	女性	20:31	21:04	33
77歳	男性	23:42	0:01	19
58歳	女性	19:21	19:48	27
81歳	男性	14:18	14:57	39
59歳	男性	13:42	14:22	40
51歳	女性	20:46	21:14	28
59歳	男性	18:25	18:55	30
58歳	男性	0:41	0:51	10
67歳	男性	10:08	10:51	43
65歳	男性	18:07	18:34	27
67歳	女性	18:00	18:33	33
44歳	男性	12:03	13:08	65
64歳	男性	23:54	0:28	34
84歳	男性	0:40	1:34	54
81歳	女性	13:54	15:05	71

救急車到着から執刀まで　平均　36分

手術室直接搬送

手術室直接搬送（Direct transportation to the operation room, Rushing to the operation room）はもともと外傷救急の分野において発展してきたコンセプトである．要するに一刻も早く手術介入することが救命率を最大限に上昇させるであろう病態に対してのみ正当化される行為である．急性A型解離や大動脈瘤破裂などはそれに準ずるとの判断のもと2009年7月から導入した．それまでは一旦ICUに入室し，全身の評価を行い，その間に手術室の準備をしてもらっていた．家族の到着を待ち，緊急手術の説明をし同意書を取得した後，手術室に向かっていた．しかし，2009年6月に2例続けて，急性A型解離症例が手術室に入る直前にICUで亡くなった．**表1**に一例を示す．表に示すとおり，ICU入室-点滴ライン確保-家族への説明，などの時間を省略し0:40に手術室に入室していれば救命できたのではないかと思われた症例であった．この反省から，手術部や救急部，麻酔科医師に対し，超緊急致死的症例は救急外来あるいはヘリポートから直接手術室に入れてもらえるよう協力を要請した．最近の連続15例の直接入室した急性A型解離緊急手術のデータを示す**表2**．救急車あるいはドクターヘリ到着から執刀開始までの平均時間は36分であった．これは麻酔導入時間を含めたものであり，きわめて短時間で執刀が開始できている．

実際の流れを写真で示す．

図1 当院のヘリポート．手術室に最短で到着できるように設計されている．そのため，病院駐車場に設置され，高さは2～3階のレベルである．

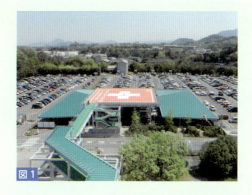

図2, 3 ヘリポートにドクターヘリが到着する．このとき病院の事務員7～8名が下の駐車場におりて，警備に当たってくれる．一般の方にヘリが到着することをアナウンスし，必要に応じて誘導し，安全を確保する．ヘリの要請，受け入れに関しては医療者だけでなく病院事務員の迅速な対応が不可欠である．ドクターヘリ運営にあたり，県のプロジェクトチームと当院の事務方との連携がきわめてシステマティックに連動している．

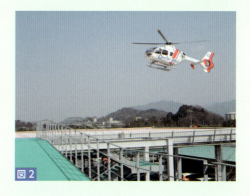

図4 外科医，麻酔科医あるいは看護師が迎えにいく．移動中の急変に備え，救急バッグを持参する．移動しながら申し送りを聞き，機内での状態など情報を得る．

図5 ヘリポートから手術室は直結しており，その間に最低限の診察を行う．外科医が患者に初めてコンタクトする場面であり，意識状態を確認し，すぐに手術を行うことを口頭で説明する．余計な説明は患者を不安にさせるだけであり，最良の手術結果には寄与しない．無事到着したことねぎらい，安心させる言葉かけだけでよいと考えている．

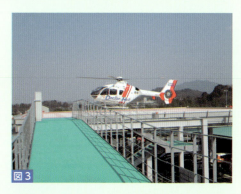

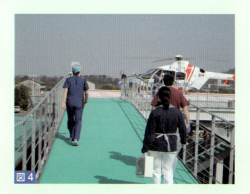

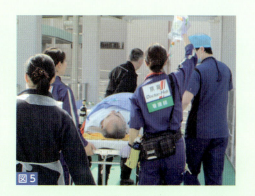

図6, 7, 8 エレベーター室から，救急隊員も一緒に手術室に入室する．

図9 患者を手術台に移乗する．救急隊員にも移乗の手伝いをお願いしている．ヘリポート到着からベッド移乗まで2〜3分である．

以上が，手術台までの考えられうる最短の搬送方法である．

図10 受け取った画像データを評価し，手術戦略を立てる．麻酔導入中に，手術戦略を看護師，体外循環技士に伝え，必要な物品などを準備させる．

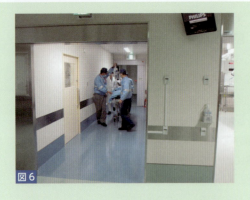
図6

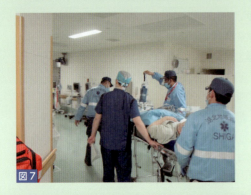
図7

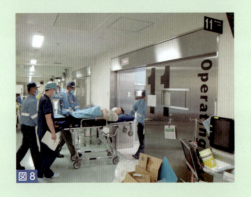
図8

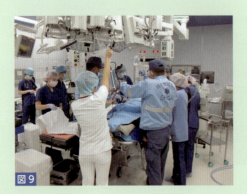
図9

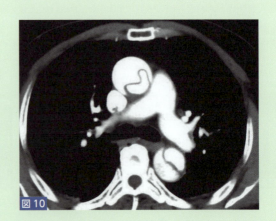
図10

麻酔導入から手術開始

　画像データと患者到着が同時であり，全身状態の把握と画像データ確認をすばやく行い手術戦略を立てる．急性Ａ型大動脈解離の場合，最も安全な送血部位の決定が，まず大切である．解離の進展，様式，臓器灌流障害の部位や程度を確認し，最も安全性の高い送血路を決定する．当科では，主に大腿動脈，腋窩動脈，上行大動脈の3カ所を使い分けている．

　麻酔科医により麻酔導入が行われる．多くが前医から確保されてきた末梢ルート1本で導入する．同時に橈骨動脈から動脈圧ラインを挿入する．気管内挿管が完了したら，すぐに消毒を始める．最低1人の外科医は麻酔導入中に手洗いを済ませ，スタンバイしている．すばやくドレーピングを行い，手術を開始する．清潔野で，左鼠径部よりトリプルルーメンの中心静脈ルートを確保する．挿管後の麻酔科医による中心静脈確保作業を省略し，術野でとることで少しでも早く手術が始められるように努めている．このときすでに執刀が開始されている．

体外循環法

　送血部位の決定は慎重にならなければならない．大腿動脈が最も頻用されていると思われるが，盲目的に大腿動脈を選択することは危険である．CT画像と理学的所見から判断し適切な送血部位を選ぶ．

1．大腿動脈送血

　大腿動脈送血に関してもはや詳記すべき事柄はないであろう．大腿動脈からの送血は大動脈が全長にわたり逆行性血流となるため，脳血栓塞栓や，臓器灌流障害の悪化などが懸念される[1,2]．送血開始後に，上行大動脈や上肢血圧を観察し，十分な灌流が得られていないと判断したら躊躇なく腋窩動脈あるいは上行大動脈送血に切りかえる[3]．そのため，我々は常に送血回路をＹ字にしている．また，大腿動脈送血は必

ず総大腿動脈の中枢部位で行う．深大腿動脈と浅大腿動脈の内腔の連続を保つことで下肢血流はある程度保たれる．送血部位が浅大腿動脈に近く，深大腿動脈との連続が途絶している場合，予期せぬ長時間の下肢虚血になってしまったとき，問題が生じる．

2. 腋窩動脈送血

腋窩動脈は急性A型大動脈解離の手術において有用な送血部位である[4]．CT所見から判断することで，ほぼ確実な真腔血流と順行性血流が得られる．腋窩動脈送血のテクニックにはコツがある．以下に詳細を提示する．

1）皮膚切開

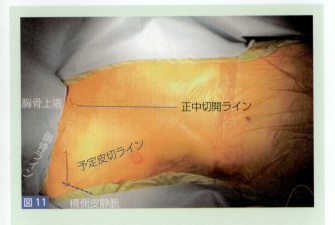

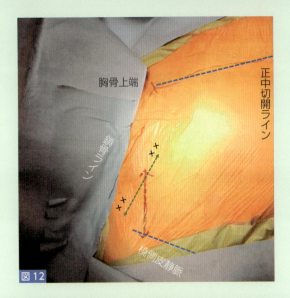

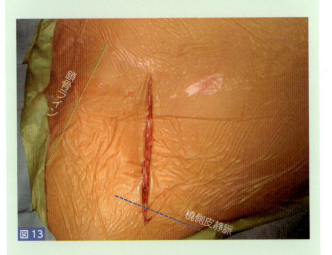

図11, 12 術者側からの視野．皮切はほぼ真横に入れる．おそらく多くの人は，鎖骨ラインに沿って斜めに入れていると思われる（緑ライン）．鎖骨ラインに沿って斜めに皮切を入れると腋窩動脈の露出は難しくなる．皮切は大きなポイントである．思っているより外側で，烏口突起から上腕骨頭あたりで橈側皮静脈を越えるくらいまで外側に切開を入れる．全長は7～8cm程度である．

図13 上腕骨頭内側のくぼみを越えて，橈側皮静脈を横切るあたりまで外側に切り込む．鎖骨ラインに沿わず，まっすぐ真横に入れる．

2）小胸筋の確認・切離

図14 大胸筋の筋束を分け入ると図のような層に入る．小胸筋が直下に見える．内側には脂肪の層があり，その部位を剝離したくなるのであるが，そこは触らない．

図15 腋窩動脈の解剖．腋窩動脈は3つのパートに分けて考える．簡単な理解として小胸筋に隠れている部分を第2部といい，それより中枢は第1部，末梢は第3部である．そして腋窩動脈送血は第2部分から行う．そこには前面から胸肩峰動脈，後面から外側胸動脈が分枝している．筆者の好みは胸肩峰動脈のすぐ末梢部からカニュレーションすることである．多くの場合胸肩峰動脈は根部で処理し切離している．分枝点周囲の動脈径はやや大きくカニュレーションしやすいこと，また枝が中枢のスネアーテープのストッパーになることが理由である．小胸筋を半分程度切離すると容易に腋窩動脈はテーピングできる．この部位は腕神経群が動脈に絡みつき始める部位であり，神経損傷には注意が必要である．しかし，神経ははっきりと見えており，動脈からは容易に離すことができるため剝離操作によって損傷する可能性はほぼない．

3）腋窩動脈の拍動触知・同定

図16 小胸筋を半分程度切離するとその下には薄い脂肪の層が出現する．その直下に腋窩動脈は存在し，拍動を容易に触れる．

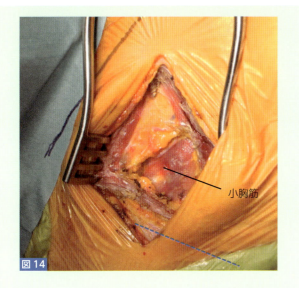

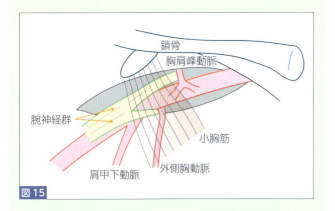

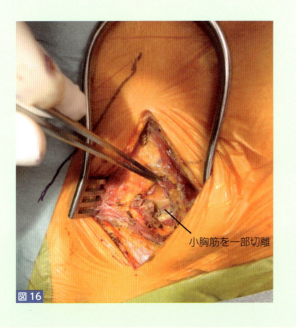

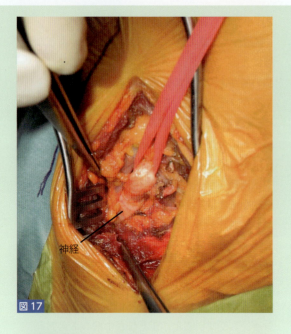
図17

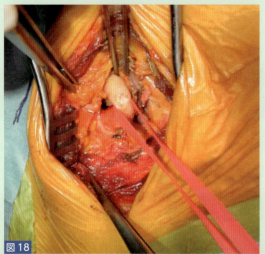
図18

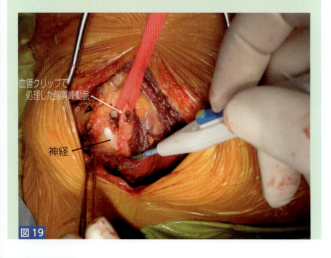
図19

図17 薄い脂肪層を剥離すると容易に腋窩動脈がテーピングできる．このとき剥離中に遭遇する動脈や静脈の枝はすべて切離しても問題はない．テーピングできる部位はほとんどが胸肩峰動脈の1〜2 cm末梢である．後面から外側胸動脈が出ていることが多い．またこの部位では鎖骨下静脈からはかなり離れており，静脈をよける操作は必要ない．もし，このとき鎖骨下静脈が邪魔な場合，それは筆者が行っているより中枢部分の腋窩動脈を剥離していると思われる．

またこのとき神経が確認できる．神経と動脈はルーズな繊維組織で分かれており，剥離は容易である．

図18 この部位の腋窩動脈は可動性が高く，テープを中枢末梢へと引っ張り剥離することで，カニュレーションに十分なだけの動脈長が容易に露出できる．

4）腕神経群の確認　神経損傷回避のポイント

図19 胸肩峰動脈は根部で切離されている．神経が容易に確認できる．

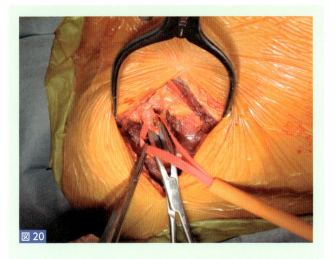

図20 まず末梢クランプをかける．処理した胸肩峰動脈の2cm末梢にクランプを置く．このクランプは腋窩動脈送血が終了するまで掛かったままである．実は神経損傷はこのときに起こる．腕神経群はよく見えており剝離中に損傷してしまうことはほとんどない．損傷するメカニズムは，この末梢クランプの裏側をよく確認せずに一緒に神経の一部にクランプを掛けてしまうことで発生する．クランプの尖端で神経を掛けてないことを注意深く確認することが大切であり，知っていればまず起こらない合併症である．あわてたときや，注意不足のときにうっかり裏側で神経をクランプしてしまうことがある．

5）カニュレーション
トラブル回避のポイント

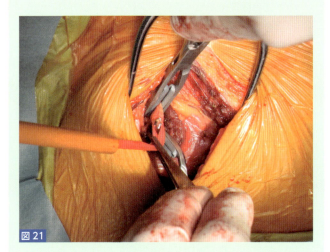

図21 次に中枢クランプを掛ける．胸肩峰動脈を中心にはさむような形でクランプが掛かる．

図22 胸肩峰動脈のすぐ末梢に，No11メスで横切開を加える．枝の周辺は動脈径が大きくカニュレーションしやすい．またこの枝が中枢のスネアーテープのストッパーになる．

図23 テーピングを少し吊り上げながら，送血カニューレを挿入する．サイズに問題がなければ何の抵抗もなく挿入できる．少しでも抵抗がある場合，決して無理に押し込んではいけな

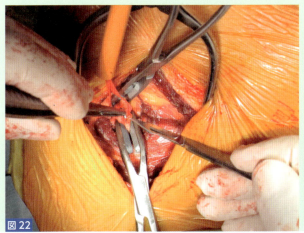

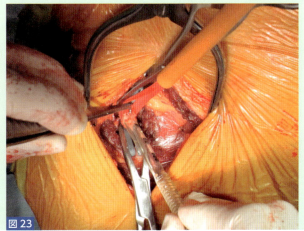

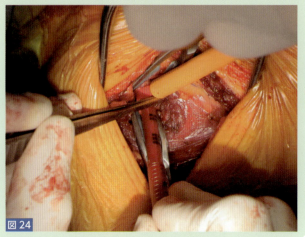

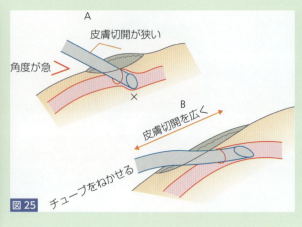

い．腋窩動脈送血で最も大きな合併症を起こすのがこの瞬間である．スムーズに入っていかない場合は，速やかに撤退する．

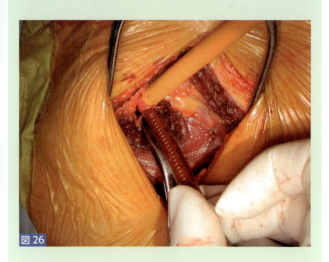

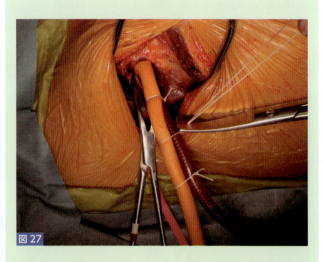

図24 腋窩動脈の走行に添う形で，カニューレを十分寝かせて挿入する．カニューレの尖端にメモリが付いているが，2〜3 cm も入れば十分である．奥にまで入れる必要はなく，トラブルの原因になるだけである．

図25 皮切が小さく，視野が悪く挿入角度が大きいときトラブルが発生する．A：皮切が小さいために挿入角度が大きく，送血チューブの尖端が後壁にストレスをかけ，解離や動脈損傷を起こす．またこの状態で送血すると回路内圧が上昇する．B：皮切を十分外側に広げることで挿入角度が浅くなり，動脈に沿う状態でスムーズにカニュレーションできる．腋窩動脈送血のときの皮切は外側に十分広げることが重要である．ここで皮切をケチることは侵襲を小さくすることに寄与しない．

図26 十分な長さがスムーズに挿入されたらスネアテープを締め上げることで止血できる．我々はテトロンテープと15号のネラトンチューブを使用している．

図27 決して抜けないように，また押し込むことがないようにしっかりと固定する．手術中に急激な送血回路圧の上昇がみられたら送血チューブが深く移動したことを考慮する．手技に夢中になっていると無意識で押し込んでしま

12章 急性A型大動脈解離手術

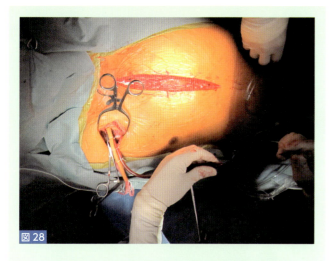

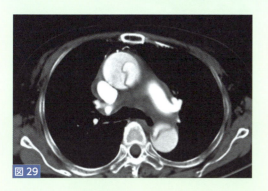

うことがある．筆者は糸での固定と，さらに清潔テープでシーツに貼り付けることでトラブルを予防している．

図28 完成図．

筆者は以上のような方法で行っている．時にobesity症例などで，腋窩動脈の露出は深く困難であるといわれる．しかし，たとえobesityがある人でも，上記手順に従って剝離露出を行えば，何の問題もなく浅い位置で安全にカニュレーションができる．深いことが問題になっている場合，おそらくそれは筆者が行っているより中枢の部位を攻めているのではないかと思われる．小胸筋の直下で確保することを遵守すればいつでも同じように浅い視野でカニュレーションできる．この 図19-28 の症例は体重が90 kgもある肥満体型の方であるが，図11-18

の体重40 kg台の女性と変わらない視野が出せていることがわかってもらえると思う．また，この方法を会得すれば人工血管を立てる必要もない．慣れてしまえば大腿動脈と変わらず数分で露出が可能である．

> **腋窩動脈送血のポイント**
>
> ・皮膚切開は真横とし，かなり外側におく
> ・小胸筋をメルクマールとし，小胸筋は一部切開する
> ・小胸筋切開部直下でテーピングする
> ・剝離中に遭遇する動脈や静脈の枝はすべて処理してもよい
> ・鎖骨下静脈が邪魔になることはない（邪魔な場合，アプローチが中枢すぎる）
> ・腕神経群に注意する．神経損傷は末梢のクランプ鉗子で起こる
> ・送血チューブは深くなりすぎない
> ・送血チューブは移動しないようにしっかりと固定する

3．上行大動脈送血

　腋窩動脈の径が小さいときや蛇行が強いとき，あるいは解離が進展してきているときなど送血部位として使用できない．また5%程度の割合で，送血圧が上がり十分で安全なフローが出ないことがあるといわれている[5]．上行大動脈送血は確実な順行性の真腔送血が実現できるcentral flowであることが有利な点である．しかし，解離している上行大動脈をmanipulationする，全周性解離では不可能，安全に心膜が開けられないときは不可能，などといった欠点がある．しかし，症例を選択すれば非常に有用な送血サイトである．

　以下に急性A型大動脈解離手術における上行大動脈送血を解説する．

　図29 上行大動脈送血が可能な症例．急性A型解離でも，多くの場合上行大動脈内側の肺動脈に接する部分は解離していない．一部に非解離部が存在することが上行大動脈送血の成り立つ条件である．

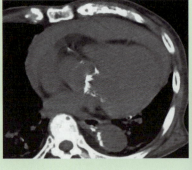
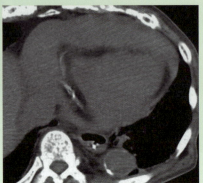

図30

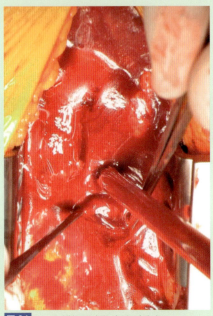

図31　心膜切開直後血液が噴出

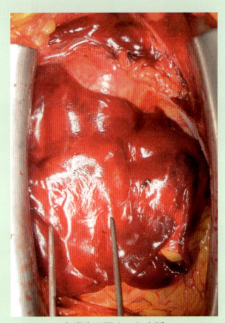

心囊内の固まった血腫

図30, 31　心タンポナーデ症例．心タンポナーデ症例で血行動態が悪いとき，すぐにタンポナーデを解除したくなる．しかし，解除した瞬間に血圧が200以上に上昇し基部が破裂することがある．そのため心タンポナーデのときはすばやく大腿動脈から体外循環を回すことを推奨する．

原則として他院から運ばれてきた症例では，CT画像の所見は少なくとも1時間以上前のものが多い．急性解離は刻一刻と状況が変化しており，手術室到着時の心囊液の量は，必ずCT画像以上であるとして対処すべきである．心タンポナーデ症例では，安全に心膜が開けられないことがあり上行大動脈送血は不適である．

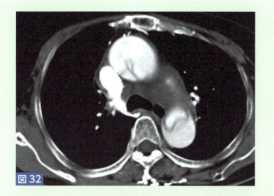

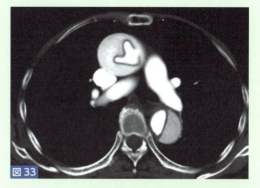

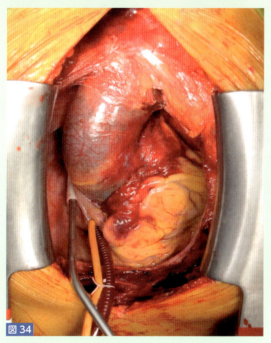

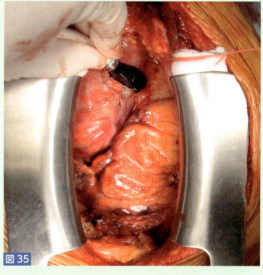

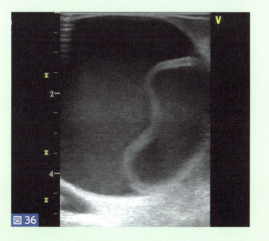

図32, 33 上行大動脈の全周解離．上行大動脈が全周性に解離している場合，上行大動脈送血は選択しないほうがよい．体外循環確立前に急変しやむを得ず偽腔を貫いて真腔まで送血チューブを進めあわてて体外循環を確立した症例を経験したことがある．たまたま何も起こらず手術を進めることができたが，急変時以外には採用すべき方法ではない．

図34 急性Ａ型大動脈解離　正面図

図35 上行大動脈の小腕内側面を，Epiaorticエコーで検索している．

図36 エコーで非解離部を確認する．この時点で，内側に非解離部がなく，あるいは安全にアプローチできる部位がないと判断した場合，送血路は変更する．

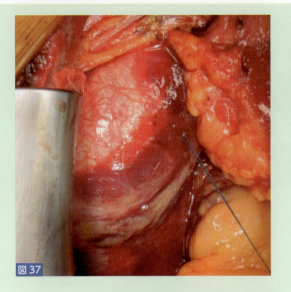

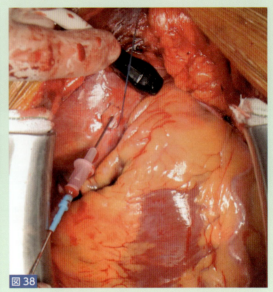

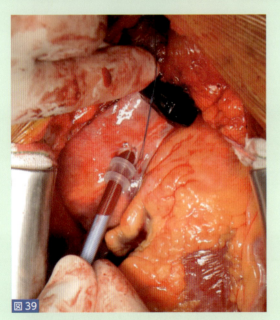

図37 念のため穿刺部に一重の薄いタバコ縫合を置いておく．

図38 Epiaortic エコーで確認しながら，Seldinger 法で挿入する．

図39 送血カニューレの尖端が，確実に真腔に入っていることを確認．経食道エコーと Epiaortic エコーで確認する．

図40 経食道エコーの図．尖端が確実に真腔に入っていることを確認する．

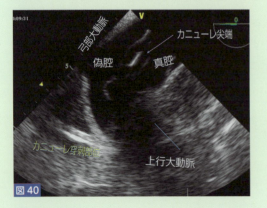

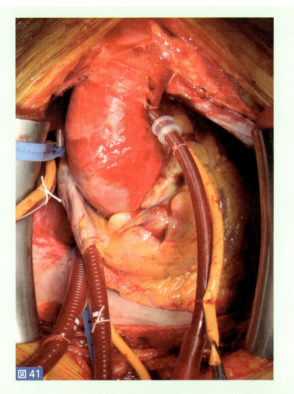

図41, 42 上行大動脈送血カニュレーション図

手術手順, 上行置換術

急性A型大動脈解離では, いわゆるCentral repair（上行大動脈置換術）が基本である. 要するに解離の基部進展をくいとめ, 心タンポナーデ, 冠動脈解離, 急性大動脈弁逆流など致死的病態から守ることである. この手技にて急性期の救命という目標は満足のいくレベルで達成される. しかし, 急性期手術成績の改善とともに, 中期遠隔期の成績も考慮した術式が選択されるようになってきている. つまり中期遠隔期の臓器灌流障害回避, 弓部〜下行大動脈の瘤化予防といった目的で, エレファントトランク法を用いた全弓部置換や, オープンステント法を用いた全弓部置換などである.

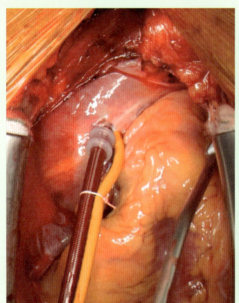

ほとんどが主肺動脈に接した部分

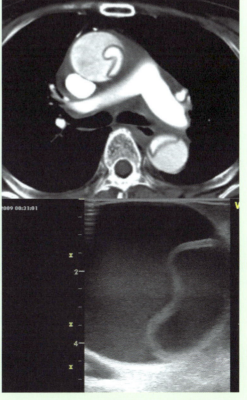

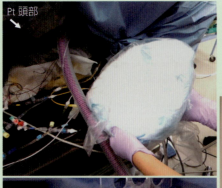
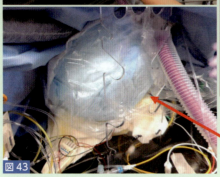
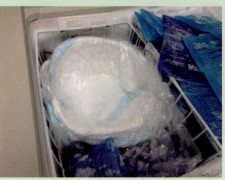

・水を吸収させたオムツを何枚か組み合わせ、水を含んだポリマーごと凍結させヘルメット状に形作る

・手術室の冷凍庫にいくつか準備しておく

患者の頭部を覆うように被せる

図43

　急性A型大動脈解離の緊急手術の第一の目的は，やはり救命である．30日死亡率を最大限改善する術式は現代においても上行大動脈置換術であり，ここでは我々が施行しているA型解離に対する上行置換術を提示する．

1．冷却法，冷却温度

　上記に提示したいずれかの送血部位で体外循環を確立する．脱血はSVC，IVCの2本脱血とし，右上肺静脈から左室ベントを挿入する．SVC，IVCをvessel loopで締め右房へのインフロー血流を遮断する．心筋保護は直視下に挿入したレトロのみである．

　温度センサーは，膀胱温，直腸温，鼓膜温の3カ所である．我々はこの中で鼓膜温を指標とし，25℃を循環停止可能な冷却温度としている[6]．麻酔導入直後からice packで頭部全体を外側から冷却し始める 図43．体外循環を開始し，ベントが挿入されたあと急速冷却を開始する．体格によるが，およそ10〜20分程度で鼓膜温は25℃に達する．鼓膜温が25℃の時点では，まだ膀胱温や直腸温は30℃前後のことが多い． 図44 に急性A型大動脈解離の手術経過における各温度変化の一例を示す．冷却温度の設定に関しては，どの温度を指標にすべきか，あるいは何℃まで冷却すれば安全か，など議論が多い分野である．

2．脳保護法，循環停止

　当科ではまず末梢吻合を行う．上行大動脈遮断は行わず鼓膜温が25℃になった時点で循環停止とする．急性A型解離手術では大動脈遮断は回避すべきである（2014 ESC Guideline[7]）．体位をTrendelenburg位とし，SCVからの脱血管を遮断し，上半身のCVPを上げる．上行置換だけの場合，当科では脳保護に特別な補助循環法は用いず，鼓膜温25℃による低体温循環停止法だけである．

3．断端形成，末梢吻合

　上行大動脈を切開し，それと同時に逆行性心筋保護注入により心停止を得る．末梢吻合の断

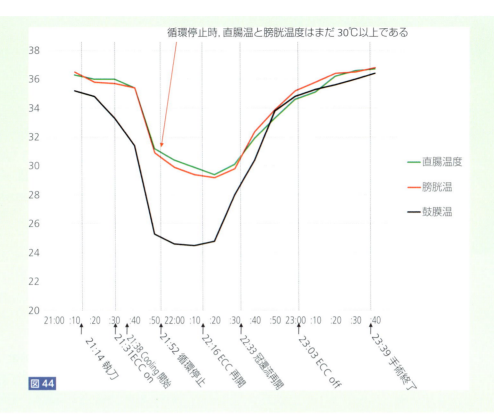
図44

端形成部位は，腕頭動脈分岐から1〜2cmとしている．見える範囲で大動脈内を検索する．エントリーが上行から可視範囲の弓部に見つかれば切除に努める．このとき症例によっては弓部置換が必要になることがある．そのときは脳保護として選択的脳灌流を追加する．当科の選択的脳灌流に関しては弓部置換の章で詳述する．

偽腔内に血栓があれば乾ガーゼで丁寧に拭い取る．偽腔の接着にはバイオグルー外科用接着剤（CryoLife, Inc.）を用いている．

バイオグルーについて

ウシ由来の血清アルブミン溶液とグルタルアルデヒド溶液からなり，それらの重合により機械的接着を行う．日本での適応は，大動脈切開・縫合吻合部（大動脈解離腔および人工血管吻合を含む）および心臓の縫合部の接着・止血補助，となっている．

・構造，特性

シリンジはウシ血清アルブミン溶液とグルタルアルデヒド溶液が4：1の割合で充填された大小2本が並んだ構造であり，用手的にプランジャーを押すことで，らせん構造内でアルブミン容積とグルタルアルデヒドが混ざり合い，アプリケーターの先端から出るころには均一に十分に混ざり合っており，それを目的とする手術部位に注入，塗布する．

・注意点

注意点は，まずアプリケーター内の気泡を確実に抜くことである（プライミング）．また，固まるまでのスピードが非常に早く，ほんの10秒も使用せずに置いておくと固まってしまう．固まるスピードが速く，強力であるため，誤って大動脈内や冠動脈入口部，大動脈弁などに流れ込むと，塞栓や弁破壊につながる．そのため，使用する前に，注入部位の解離腔や縫合部を確実にドライにし，いつでも注入できるようにセットアップしておく．目的部位を確実にセットアップした状態でプライミングを行い，適切な量を注入塗布することが非常に大切である．

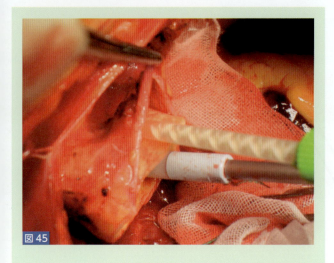

図45

解離腔内へのバイオグルー注入

中枢末梢とも解離腔内に注入し，解離腔閉鎖を行っている．ガーゼで解離腔をドライにし，助手に外膜を持ってもらいすぐに注入できるようにしておく．その状態でプライミングを行い，すばやく適切な量を注入する．推奨されるのは，2cmの深さで，圧着させたときの厚さが1〜2mmになるような量である 図45 ．注入後内腔にバルーンやガーゼを入れ，内から圧迫し形を整えるのであるが，そうしているうちにほぼ固まってしまう．断端から2〜3cmのところにガーゼや人工血管サイザーなどをあらかじめ入れておき，奥にバイオグルーが流れていかないようにしておくのも有用な手段である 図46 ．

吻合部外膜周囲のバイオグルーによる補強

急性解離手術において，手術を困難にさせる要因の1つが，外膜が弱いことである．吻合部の外膜が弱いために針穴が裂けて出血が止まらないことは心臓血管外科医ならばだれしもが経験する．この問題を解決するのにバイオグルー

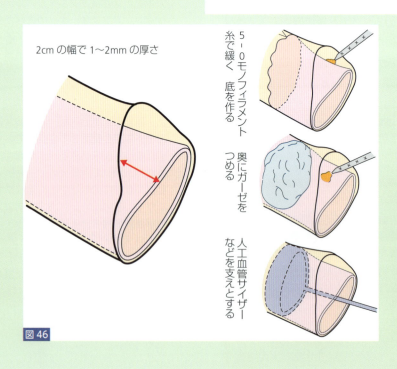

図46

12章　急性A型大動脈解離手術

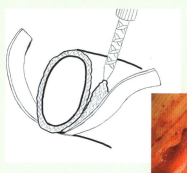

吻合部外膜にバイオグルーを塗り
その接着力でフェルトを固定する

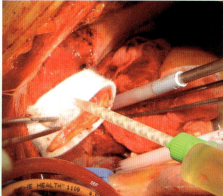

図47

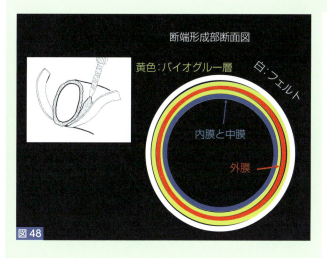

図48

が有用であることがわかった．通常ならば，先ほどの解離腔内へのバイオグルー注入による解離腔閉鎖のあと，フェルトを巻いて吻合していくのであるが，その際に，吻合部になる部位の外膜に，フェルトの幅程度でバイオグルーを1周塗り，続いてバイオグルーの接着力でフェルトを巻きつけておく 図47, 48．そうすることにより，外膜とフェルトの間に1層，バイオグルーの膜が挟まることになり，外膜の強い補強剤となる．針穴が裂けて出血が止まらないといったトラブルは軽減できる．これで，吻合部の断端は，解離腔のバイオグルーの層と，外膜周囲のバイオグルーの層があり，その周囲に接着力でフェルトが巻きついた状態になり，大動脈自体が円形の形をきれいに維持し，非常に吻合しやすい状態となる．筆者はできるかぎり，中枢末梢ともこのような断端形成を行っている．

末梢吻合

　適切なサイズの1分枝付き人工血管を，形成した断端に4-0モノフィラメントSH針で連続吻合を行う．通常の連続吻合であるが，急性解離の場合特に針穴を裂くような過度な糸の引き締めを行わないことが大切である．吻合終了

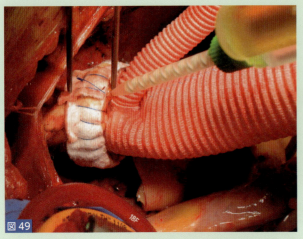

図49

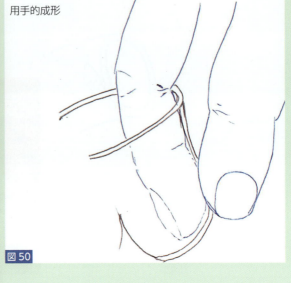

用手的成形

図50

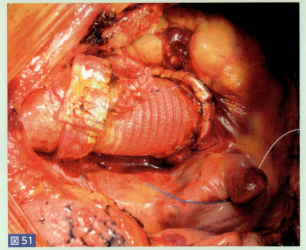

図51

後，吻合部をガーゼでドライにし外側にバイオグルーを1周塗布する 図49．これにより吻合部からの出血はさらに制御される．

4. 体外循環再開

末梢吻合部終了後，人工血管の側枝から体外循環を再開する．側枝から送りながら大動脈内の空気を抜く．このとき頸部分枝内の空気が気になるようなら脱血回路から逆行性灌流を短時間行うことも有用である．頭部の ice pack をはずし復温を開始する．このときの復温は最大限のスピードで行っている．原則として体温プラス10℃の送血温としている．

5. 中枢吻合，冠動脈評価，大動脈弁評価

中枢吻合部も末梢と同じようにバイオグルーを使用し，断端形成と吻合を行う．特に中枢の場合，バイオグルーの注入に夢中になり，誤って大動脈弁や左室内，あるいは冠動脈入口部に知らない間に垂れこんでしまうことがあるので気をつけなければならない．解離腔内にバイオグルーを注入し基部の形を整える．バイオグルーは急速に固まるので，基部が変形したまま固まらないように気をつける．経験的に，基部の成形は指を使って行うのが一番よいと思われる 図50．また解離が冠動脈周囲まで及んでいるときは注意が必要である．多くが右冠動脈の入口部であるが，内膜が変形したままの状態でバイオグルーが固まると入口部狭窄になる可能性がある．そのため筆者は解離腔にバイオグルーを注入するときにペアンの先端か，あるいは5〜7Fr程度のネラトンチューブを入口部に入れておき内腔を確保するようにしている．

中枢吻合終了後，大動脈遮断解除，冠還流を再開し，循環が安定し，深部体温が35度になれば終了である 図51．よほどのトラブルがない限り，循環停止時間は15〜25分程度であり，冠動脈虚血時間は30〜45分程度，心筋保

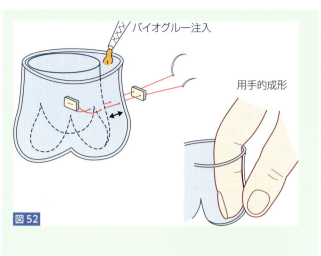

図52

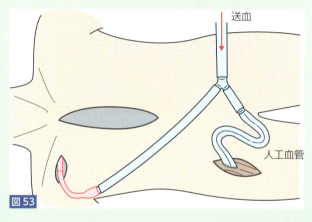

図53

のとき筆者は 図52 のようにプレジェットを用いて 5-0 モノフィラメント糸で吊り上げ固定している．その上で，偽腔にバイオグルーを注入し慎重に指で固めるようにしている．解離によって新たに出現した逆流ならば，この方法でほぼ制御でき，術後急性期に大きな問題となったことはない．

急性解離のポイントであった外膜の脆弱性の問題 図47, 48

急性解離手術における大きな問題点は外膜の脆弱性である．今回示したように，吻合部の外膜に1層バイオグルーを塗り，その接着力でフェルトを巻きつける．これによりフェルトと外膜の間にバイオグルーの層が挟まることになる．より補強された外膜に針が刺通することになり，針穴が裂けるようなトラブルは軽減される．実際，頑丈な固い断端となり，吻合しやすく，外膜の脆弱性の問題はかなり解決するのではないかと思われる．

下肢虚血が見られたら

急性A型解離の緊急手術では，外科医はいち早く四肢と頸動脈の拍動を確認する．これは解離の進展様式を把握することと，安全に送血できる部位はどこか判断するために行う．時に大腿動脈の拍動を触知できないことがある．急性下肢虚血となり，激しい痛みやチアノーゼを認めることもある．この場合我々は以下のように対処している．

まず触知できないほうの大腿動脈に 8〜10 mm の人工血管をたて，送血回路に接続する．送血回路はY字に延長しておき，一方は腋窩動脈か上行大動脈の送血チューブと接続する．この状態で両方向に送血し，通常のどおり手術を続ける 図53．Central repair 終了後，大腿動脈の拍動が改善していれば人工血管ははずしてかまわない．Central repair 終了後も拍動が改善していなければ，その人工血管は皮下を通し縦隔まで誘導する．そして上行置換に使用した人工血管の側枝と吻合し下肢へのバイパスとす

護注入は1回か2回である．手術は通常2時間半から3時間程度で終了する．

交連部吊り上げ

解離が基部深くまで進展し交連部が解離しているとき，大動脈弁逆流が出ることが多い．右冠尖と無冠尖の間の交連が多いが，二交連にわたって解離することもある．このとき基部の解離修復は慎重に行う．バイオグルーを用いて強固に偽腔を閉鎖することが基本であるが，解離して落ち込んだ交連部を正確にもとの位置に戻さなければならない．こ

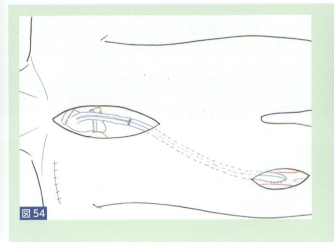

図54

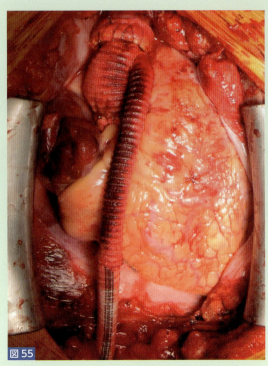

図55

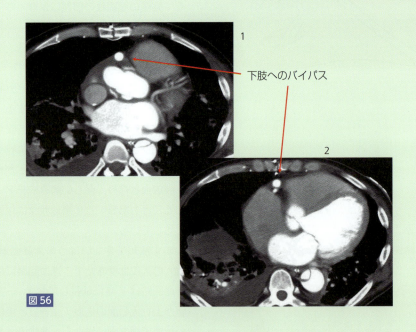

図56

る 図54．両下肢とも拍動が悪ければFFバイパスを追加するか，下肢へのバイパスをY字とし両側に流す．

図55 に実際の図を示す．上行の人工血管側枝と吻合し，縦隔内を縦に走る．多くは右室前面から右室-右房間溝を通過する 図56．横隔膜上を通過し，腹直筋の下の層で腹膜との間を通過する．その後季肋部を超えて5cmくらい進

12章 急性A型大動脈解離手術

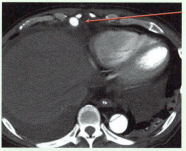

3. 剣状突起あたりは筋下層を走る

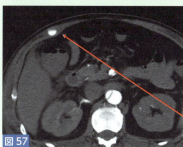

4. このあたりで筋膜を貫き皮下へ

5. 皮下を走行し総大腿動脈へ

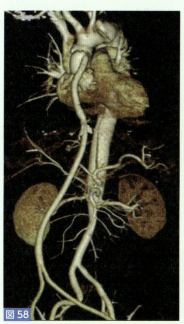
図57

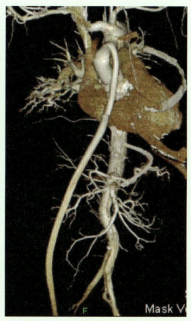
図58

んだところで筋肉を貫き皮下の層に誘導する 図57, 58. あとは鎖骨下-大腿動脈バイパスの要領と同じである.

247

文献

1) Robicsek F, Guarino RL. Compressing of the true lumen by retrograde perfusion during repair of aortic dissection. J Cardiovasc Surg. 1985; 26: 36-40.
2) Schachner T, Vertacnik K, Laufer G, et al. Axillary artery cannulation in surgery of the ascending aorta and the aortic arch. Eur J Cardiothorac Surg. 2002; 22: 445-7.
3) Shimokawa T, Takanashi S, Ozawa N et al. Management of intraoperative malperfusion syndrome using femoral artery cannulation for repair of acute type A aortic dissection. Ann Thorac Surg. 2008; 85: 1619-24.
4) BUdde JM, Sema Jr DL, Osbome SC, et al. Axillary cannulation for proximal aortic surgery ia as safe in the emergent setting as in elective cases. Ann Thorac Surg. 2006; 82: 2154-60.
5) Schachner T, Nagiller J, Zimmer A, et al. Technical problems and complications of axillary artery cannulation. Eur J Cardiothorac Surg. 2005; 27: 634-7.
6) Suzuki T, Asai T, Nota H, et al. Selective cerebral perfusion with mild hypothermic lower body circulatory arrest is safe for aortic arch surgery. Eur J Cardiothorac Surg. 2013; 43: e94-8.
7) Erbel R, Aboyans V, Boileau C, et al. 2014 ESC Guidelines on the diagnosis and treatment of aortic diseases: Document covering acute and chronic aortic diseases of the thoracic and abdominal aorta of the adult. The Task Force for the Diagnosis and Treatment of Aortic Diseases of the European Society of Cardiology (ESC). Eur Heart J. 2014; 35: 2873-926.

〈鈴木友彰〉

13章 弓部大動脈置換術

体外循環

　当科の弓部大動脈置換術は胸骨正中切開でアプローチし，よほどのことがないかぎり上行大動脈送血である．上行大動脈が瘤に巻き込まれている場合は腋窩動脈を使用している．再手術の弓部置換でも，上行大動脈に安全に到達できない場合に腋窩動脈を使用する．通常の上下大静脈の2本脱血，左室ベント，心筋保護は逆行性のみである．

冷却法，冷却温度

　当科の方法で少し特殊なのが冷却温度だと思われる．体温は膀胱温，直腸温と鼓膜温をモニターしている．一般的には，深部温度といわれる膀胱か直腸の温度を指標に循環停止にもっていくことが多い．しかし，我々は鼓膜温25～28℃を指標に循環停止を行っている．鼓膜温は，膀胱温，直腸温に比べ冷却スピードが速く，鼓膜温が25℃のとき膀胱や直腸はまだ30℃前後である．この温度設定に関して学会や論文で報告しているが，30℃という軽度低体温下での下半身循環停止はエビデンスがなく危険であるとの指摘を受ける．現在世界的にみて，順行性の選択的脳灌流の技術が安定するにしたがって循環停止の温度は高めに設定されるような傾向があり成績も良好である[1-5]．

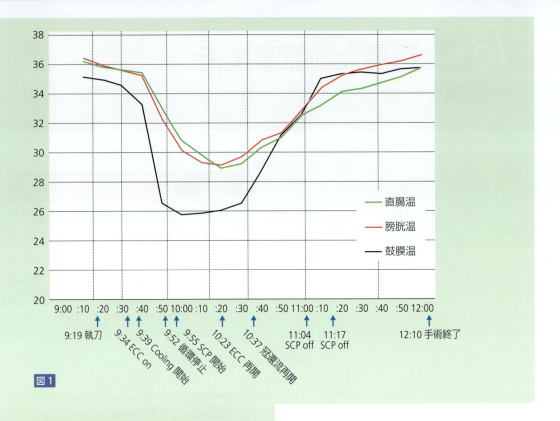

図1 167 cm, 64 kg の標準的な体格の男性の弓部大動脈置換術の手術中の鼓膜温, 膀胱温, 直腸温の推移を示す. 手術開始から頭部を ice pack で外側冷却を始めるため鼓膜温（黒線）は執刀開始とともに下がり始める. 体外循環を開始し冷却を開始すると鼓膜温は急激に下がる. 膀胱・直腸温も下がり始めるが鼓膜温に比べ冷却速度は遅い. この症例では鼓膜温度 26.3℃で下半身循環停止を行っている. その時点では, 膀胱温は 31℃前後である. すぐに選択的脳灌流（selective cerebral perfusion: SCP）を開始する. この症例は循環停止中の SCP の送血温度は 27℃に設定した. 鼓膜温が最も低下したのが 25.8℃で, 膀胱温は 29.2℃であった.

- 鼓膜温 25℃で下半身循環停止
- 選択的脳灌流開始
    3分枝すべてに挿入　各 250 mL/min とする
- 末梢トリミング，吻合
    4分枝管を使用
- 測枝から体外循環再開　復温開始
    このとき SCP の温度も同じように上げていく
- 中枢吻合
- 冠灌流再開
    ここまで心筋保護液注入は 2-3 回
- 頸部分枝を鎖骨下動脈から順に再建
    この間に温度は上昇し，それにつれ心拍動も回復する
    頸部分枝の再建が終了するころにはすぐにでも体外循環
    が終了できる状態になっている．
- 温度が戻り次第体外循環終了

図2

3時間台で終了するための手術手順

図2 当科の弓部大動脈置換の手順を循環停止から体外循環停止まで示す．

1. 循環停止

鼓膜温 25℃で循環停止とする．図1 で示したように体外循環開始から循環停止までは 18 分程度である．体格によって冷却速度の差があるが，概ね 15 分から 20 分程度で循環停止可能な温度まで鼓膜温は下がる．つまり送脱血チューブを入れ，体外循環を開始し左室ベント挿入，逆行性心筋保護チューブ挿入，と少しの剝離操作をしている間に循環停止可能な温度まで下がっている．冷却待ち時間はほとんどない．ヘッドダウンのポジションとし，SVC の脱血チューブを遮断し上半身の静脈圧を上げる．どれほどの効果があるのかわからないが，空気塞栓を予防するために昔から行われている方法である．

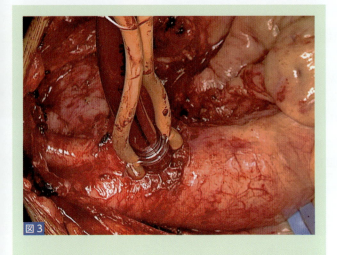
図3

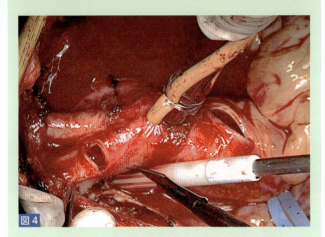
図4

図3 多くの症例で上行大動脈送血としている．そして，温度が下がる間に，図のように剥離し鎖骨下動脈から反回神経の確認くらいまで行っておくことが多い．

図4 大動脈の遮断は行わず，そのまま循環停止とし上行大動脈を切開する．同時に逆行性心筋保護を注入し心停止させる．剥離されている腕頭動脈に切開を入れ選択的脳灌流（SCP）に備える．頸部分枝がしっかりと剥離できている場合は，図のように分岐から少し離れたところをメスで切開しそこからSCPを挿入するようにしている．その理由は，術前のCTなどで分岐部周辺に動脈硬化病変が確認されていることが多く，少し末梢のきれいな部分を切開するためである．

2. 脳分離体外循環

　全症例に選択的脳灌流（SCP）を行っている．我が国の数井輝久先生が世界に広めた方法である[6]．我々が行っている温度設定や手術手順は，SCPの成績が安定してきたために可能となったものである．SCPに関しては各施設でいろいろな方法がとられている．腕頭動脈と左総頸動脈の2本に送り左鎖骨下動脈は遮断しておく方法が数井先生の原法である．腋窩動脈の送血チューブからのみ送り左総頸と左鎖骨下動脈は遮断するという方法もある[5]．我々は3本すべてに送っている．

　体温が何℃のときに脳にはどのくらいの血流が必要なのかはっきりとわかっていない．少なすぎても多すぎても障害が起こることがわかっている．20〜25℃の低体温下でも頭蓋内血管の自己調整がある程度働くことがわかっている[7]．至適流量の研究からおおよそ8〜15 mL/minが安全範囲とされている[8,9]．我々は1つのポンプで3本に送血している．つまり各枝への流量はその血管抵抗によって分配されていることになる．この点に関しても1分枝につき別々のポンプで送るべきなのか議論が分かれる．我々は1本につき250 mL/minの流量で送っており，合計750 mL/minである．両側

の橈骨動脈圧や脳の混合血酸素飽和度などを参考にSCPが安定しているかどうか確認している．すべてのモニター値が安定していなければ徹底的に究明し改善しなくてはならない．SCPが不安定な状態で手技を進めてはならない．

図5 内腔を確認しSCPカニューレを挿入しているところ．SCPはその細い尖端からそれぞれ200〜300 mL/minのジェット血流を強制的に送っており，カニューレによって動脈壁の塞栓物が剝がされ末梢を閉塞させるという危険が常につきまとう．CTを参考に，事前にどのくらいの深さまで入れるのが安全なのか確認する．腕頭動脈は蛇行していることがあり，また，思ったより早く右鎖骨下動脈と右総頸動脈が分岐していることがある．あまり深く入れすぎるとどちらかにだけしか血流が送れていなかったという事態が起こるため注意が必要である．左総頸動脈の場合深さは問題にならない．左鎖骨下動脈では深すぎると椎骨動脈を越えてしまうことがあり注意が必要である．事前のCT評価が重要であるのと，常に術中にカニューレが深すぎないことを気にかけることが大切である．

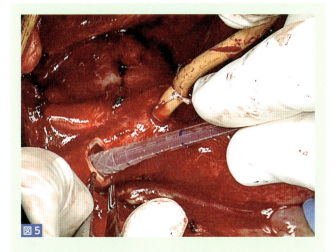

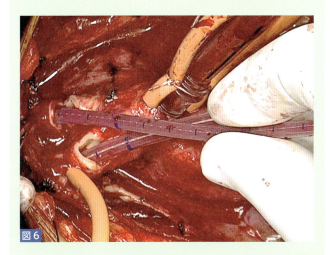

図6 左総頸動脈へのSCP挿入．頸部分枝の分岐部あたりは動脈壁性状が悪いことをよく経験する．そのあたりからSCPを挿入すると脳塞栓の危険がある．内腔をしっかりと確認し，きれいな血管壁になるまで切り上がり，十分に安全を確認してからSCPを挿入している．

図7 ここでちょっとしたコツであるが，左鎖骨下動脈が奥深く剝離露出が少し難しいことがある．そのときは図のように左鎖骨下動脈は離断せずに，手前をケーリーで把持し引っ張りながら剝離すると，左鎖骨下動脈は可動性が大きいので十分手前に受動され視野がよくなる．

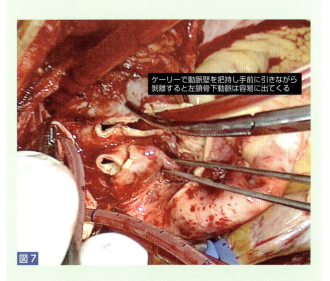

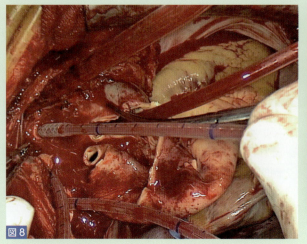
図8

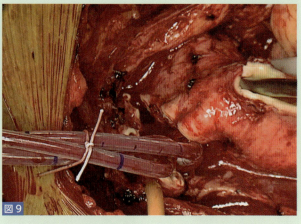
図9

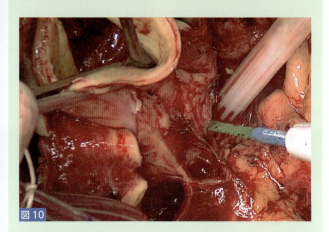
図10

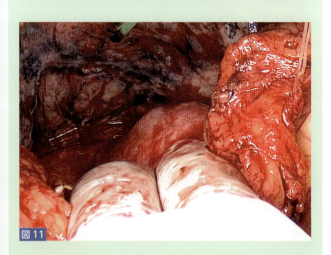
図11

図8, 9 十分に引き出したあと，同じように左鎖骨下動脈にも切開を入れ内腔を確認し SCP を挿入する．3本の SCP は上方に倒し，皮膚に固定しておく．

3. 末梢剝離，断端形成，吻合：注意点，コツ，視野展開，復温タイミング

末梢の剝離，トリミングが弓部置換術の最大のポイントであろう．解剖を熟知することで剝離に迷いがなくなる．瘤の広がりや深さなどにより剝離の攻め方が変わる．

後面を攻める 図10

弓部の後面は容易に剝離でき，層を間違うこともない．まずは後面を剝離していくことが安全である．比較的ルーズな層であり，反回神経も安全によけることができる．

ボタロ靭帯までに神経はない

末梢部の剝離では反回神経損傷の危険があるが，肺動脈との強固な靭帯であるボタロ管索までに神経は存在しないので，安心して剝離する．

開胸して瘤の広がりを触診する 図11

肺との癒着がなければ開胸することで瘤の終着ラインが確認できる．大動脈の内腔と外側からトリミングラインを確認する．

13章　弓部大動脈置換術

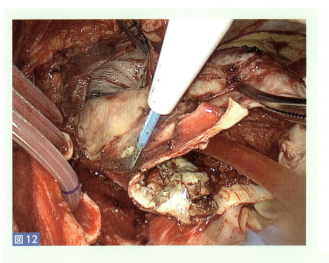

図12　弓部前面には神経が乗っている．容易に剝離できることもあり，その場合は全周性に神経をはずしてしまうこともある．図の症例では容易に鈍的に剝離できたため全周性に神経をはずした．

図13　しかし，瘤との間に強固に癒着していることのほうが多い．無理に剝離するとそれだけで損傷の危険がある．その場合は瘤壁とは剝離せずに，その部分だけはくっつけたままにしておくほうがよい．

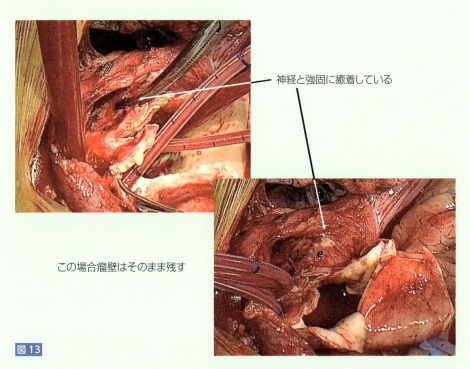

神経と強固に癒着している

この場合瘤壁はそのまま残す

図13

255

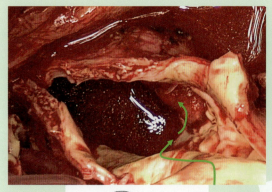

層に直角鉗子を入れ,その間を
電気メスで切開していく
外膜を落とさず全層を切開できる

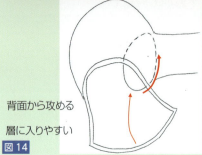

背面から攻める

層に入りやすい
図14

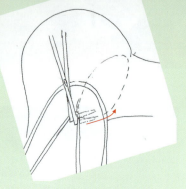

図14 そのように前面から攻めるのが難しいときは,層のわかりやすい後面を切り下げていき,目的とするレベルで円を描くように断端トリミングをすることが最も安全であろう.直角鉗子を裏に入れ,その間を電気メスで切開していくと外膜を落とさずに,確実に全層を捉えることができる.

13章　弓部大動脈置換術

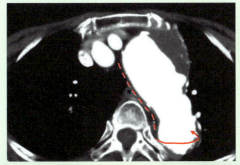

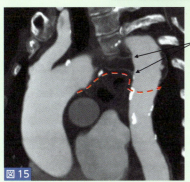

肋間動脈
あるいは
気管支動脈

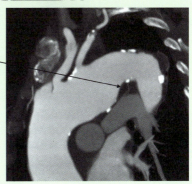

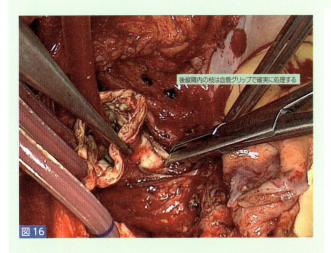

図15, 16　図14 の症例の CT 画像．この症例の目標トリミングラインはかなり深く，前方から剝離するのは難しい．後面に沿って剝離し目的レベルで円を描くようにトリミングする．このときに肋間動脈あるいは気管支動脈など後縦隔内で大動脈から出る枝と遭遇する．これは確実に血管クリップなどで処理しておく．特に循環停止中は出血が確認できないことがあり，吻合終了後出血し始め，視野が深く出血点が見つからず止血が難しいことがある．

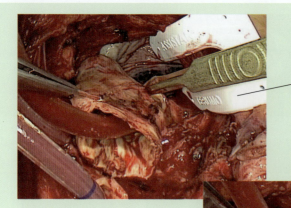

肺門部をレトラクターで押し下げる

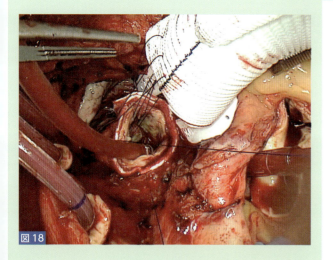

図17

図18

図17 この症例はさらに奥に小さい囊状瘤があり，それを超えてトリミングしなければならなかった．図で見えているように，肺門レベル以上に深い場合，肺門部をサージカルレトラクターで下方に押し付けると非常に視野がよくなる．肺門部あたりまで十分な視野が出せる．吻合予定部を整えたあと，吻合部周囲にフェルトを巻きつけておく．特に視野が深い場合は先に巻きつけておくほうがよい．2〜3針で固定しておくことが多い．

末梢吻合

図18 人工血管は4分枝管を使用する．吻合方法はオーソドックスな連続吻合である．3-0のモノフィラメント糸で1周連続縫合する．人工血管はいわゆるテレスコープ様に内挿する．

13章 弓部大動脈置換術

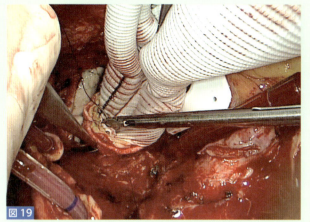

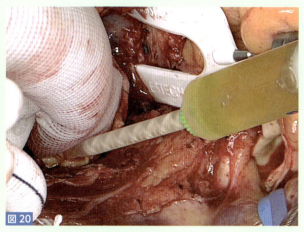

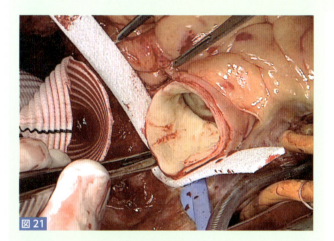

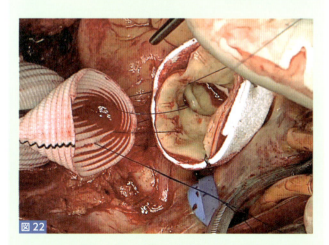

図19 この症例は肺門を超えるレベルの深い視野であったため，図でわかるようにMICS用の持針器で吻合している．深く狭い場所で吻合を行うとき，手元の小さい回転で運針できるMICS持針器は有用である．

図20 吻合終了後はバイオグルーを1周塗りつけることで止血は強固になる．

体外循環再開，復温

末梢吻合終了後，人工血管の側枝から体外循環を再開する．同時に復温を開始する．このときSCPの送血温度も同じように上げる．速やかに35℃を目指す．

4．中枢吻合，冠灌流再開

図21 中枢吻合が問題となることは少ない．フェルトで補強し3-0モノフィラメント糸で連続吻合を行う．

図22 大動脈と大口径人工血管の吻合は細かくなり過ぎないように注意している．性状のよい大動脈との吻合の場合，共通した運針を心がけている．図のように断端から1cmの深さで，歩みは約7〜8 mm幅としている．理由は，吻合のバランスを身につけるときに多くの外科医が行っていると思われるが，時計のように全周を12針で周るイメージである．そのとき26 mm人工血管ならば，1周は大まかに26×

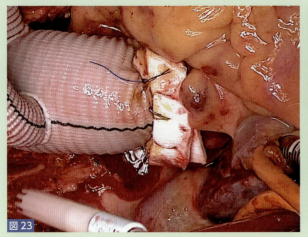

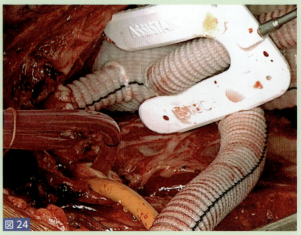

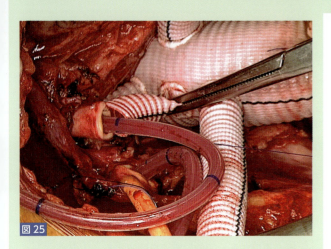

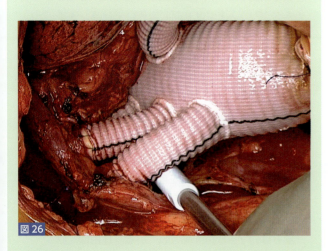

3.14＝81.64, 30 mm ならば94.2であり7〜8 mm 幅で進めばちょうど12針程度になる．吻合部にひねりが出たり，人工血管と大動脈の歩みに差が出たりしないように，大まかな指標として運針を安定させる目的である．

図23 中枢吻合部にもバイオグルーで止血を強化する．中枢吻合が終了したら心腔内の空気を抜き人工血管の遮断を解除し，冠動脈血流を再開する．

5. 分枝再建

図24 次に頸部分枝の再建に移る．左鎖骨下動脈から順に再建する．図のようにレトラクターで人工血管を足側に押し下げると視野がよくなる．吻合は5-0モノフィラメント糸の連続吻合である．

図25 左総頸動脈の再建．SCP カニューレは結紮の直前まで抜かないことにしている．

図26 弓部置換完成図

血管内腔が劣悪なとき

循環停止を行い頸部分枝の内腔を確認すると，動脈硬化による狭窄や厚いソフトプラークがありSCP の挿入自体が危険なことがある．内腔が劣悪な部分は多くが分岐してから数 cm 以内である．それより末梢部分には比較的良好な場所が見つかることが多い．そこまで切り上

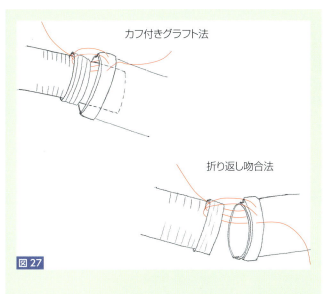
図27

げていき性状が良好なところで，短く切った人工血管分枝を先に吻合し間置させ，その人工血管内にSCPを挿入するようにしている．これにより劣悪な血管にSCPを挿入するリスクが減る．またこの方法は鎖骨下動脈の視野が非常に悪く，通常の再建が難しいときにも有用である．

6．体外循環離脱

大動脈末梢吻合終了後に復温を開始しており，この時点でかなり温度は上がってきている．また中枢吻合終了後に冠灌流が再開されており，心拍動も十分戻ってきていることが多い．止血の状況が許せば，頸部分枝再建後すぐに体外循環は離脱できる．

止血のポイント

弓部置換術の止血で問題になるのは，末梢吻合操作に関わる部分がすべてであろう．注意点をあげる．

1．気管支動脈や肋間動脈など後縦隔内の枝動脈を確実に処理する．この部位の操作は循環停止中であり，そのときに出血していなくても再建後出血してくることがあるということを常に頭に入れる必要がある．枝と思われるものはすべて血管クリップで処理するのがよいだろう．

2．大動脈の全層を捉えてトリミングする．瘤が周囲組織に癒着しているときなど，外膜が1枚剝がれた層で剝離してしまうことがある．本来，非常に基本的なことであり，それを見誤るのは外科医の資質として問題のあるところである．しかし，いまだに筆者も難しい視野の悪い症例で，外膜が剝がれた層を気がつかずにしばらく剝離していってしまうことがある．外膜をしっかりとらえて吻合部を整えたつもりでも，一部外膜が欠損しており，そこに吻合すると当然であるが出血を起こす．確実に外膜が存在する層から剝離していけばそのような事態は起こらない．弓部大動脈の外側は壁側胸膜に覆われており，その部位から円を描くように剝離していけば誤った層に入ることはない．外膜が心配なときは胸膜を含んだ外側の層から確認することが有用であろう．

3．末梢吻合部は壁の状態が悪いことが多いが，その悪い場所で吻合しなくてはならないことがある．その場合，少しでも吻合しやすくかつ出血しにくい方法がある．図27に示すようなカフ付きグラフト法や，折り返し吻合法などは頻用される．また図28のように短い人工血管を内挿し大動脈壁を内側から補強する方法も有効である．

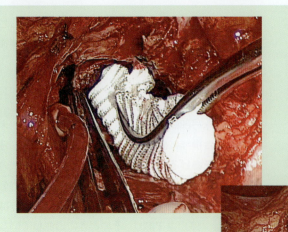

短く切った人工血管を内挿し
内側から補強する

図28

文献

1) Minatoya K, Ogino H, Mastuda H, et al. Evolving selective cerebral perfusion for aortic arch replacement: High flow rate with moderate hypothermic circulatory arrest. Ann Thorac Surg. 2008; 86: 1827-32.
2) Zierer A, Detho F, Dzemali O, et al. Antegrade cerebral perfusion with mild hypothermia for aortic arch replacement: Single center experience in 245 consecutive patients. Ann Thorac Surg. 2011; 91: 1868-74.
3) Kamiya H, Hagl C, Kropivnitskaya I, et al. The safety of moderate hypothermic lower body arrest with selective cerebral perfusion: A propensity score analysis. J Thorac Cardiovasc Surg. 2007; 133: 501-9.
4) Suziki T, Asai T, Nota H, et al. Selective cerebral perfusion with mild hypothermic lower body circulatory arrest is safe for aortic arch surgery. Eur J Cardiothorac Surg. 2013; 43: e94-8.
5) Leshnower BG, Myung RJ, Kilgo PD, et al. Moderate hypothermia and unilateral selective antegrade cerebral perfusion: A contemporary cerebral protection strategy for aortic arch surgery. Ann Thorac Surg. 2010; 90: 547-54.
6) Kazui T, Washiyama N, Muhammad BA, et al. Total arch replacement using aortic arch branched grafts with the aid of antegrade selective cerebral perfusion. Ann Thorac Surg. 2000; 70: 3-9.
7) 草川 實, 庄村東洋, 西内 素, 他. 12章 体外循環の合併症と対策, 体外循環の実際. 東京; 南江堂: 1991, p.223-34.
8) De Paulis R, Czerny M, Weltert L, et al. Current trends in cannulation and neuroprotection during surgery of the aortic arch in Europe. Eur J Cardiothorac Surg. 2015; 47: 917-23.
9) Spielvogel D, Kai M, Tang GH, et al. Selective cerebral perfusion: a review of the evidence. J Thorac Cardiovasc Surg. 2013; 145: S59-62.

〈鈴木友彰〉

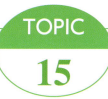

術式をシンプルにし、冷却温度と手順を工夫することで弓部大動脈置換術は大幅に時間短縮が可能である

　あらゆる手術に言えることであるが手術時間は短いにこしたことはない．多くの心臓血管手術において手術時間延長は，独立したリスク因子である．もちろん丁寧で確実な手技が担保されている場合にのみ言えることであるが，外科医は手術時間短縮を目指す義務がある．つまり無駄をいかにして省くかということを常に考えなくてはならない．

　弓部置換術において時間短縮のポイントは，冷却復温にかかる時間と，体外循環時間に尽きる．現在世界の胸部大動脈外科の流れとして冷却設定温度を上げていく傾向にある．これはSCPの成績が安定してきたために可能となった流れである．つまり通常の上行送血法のときに脳が灌流されている状況を，SCPで同じように再現できるようになったということである．そうした場合，脳に関しては上行送血法のときと同じ温度で問題ないはずである．では，弓部置換術のときの冷却温度を規定するものは何かというと，最終的に脊髄ということになる．脊髄の虚血耐容安全時間に関する研究は少ない．大まかに37℃で15〜20分の循環停止が許容されると認識されており，さらに脊髄のQ10（10℃下がったときの代謝減少率）は2.3といわれている[1]．つまり10℃下がれば（27℃になれば）許容時間もおよそ2.3倍になるであろうと考えられる．さらにSCPを行うことで両側鎖骨下動脈から椎骨脳低動脈系，内胸動脈あるいは背筋群の動脈から脊髄に向け血流ネットワークがあり，虚血耐用時間はさらに長くなることが予想される．これらを踏まえ，末梢吻合完了までにどれくらいの時間が見込まれるかによって冷却温度設定が決定される．我々は経験を積むにしたがって徐々に冷却温度を上げてきた．そして，現行の鼓膜温25℃という設定に固定した．鼓膜温25℃という方法で2008年ごろから約180例の弓部置換術を行ってきたが，脊髄虚血の発生は今のところ皆無である．25℃という温度設定にすると，13章図1に示すとおり多くの場合体外循環開始から循環停止までが20分以内である．従来に比べ大幅な時間短縮となった．

　循環停止から体外循環再開までの時間，つまり末梢吻合完了までにかかる時間は従来とほとんど変わらない．この部分の手技にかかる時間を短縮するのは難しいと考える．弓部置換術の肝にあたる部分であり丁寧確実に行うべきである．現在でも循環停止時間は平均50分程度である．

　次に復温方法の変更が時間短縮に寄与した．我々は人工血管側枝から体外循環を再開後すぐに温度を最大限に上げている．SCP中に温度を最大限に上げていくことの是非に関して多くの意見がある．しかし上行送血法と同じ脳灌流がSCPによって保証されているのであれば最大復温は問題ないはずである．体外循環再開後すぐに復温を始め，中枢吻合-頸部分枝再建などを行っている間に温度は35℃まで戻っていることが多く，復温待ちという無駄な時間がなくなった．

　最後は再建の順番である．以前はなるべくSCP時間を短縮したいがために末梢吻合終了後は頸部分枝の再建を先に行っていた．この手順の場合冠灌流再開が最終の手技になってしまう．そうする

とそこから心拍動が安定し体外循環離脱可能となるまでの十数分が無駄な時間となる．現行の方法は中枢吻合を先に行い，いち早く冠灌流を再開することで，頸部分枝の再建が終了するころには心拍動が十分回復している．

以上のようにSCPの安定化に伴い，温度設定を上げ，再建手順を変えることで無駄な時間が最小限にまでそぎ落とされたと実感している．

文献

1) Griepp, RB, Griepp EB. Spinal cord protection in surgical and endovascular repair of thoracoabdominal aortic disease. J Thorac and Cardiovasc Surg: 2015; 149: S86-90.

〈鈴木友彰〉

14章 循環停止を要する近位下行大動脈置換術

　当施設における,下行大動脈瘤手術のプランニングのポイント.
 1)中枢側吻合部位
 2)開胸のアプローチ方法
 3)補助手段の選択
 4)末梢側吻合部位
 5)脊髄保護と肋間再建の有無

　以上を心臓血管外科チームで十分に検討し,術者が手術計画を立てる.

　それに従って手術を滞りなく進行させるために,コメディカルへも通知することが原則である.

　近位下行大動脈瘤の治療において,左鎖骨下動脈と病変が接している場合は,下行大動脈に遮断鉗子をかけたのでは,中枢吻合は困難である.その時は,左鎖骨下動脈と左総頸動脈の間の弓部大動脈に鉗子をかけ遮断する方法がある[1].または,低体温循環停止下 open proximal anastomosis で行う方法がある[2].

　前者は,動脈硬化性病変が高度の場合は弓部遮断による塞栓症の発生が起こる可能性があることや,解離性大動脈瘤の場合は,逆行性解離が上行大動脈まで波及する危険性がある.

　当科では,近位下行大動脈瘤の手術としては,主に後者を用いているので,その方法について説明する.

手術手順

1. 麻酔導入：分離肺換気

全身麻酔, 挿管を行う. 分離肺換気のためのDouble Lumen Tubeの選択を行う. 右橈骨動脈ライン確保, 右大腿静脈へ5 Frシース挿入, 右総頸静脈よりSwan-Ganzカテーテル挿入する 図1.

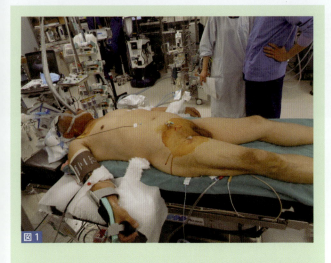
図1

2. 体位（右半側臥位）

体位は, 右側臥位で, ジャックナイフ位になるように型枕を挿入する. 両手を外旋位として, 肩は台に90度として固定. 背側は頸部から肩甲骨上端で, 腹側は右肋骨弓で固定する. 骨盤位は45度程度傾けて固定する. 脚は, 左脚を直にして, 右脚をくの字でする 図2.

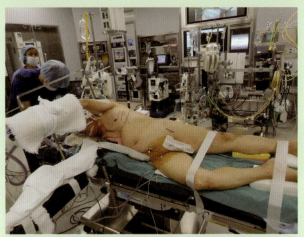

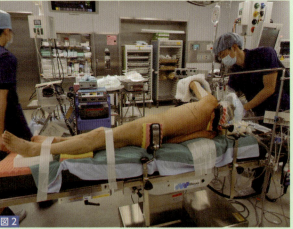
図2

14章 循環停止を要する近位下行大動脈置換術

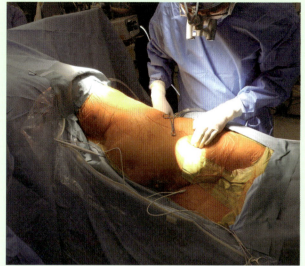

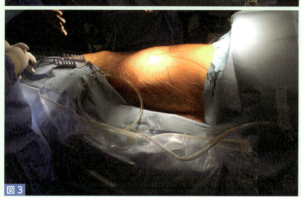

図3

3. 手術開始

消毒，ドレーピングを行い，手術開始となる．
左鼠径部切開し，左大腿動脈，静脈を十分に剝離し，送脱血挿入できるようにしておく 図3．

4. 開胸操作：後側方開胸アプローチ

右肺分離喚気可能な状態として，後側方開胸アプローチを行う．肋間開胸を基本として，病変の進展具合で第4～6肋間で開胸する．切開線は，どの肋間開胸でも同じで，左肩甲骨下端下から肋骨弓へ向かってほぼ水平にする 図4．必要に応じて切開線は延長し，広範囲瘤の場合は，第4と第7肋間の二肋間開胸を行うか，第5肋骨を離断して十分な視野を確保する．しかし，二肋間開胸の場合にも，皮切は1カ所である．

臓側胸膜を剝離して下行～弓部大動脈までを露出させる．

左房前面の横隔神経と，左鎖骨下に沿って迷走神経が下行し，弓部大動脈で反転して反回神経に分岐する．この2つの神経の走行には注意が必要である．

ほかに胸管が走行しており，損傷すれば乳び胸という合併症を併発する．損傷した場合は必ず結紮する必要がある．

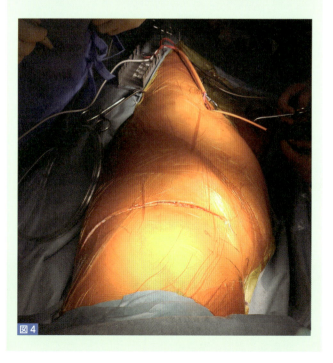

図4

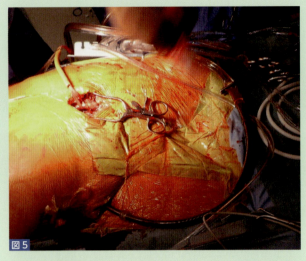

図5

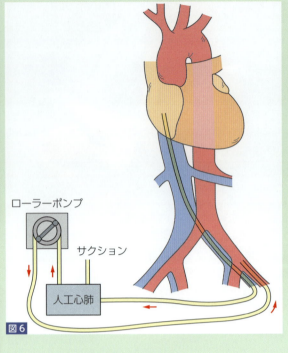

ローラーポンプ
サクション
人工心肺

図6

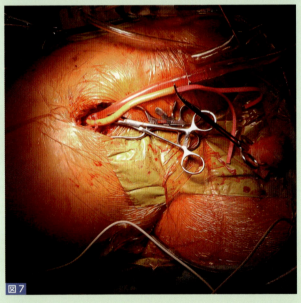

図7

5. 体外循環：低体温循環停止法

1) 左大腿静脈から右房まで脱血カニューレを挿入（28 Fr PCPS 用脱血チューブ）

挿入困難時は，右大腿静脈から右房まで脱血カニューレを挿入 図5 （全身麻酔導入時に右大腿静脈に 5 Fr シースをあらかじめ挿入しておく）．

2) 左大腿動脈から送血（20 Fr　送血チューブ）図6

通常は venting 必要なしでも問題ないが，大動脈弁閉鎖不全を軽度に認め，venting が必要な時は，肺動脈にカニューレを挿入（または心尖より左室へカニューレを挿入）．大動脈弁閉鎖不全が中等度以上の場合は，こちらを先行手術とする．

3) 遠心ポンプと人工心肺を使用して全身を 25℃ まで冷却する

冷却には，各臓器保護，特に中枢神経の保護が重要であり，循環停止法を行うにあたって

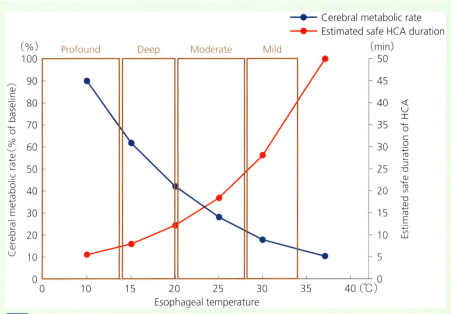
図8 咽頭温における低体温循環停止の許容時間

は，必須の方法である[3]．脳は低温にすることで一定時間の虚血に耐えうるとされ，安全許容限度については個々の差はあるが，一般的に，20℃の低体温で脳虚血許容時間は，30～45分とされている[4]．

冷却温度については，議論のあるところであるが，当院では鼓膜温が25℃以下となったところで，循環停止を開始している[5]．

当科の経験上，鼓膜温25℃以下で20分程度の循環停止では脳障害や脊髄虚血の発生はない．迅速な吻合操作の終了により脳灌流を再開させることが肝要である[4] 図8．

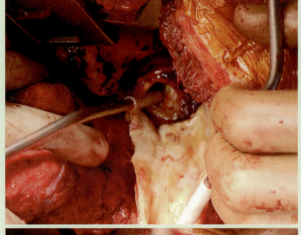

図9

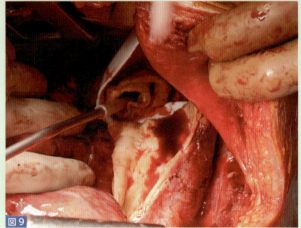

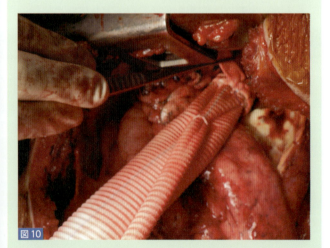

図10

6. 中枢吻合：低体温循環停止下
open proximal anastomosis

1) 鼓膜温25℃に到達した時点で，トレンデンブルグ体位として循環停止を行う．大動脈瘤の末梢下行は遮断可能であれば，遮断する．
2) 図9 大動脈瘤を切開し，可及的に血栓など除去し，肋間動脈からの出血は結紮する．血液面が左鎖骨下動脈より中枢側まで下がらないように注意する．
3) 中枢側は，鎖骨下動脈末梢に吻合できるようにトリミングを行い，後壁も十分剝離する．人工血管のサイズを決定し，1分枝 Straight を選択する．
4) 図10 大動脈壁外側に15 mmフェルトをあて，人工血管を内挿するように連続で縫合する．

7. 体外循環再開

中枢吻合終了後，人工血管の分枝から送血を開始し，吻合部の確認を行う．中枢側のみの灌流のため，full flow にせず，1.5～2 L/min で脱血を調節しながらコントロールが必要である．

8. 末梢吻合

1) 遮断をしているため，病変部を超えた健常部が問題なければ，復温を開始すればよいが，大動脈壁の動脈硬化性変化や，横隔膜に近く遮断が困難な場合は，open distal anastomosis を行う必要がある．
2) 図11,12 吻合は，中枢と同じで，大動脈壁を後壁まで十分にトリミングし，外側に 15 mm フェルトをまき人工血管を内挿するように連続で縫合する．
3) 図13 air 抜きを行い，止血確認して，人工心肺の灌流は full flow として，復温を行う．

9. 脊髄保護について

肋間動脈再建を要する時は，術前造影 CT 検査にて，Adamkiewicz 動脈を同定しておき，病変による人工血管置換範囲にその動脈が存在する場合は，積極的に肋間再建を行う．低体温循環停止法では低温によって脊髄保護がなされていると考えられる．肋間再建が必要な肋骨動脈は，瘤切開時に 3 Fr occlusion balloon にて閉塞させておく．肋間再建法は，2〜3 対以上肋間動脈を一塊として島状にくりぬいて再建する方法か，一対ずつに人工血管を立てて再建するかは，術中判断で決めている．

肋間再建を要する場合は，脳脊髄ドレナージを術当日，麻酔導入時に挿入する．循環停止時より開放として，圧 10 mmH$_2$O 以下で，量 10 mL/hr 以下でコントロールしている．術後対麻痺がなければ，直ちに抜去している．

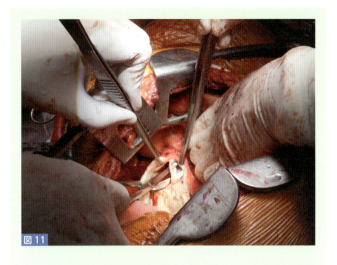

図11

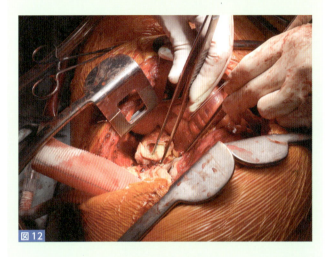

図12

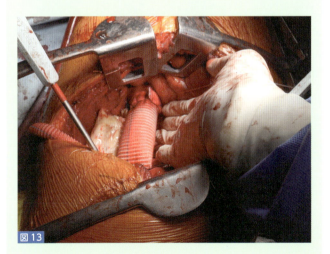

図13

文献

1) Cooley DA. Surgical treatment of aortic aneurysm. Philadelphia; WB Saunders Comp; 1986.
2) 村田聖一郎, 安達秀雄, 水原章浩, 他. Open proximal anastomosisによる加工大動脈置換術. 日胸外会誌 1996; 44: 9.
3) Griepp RB, Stinson EB, Hollingsworth JF, et al. Prosthetic replacement of aortic arch. J Thorac Cardiovasc Surg. 1975; 70: 1051.
4) Yan TD, Bannon PG, Bavaria J, Consensus on hypothermia in aortic arch surgery. Ann Cardiothorac Surg. 2013; 2 (2): 163-8.
5) Asai T, Suzuki T, Nota H, et al. Total arch replacement with selective antegrade cerebral perfusion and mild hypothermic circulatory arrest. Ann Cardiothorac Surg. 2013; 2 (2): 235-8.

〈乃田浩光〉

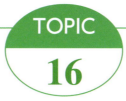

脊髄栄養動脈のエビデンス

1）脊髄と栄養動脈の解剖

Fedorow CA, Moon MC, Mutch WA, et al. Lumbar cerebrospinal fluid drainage for thoracoabdominal aortic surgery: rationale and practical considerations for management. Anesth Analg. 2010; 111（1）: 46-58.

脊髄の栄養動脈は，肋間動脈の枝である脊髄枝が脊髄神経に沿って脊柱管に入り，前根動脈と後根動脈とに分岐する．左右の前根動脈は脊髄前面を走行する1本の前脊髄動脈に合流する．その動脈の中で最も太い前根動脈を，Adamkiewicz動脈（大脊髄根動脈）と呼ばれている．

この動脈が脊髄への血流供給のカギであるため，どの肋間動脈からそれが分岐しているかということを，術前の非侵襲的検査のMRAやMDCTを用いることによって可能となった．

結果，Adamkiewicz動脈は，Th 8〜L 1の間にあることが多いといわれ，その間の肋間動脈はなるべく再建することが肝要と考えられた．

2）脊髄保護の概念

しかし，脊髄保護のコンセプトは，変化してきており，その結果は，1996年Grippらの著名な論文である．

Griepp RB, Ergin MA, Galla JD, et al. Looking for the artery of Adamkiewicz: a quest

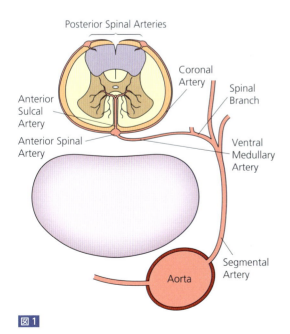

図1

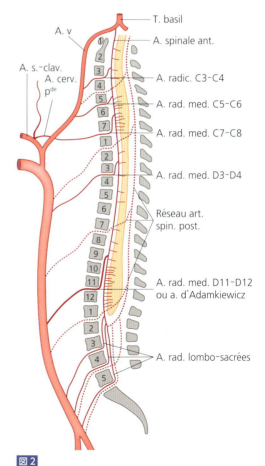

図2

to minimize paraplegia after operations for aneurysms of the descending thoracic and thoracoabdominal aorta. J Thorac Cardiovasc Surg. 1996; 112: 1202-13.

　Somatosensory evoked potential（SSEP）モニター下に全分節動脈を順次遮断しても脊髄虚血変化は検出されず，術後の脊髄障害も2％程度であったと報告し，Adamkiewicz動脈に依存することはないと結論している．ただし，10対以上の分節動脈の遮断は脊髄障害を9.5％に発生するとしている．

　そのうえで，collateral network conceptを打ち出し，近年普及している．

Griepp RB, Griepp EB. Spinal cord perfusion and protection during descending thoracic and thoracoabdominal aortic surgery: the collateral network concept. Ann Thorac Surg. 2007; 83: S865-S9.

　脊柱管内外には豊富な側副血行路が存在するため，脊髄灌流圧を高く維持すれば分節動脈すべてを犠牲にしても脊髄虚血に陥らないということである．

　その側副血行路は，前後の分節動脈，鎖骨下動脈から椎骨動脈，内腸骨動脈などがあるため，脊髄虚血を予防するためには，脊髄灌流圧を高めに維持することで，側副血行路からの血流を維持することにあるということである．

　そのことから，分節動脈を再建せずに脳脊髄液ドレナージ（cerebrospinal fluid drainage：CSFD）とナロキソンを用いて，脊髄障害が2％になったという報告もある．

Acher CW, Wynn MM, Hoch JR, et al. Combined use of cerebral spinal fluid drainage and naloxone reduces the risk of paraplegia in thoracoabdominal aneurysm repair. J Vasc Surg. 1994; 19: 236-46.

3）胸部ステントグラフト内挿術（TEVAR）

　この手術では脊髄虚血は2.5％程度であるといわれている．その危険因子は，①3本以上のステントグラフト使用，②左鎖骨下動脈の単純遮断（血行再建なし），③腹部大動脈瘤手術の既往，④腎機能障害（Cr.＞1.5）といわれている．①〜③までは，collateral network conceptでいわれていることであり，予防法は，側副血行路が豊富であることと，脊髄圧を高めに維持し，側副血流を維持できることとであると考えられる．

Buth J, Harris PL, Hobo R, et al. Neurological complications associated with endovascular repair of thoracic aortic pathology: incidence and risk factors. A study from the European Colaborateurs of Stent/Graft Techniques for Aortic Aneurysm Repair（EUROSTAR）registry. J Vasc Surg. 2007; 46: 1103-11.

4）遅発性脊髄障害

　TEVARの術後の脊髄障害は，ほとんどが遅発性障害であり，側副血行路に依存した脊髄血流量がborderline rangeに達するためといわれている．術後の血行動態の変化が原因といわれており，術後の72時間は高血圧管理やCSFDなどの重症継続管理が必要であるといわれている．

Etz CD, Luehr M, Kari FA, et al. Paraplegia after extensive thoracic and thoracoabdominal aortic aneurysm repair: does critical spinal cord ischemia occur postoperatively? J Thorac Cardiovasc Surg. 2008; 135: 324-30.

5) CSFD

原理は，脊髄液圧を下げ，脊髄灌流圧を上昇させることでが脊髄保護になるということで，collateral network conceptに合致している．その有効性が確認されて以降広く使われるようになっている．

> Cina CS, Abouzahr L, Arena GO, et al. Cerebrospinal fluid drainage to prevent paraplegia during thoracic and thoracoabdominal aortic aneurysm surgery: a systematic review and meta-analysis. J Vasc Surg. 2004; 40: 36-44.

方法は，脊髄圧＞10 cmH$_2$O と，脊髄排液量＜15 mL/hr が推奨されている．

しかし，CSFD を挿入することで合併症も 1.2〜2.9%発生するといわれている．穿刺部血腫，頭蓋内硬膜下血腫，チューブ断裂，髄膜炎，髄液瘻などが報告されている．

CSFD の挿入には慎重を要するが，低侵襲治療として TEVAR では CSFD 挿入の是非も問題となる．遅発性脊髄障害などを考慮すると，発生してから CSFD を挿入しても回復するとの報告もあるため，術後の高圧管理をし，脊髄障害の早期発見に努めることが肝要と考えられる．

6) 脊髄保護薬剤

ナロキソンは，オピオイド受容体拮抗剤であり，麻薬による脊髄麻痺が予防できるといわれてきた．Kunihara らの研究で，神経興奮性アミノ酸の分析で，ナロキソンがこれらを抑制していることを報告している．

> Kunihara T, Matsuzaki K, Shiiya N, et al. Naloxone lowers cerebrospinal fluid levels of excitatory amino acids after thoracoabdominal aortic surgery. J Vasc Surg co. 2004; 681-90.

〈乃田浩光〉

索引

■あ行

- 安全対策 87
- 1秒率 16
- 1秒量 16
- 陰圧吸引補助脱血 80
- インクテスト 154
- 右胃大網動脈 183, 206
- 右冠尖 91
- ウシ心膜 112, 113
- 右室流出路 134
- 右側左房切開 145
- 運動療法 37
- 腋窩動脈 229
- 腋窩動脈送血 230
- エレファントトランク 239
- 横隔神経 176, 267
- オープンステント 239

■か行

- 回旋枝 199
- 外側胸動脈 231
- ガイドライン 9, 14
- 下行大動脈 265
- 下行大動脈置換術 265
- 下肢虚血 245
- 下大静脈 69
- 活性化凝固時間 80
- 冠静脈洞 72
- 感染性心内膜炎 162
- 冠動脈CT 17
- 冠動脈CTA 16
- 冠動脈バイパス術併施 161
- 冠動脈ボタン 119, 120
- 灌流量 80
- 機械弁 109
- 気管支動脈 77, 261
- 逆行性カニューレ 72
- 急性A型大動脈解離 7, 77, 226
- 急性肝不全 49
- 急性血液浄化療法 33, 41
- 急性縦隔洞炎 35
- 急性腎不全 44
- 弓部大動脈置換術 249, 263
- 胸管 267
- 胸肩峰動脈 231
- 胸骨感染 35
- 胸骨血流障害 202
- 胸部ステントグラフト 274
- 筋横隔動脈 178
- グルタールアルデヒド 113
- 頸動脈エコー 14
- 血液透析 43, 53
- 血液濾過 43
- 血漿交換療法 42, 49
- 血糖 19
- 抗凝固薬 55
- 甲状腺機能低下症 12, 13
- 抗生物質 30, 31
- 抗石灰化処理 112
- 後側方開胸 267
- 後乳頭筋 149
- 後壁側心室中隔穿孔 219
- 後壁側タイプ 219
- 後房室間溝 145
- 交連 91, 104
- 鼓膜温 77, 86, 240, 249, 263, 269

■さ行

- 再開胸止血術 25
- サイジング 107
- 左冠尖 91
- 左室ベント 71
- 左室流出路 103
- 三角切除 152
- 三尖弁逆流 165
- 三尖弁形成術 165, 169
- 刺激伝導系 167, 168
- 自己弁温存 131
- 持続緩徐式PDF 50
- 遮断鉗子 92
- 縦隔炎 35
- 重炭酸濃度 55
- 手術室直接入室 7
- 手術室直接搬送 226
- 循環器学会のガイドライン 203
- 循環作動薬 59
- 循環停止 85, 240, 249, 265
- 順行性カニューレ 72

小胸筋	231	大胸筋	231
上行大動脈	92	大腿動脈送血	229
切開法	93	大動脈基部拡張症	119
上行大動脈送血	235	大動脈基部置換	119
上大静脈	69	大動脈弁置換	91
上腹壁動脈	178	体表面積	66
心筋梗塞	211	大伏在静脈	189
心筋保護	57, 73, 80, 81	脱血カニューレ	69
心筋保護液	73	タバコ縫合	64
心筋保護回路	81	ダブルパッチ	212
心筋保護カニューレ	72	中心線維三角	91
人工腱索移植	152	直接血液灌流療法	42
人工心肺	80	直腸温	86, 240
人工心肺回路	84	低体温循環停止下	265
人工心肺装置	80	低体温循環停止法	77, 240
人工肺交換用回路	87	低リン血症	55
人工弁感染	163	透析	53
人工弁輪	156	透析液のカリウム濃度	54
心室中隔穿孔	211	糖尿病	204
心臓カテーテル	16	ドパミン	33
心臓病学会のガイドライン	203	ドライウエイト	53, 54
心臓リハビリテーション	28, 37	トランジットタイム血流計	201
心タンポナーデ	25	トルバプタン	33
深部心膜	194	ドレーピング	172, 175
心房ナトリウム利尿ペプチド	33	ドレーン	25
心膜横隔動脈	77, 176	ドレーン出血	25
水テスト	149, 154		
スタビライザー	197	■な行	
ステント	112	内胸動脈	176
生体弁	94, 107, 112	内胸動脈採取	202
脊髄	263, 273	内シャントチューブ	198
石灰化	97	ナロキソン	274, 275
石灰化弁	97	乳頭筋	149
線維三角	91	乳び胸	267
前下行枝	213	脳脊髄液ドレナージ	274
選択的脳灌流	250, 252	脳脊髄ドレナージ	271
前乳頭筋	149	脳動脈瘤	17
前壁側心室中隔穿孔	212	脳分離体外循環	85, 86, 252
送血	62	脳保護	86, 240
送血カニューレ	64, 66	膿瘍形成	163
送血部位	229		
僧帽弁形成術	145	■は行	
		ハートチーム	9
■た行		ハーモニックスカルペル	179, 187
第一世代セフェム	31	肺機能検査	16
体外循環	80	肺高血圧	165
体外循環確立	62	バタフライ切除（法）	152

反回神経 267
肥大型心筋症 103
左線維三角 134
貧血 12
復温 74
腹膜透析 53
ブタ弁 112
フロー測定 201
プロファイル 107
分界溝 145
ヘパリン 26
ヘリポート 227
便潜血検査 12
弁付き人工血管 121, 123
ベント 80, 87
弁輪膿瘍 162
膀胱温 86, 240
房室結節 145, 168
房室結節枝 145

■ま行
埋没冠動脈 196
膜性中隔 91, 102
マルファン症候群 120
右線維三角 134
無冠尖 91
無気肺 22
ムピロシン 32
網状赤血球 12

■や行
有効弁口面積 107, 116
有効弁口面積係数 116
疣腫 162
疣贅 163

■ら行
落差式脱血法 80
両側内胸動脈 203
冷却温度 74, 240, 249
冷却法 240, 249
連合手術 160
肋間動脈 261, 273
肋間動脈再建 271

■わ行
ワルファリン 26, 28

腕神経 231

■欧文
AAE 119, 143
ABI 13
ACC/AHA 14
ACT 80
Adamkiewicz 動脈 271, 273
AHA 9
　　ガイドライン 203
AKI 32, 44
AKIN 32
AN69ST 48
ANP 33
ART 204
band 169
Bentall 手術 119, 129
blood cardioplegia 73
BSA 116
Buckberg 73, 81
C-sep 156
Carpentier 開胸器 146, 147
Carrel patch法 127, 142
central fibrous body 134
cerebrospinal fluid drainage 274
CHDF 44, 54
CKD 32
continuous HDF 44
continuous PDF 50
cPDF 50
crystalloid cardioplegia 73
CS 72
CSFD 274, 275
David 手術 131, 143
De Vega法 169
ECUM 80
effective orifice area 116
emergency box 87
endothoracic fascia 180
EOA 116
EOA index 116
epiaortic エコー 62, 237
ESC 9
ESC/EACTS 14
Fast Track 60
fast-track recovery program 39
flexible 158

flexible ring	169	renal replacement therapy	46
flow capacity	206	resuspention	132
GEA	206	RIFLE	32
HbA1c	19	right gastroepiploic artery	206
HD	43	rigid	158
HDF	44	rigid ring	169
hemodiafiltration	43, 44	RRT	46, 47
hemofiltration	43	saddle shape	158
HF	43	SAM	155, 156
high K solution	82	sawing cuff	96, 106
His束	91, 168	SCP	250, 252, 263
ICU	2, 23	selective cerebral perfusion	250
INR	28	semi-flexible	158
intra-annular position	109, 121	semiskeletonization	202
Kay法	169	semiskeletonized	181
KDIGO	32, 44, 46	sepXiris®	48
Kidney Disease Improving Global Guidelines	44	sequential organ failure assessment	41
		sigmoid septum	103
Kochの三角	168	SIRS	41
Komeda-David	211	skeletonization	179, 202
Lima Stich	194	SOFAスコアー	41
low K solution	82	somatosensory evoked potential	274
Morrow法	103	SSCG	42
MS	91, 102	SSEP	274
nadir	91, 106, 110, 123	string	206
no refusal policy	7	structural valve degeneration	117
NOMI	53	STSガイドライン	31
non-touch techniqueの発展	206	STSの周術期血糖コントロール	20
off pump CABG	192	STSの重症度分類	16
OPCAB	192	supra-annular position	96, 104, 124
open distal anastomosis	271	surviving sepsis campaign guideline	42
open proximal anastomosis	265	SVD	117
patient prosthesis mismatch	94	SVG	172, 206
PDF	42, 50	SYNTAX study	9
PE	42, 49	TEVAR	274
pedicled	202	the tendon of Todaro	168
plama exchange	42	TR	165
plasma filtratiin with dialysis	42, 50	tricupid regurgitation	165
plication	132, 141	TTFM	201
PMX-DHP	42	VAVD	80
PPM	94, 116	ventricular septal perforation	211
profile	114	VSP	211
reimplantation法	131, 143	warm cardioplegia	73

滋賀医科大学心臓血管外科編
成人心臓血管外科手術スキルアップガイド　ⓒ

| 発　行 | 2017 年 3 月 1 日　　1 版 1 刷 |
| | 2018 年 5 月 20 日　　1 版 2 刷 |

編著者　鈴　木　友　彰
　　　　浅　井　　　徹

発行者　株式会社　中 外 医 学 社
　　　　代表取締役　青　木　　　滋

〒162-0805　東京都新宿区矢来町 62
電　話　03-3268-2701（代）
振替口座　00190-1-98814 番

印刷・製本/三報社印刷（株）　　〈MS・SH〉
ISBN978-4-498-03916-2　　Printed in Japan

JCOPY　＜(社)出版者著作権管理機構 委託出版物＞

本書の無断複写は著作権法上での例外を除き禁じられています．
複写される場合は，そのつど事前に，(社)出版者著作権管理機構
（電話 03-3513-6969，FAX 03-3513-6979，e-mail: info@jcopy.
or.jp）の許諾を得てください．